Rp.+ Recipe Plus
レシピプラス特別編集

速解！
調剤報酬
2022-23

オフィスシリウス
山口路子 著

南山堂

はじめに

令和４年の調剤報酬改定は，「対物評価」から「対人評価」へと評価点数が切り替わっています．この傾向は数年前から少しずつ評価点数の体系で予測できたことと思います．医療DXに伴う処方箋の取扱いも突然施行されたのではなく，インターネットを活用した即時性のある副作用情報を収集する手段として活用してきた基礎のうえに構築されていると考えます．「数える」，「計る」，「こなす」という仕事は計数調剤であり，経営的効率が重視されてきた初期の医薬分業の古き姿であったかもしれません．その頃は，医師の交付する処方箋に疑義を挟むことさえはばかられた時代でもありました．当代の医師は，チーム医療を学んだ世代が中堅となり，薬学領域から提言できる薬剤師は手を携えるべき存在だと感じているのではないかと思います．

「対人評価」とは，医学・薬学領域の学識に基づいて「考える」，「評価する」，「提案する」という業務です．一見，非効率な仕事のように見えますが，後々結実する薬物療法を作り上げることは医師にとって，患者にとってよい医療をもたらすプロセスだと思います．たとえば，効率的かつ正確に服薬させるには「一包化調剤」は有効かもしれません．一方，認知機能が保たれている患者が，面倒だからと一包化された包みの封を切って口に入れる行為だけに終始しているのであれば，服薬指導はどこに行き着くのでしょう？ 患者自身の薬物療法に対する薬識を薬剤師が導き，医療に患者を参画させる方が効果的な薬物療法に結びつくのではと考えたことはありますか？ 患者の生活環境や習慣の特性を踏まえた服薬指導は，画一的な「服薬指導のようなもの」とは異なるでしょう．「テーラーメード医療」，「患者指向の服薬指導」など，かつて薬剤師の周囲に舞っていた言葉は朽ち果てたのでしょうか？ 霏々として降る情報から「あなたの患者」に最適な情報を「考えて」選び取り，活かす役割をもう一度見つめ直してください．

薬学管理料に重点が置かれた今回の改定は，保険薬局の薬剤師にとって，アセスメントできる基礎力が試され，飛躍できる契機となる改定だと思います．薬剤師の潮目が変わったこの時代において，対価を得るには相応の努力を求められます．本書で知識を整理し，実りある業務のためにお役立ていただければ幸いです．

2023年 新春

オフィスシリウス　**山口 路子**

本書の使い方

本書は，主に保険薬局に勤務する保険薬剤師の方を対象にして，令和4年12月までに通知された調剤報酬改定の薬学管理料を中心に解説しています．ここでは調剤報酬明細書を「レセプト」と表現しています．

❶ **調剤報酬点数の項目に付与された点数と略称，概略を確認します．**

❷ **調剤報酬点数の項目の解説により，その点数の背景や目的を理解します．**

❸ **調剤報酬点数の項目により，施設基準が求められているものがありますので，チェック方式で確認します．算定要件もチェック方式でレセプトコンピュータ入力前に確認します．**

>> 算定要件をよく理解せずに算定すると，レセプトを提出した後に審査支払機関から査定・返戻を受けるだけでなく，ひいては地方厚生局が実施する個別指導を受けたときに返還となる場合もあります．調剤・監査に始まり，最終的に調剤録と処方箋の突き合わせ点検をする保険薬剤師は，実際の業務と算定要件が一致しているかどうか，チェックして確認することにより，もう一度算定業務を確実なものにしましょう．

❹ **一部の項目では，理解を助けるために事例を提示しています．薬学管理を諦める前に薬局にそのような事例がないか見直してみましょう．**

❺ **摘要欄に記載が必要なものは，レセプトを提出する前に漏れがないか確認します．**

保険用語集

調剤報酬の算定やレセプト作成において，さまざまな用語を使います．保険薬剤師や医療事務として初めて薬局の業務に就く人にとって，整理しておきたい用語をまとめています．調剤報酬の仕組みを，より深く理解するためのツールとして活用してください．

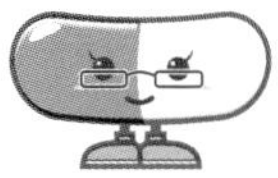

※本書の内容は，令和4年12月15日現在の情報にもとづいて執筆されています．

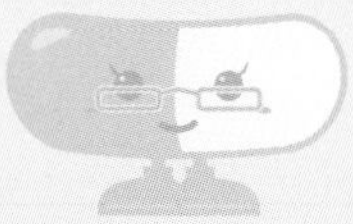

目　次

第1章 処方箋の取扱い方法

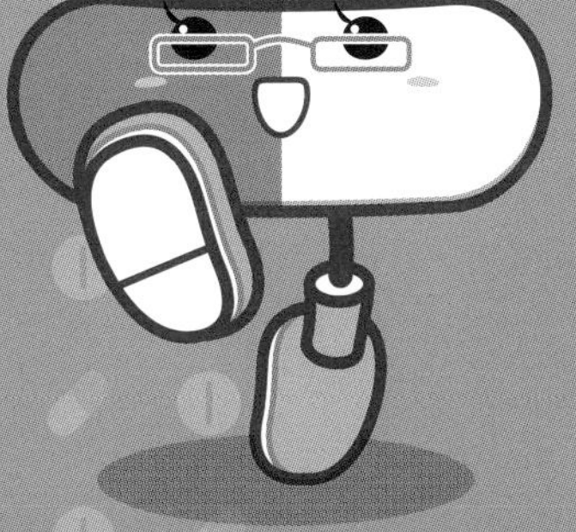

オンライン資格確認

≫令和4年12月23日，中央社会保険医療協議会(中医協)は厚生労働大臣に，従来の健康保険証(紙・プラスチック製)利用者の受診時の負担を引き上げることを答申しました．令和5年4月～12月までの期間の措置とされていますが，マイナンバーカードを用いた電子資格確認は，2024年のマイナ保険証の義務化へ急速に進んでいます．電子資格確認は，電子処方箋の開始と相まって，今後の医療機関や保険薬局の業務の流れが変わることを示唆しています．

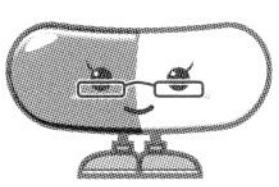

オンラインによる資格確認の原則義務化

安心・安全でよりよい医療を提供していくための医療DX (Digital Transformation)の基盤として，令和5年4月から保険医療機関・保険薬局に，保険証の電子確認を原則として義務付けることとなりました．「保険医療機関および保険医療養担当規則」ならびに「保険薬局および保険薬剤師療養担当規則」の改正に伴い，受給資格の確認は「電子資格確認」によって行うことになります．除外されるのは，紙レセプトの提出が認められているわずか4％の保険薬局のみですので，ほぼすべての保険薬局に導入が課せられています．

一方，マイナンバーカードの普及率は一歩出遅れていますが，令和4年10月より「マイナ保険証」を利用すると若干患者負担が軽減される(→p.69)ことから，徐々に利用する患者は増えていくものと思われます．「マイナ保険証」は，「顔認証」と「暗証番号」のいずれかを用いて本人確認をします．顔貌の変化がある乳幼児や子どもについては，顔写真を不要とする検討を行うと政府から発表がありました．「暗証番号」の入力については，本人以外では保護者が法定代理人として入力することが認められます．これまで薬局で時間を要していた，患者の住所などの情報や，保険証の枝番などの医療保険データも取り込むことができます．高額療養費制度も立替払いが不要となり，限度額以上の費用を支払う必要がなくなります．

「マイナ保険証」は，医療機関や薬局にとって，患者の特定健診の結果や複数医療機関での処方箋履歴を知る手段として，活用の幅が広がる可能性のある媒体です．一方，薬剤情報を閲覧するには「マイナ保険証」受付時に患者本人の同意がなければ閲覧することはできません．したがって「マイナ保険証」が，患者の医療上の安全に役立つ媒体であることを普段から啓蒙する必要性があります．また，マイナポータルを利用すると，患者自身も3年分の薬剤情報や検査結果を閲覧することができるので，散逸しがちな紙媒体より，一元化された電子媒体の優位性も伝える必要があるでしょう．さらに，マイナポータルからe-Taxに連携ができるので，確定申告時の医療費控除にも役立つ利点もあります．

海外では，出入国の本人確認にパスポートを用いて，国内では別途発行されたIDカードの携帯を義務としている国があります．マイナンバーカードは，本人であることを証明するIDカードの性格も併せ持っていると考えることができます．

電子処方箋の運用開始

電子処方箋の運用は，令和5年1月から開始されます．当面は紙媒体の処方箋も並行して運用されます．電子処方箋を薬局で受け取るには，**図1**のプロセスが必要となります．医療保険分野の国家資格の確認機能を有する，保健医療福祉分野の公開鍵基盤は，HPKI (Healthcare Public Key Infrastructure)とよばれ，厚生労働省の保健医療福祉分野PKI認証局証明ポリシに定められた運用を行っています．薬剤師の場合は，日本薬剤師会認証局とMEDIS (Medical Information System Development Center：一般財団法人医療情報システム開発センター)の電子認証局が電子証明書を発行しています．日本薬剤師会では，管理薬剤師を優先して受付を行っています．医療従事者の資格を証明できる電子証明書なので，申請には「発行申請書，住民票，本人確認書類(運転免許証，マイナンバーカード，パスポートなど)のコピー，薬剤師免許証のコピー，パスポート用顔写真」が必要となります．電子証明書カードの受け取りは本人に限られており，処方箋を調剤済みにする薬剤師ごとに必要と規定されています．

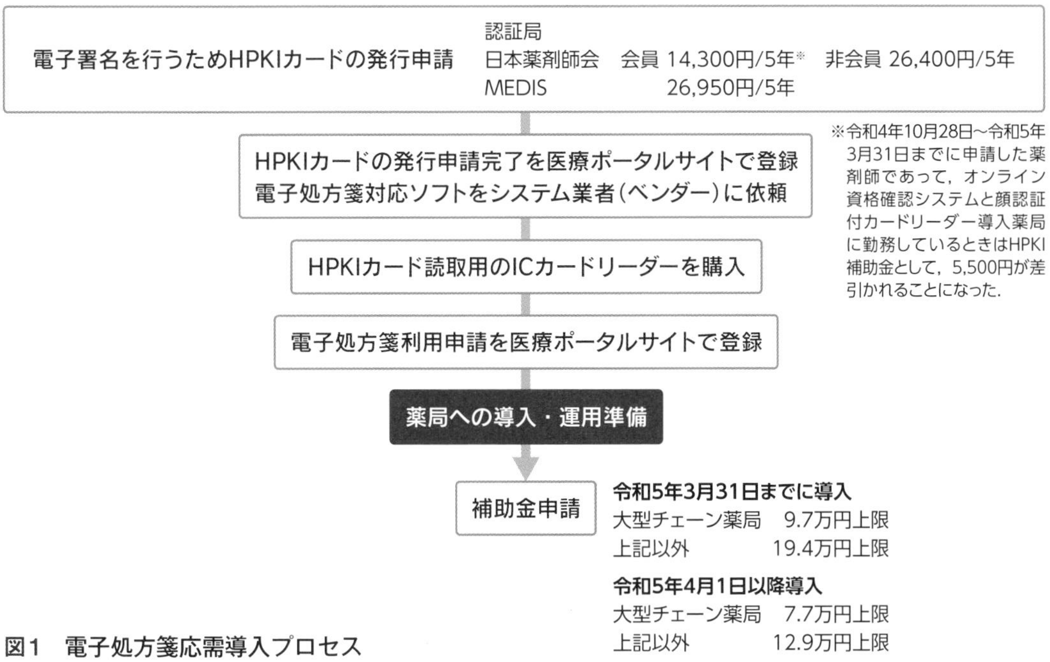

図1　電子処方箋応需導入プロセス

電子処方箋では，医師が処方内容を確定するときに，必ず重複投薬や併用禁忌がないかを確認します．この確認システムは，患者が薬剤情報の提供に同意しなかった場合も行われます．マイナ保険証受付時に薬剤情報参照に同意があれば，過去のデータも参照することができます．チェックした当日に服用中の薬剤と，新たに処方・調剤する薬剤の成分情報を突合しますが，対象となる薬剤は保険適用薬のみに限られますので，保険対象外の医薬品，一般用医薬品，サプリメントの重複作用や相互作用には注意します．薬局では，電子処方箋管理サービスから薬局システムに処方箋のデータを取り込むタイミングでチェックが行われます．

令和５年１月の時点で，オンライン診療やオンライン服薬指導では，電子処方箋による調剤が可能です．一方，オンライン診療などではマイナ保険証の受付ができないため，メリットが活かせない場合も生じるでしょう．今後，オンライン診療，オンライン服薬指導の際もマイナンバーカードで資格確認や過去の薬剤情報へのアクセスに同意を得られる仕組みは改善されていくと思われます．

患者が医療機関を受診し，処方箋を薬局に持って行くまでのプロセスを**図２**に示します．訪問診療でも電子処方箋は交付できます．この場合は，訪問診療後に医師が紙の処方箋を交付するか，医療機関に戻り電子処方箋管理サービスへ送信し，薬局には引換番号と被保険者番号等を電話・FAX等で送信します．薬局は電子処方箋管理サービスから処方箋を取り出し，調剤した薬剤を患者宅に持参します．

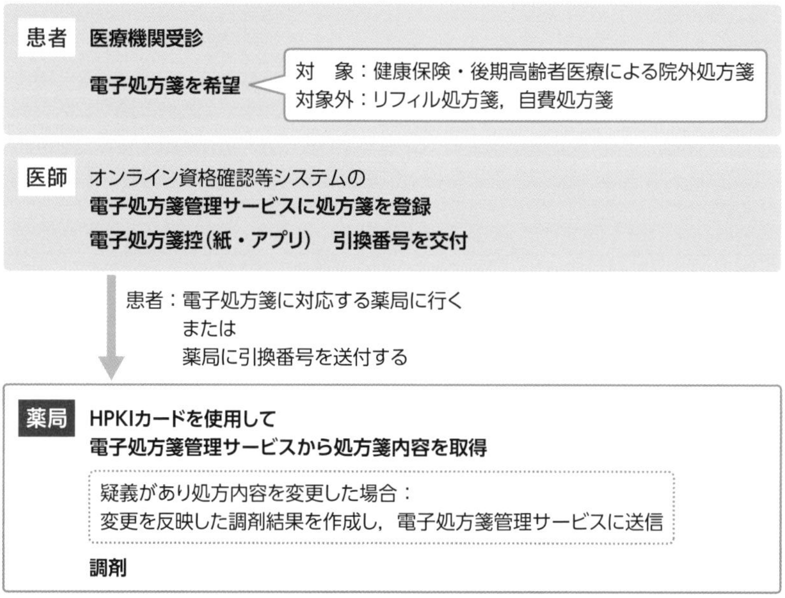

図２　保険薬局における電子処方箋応需までのプロセス

リフィル処方箋

>> 症状が安定している患者に対して，医薬連携のもと，最高3回まで反復して使用可能な処方箋を交付できる仕組み

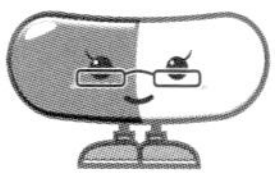

点数新設の背景

リフィル処方箋による調剤（リピート調剤）は，欧米各国や米国の各州によって方式は異なりますが，海外では長い実践の歴史を有している調剤形態です．

今回の改定で規定されたリフィル処方箋は，症状が安定している患者に対して，保険医がリフィル可能と認めた場合に限って交付されます．投薬期間や相当薬量に基づいた処方箋か医師が判断します．これにより1回の診察料，1件の処方箋で最大3回までの反復調剤が可能となります．医療機関は，再診料が算定できないことをデメリットと捉えるか，あるいは，慢性疾患の患者を薬局と連携しながら管理して，外来患者の絶対数を多く診療できる機会と捉えるかによって，リフィル処方箋を交付するかどうかの判断が分かれるでしょう．一方，リフィル処方箋は，患者に時間的，経済的メリットをもたらします．

薬剤師が職能に主体性を持っている欧米と異なり，日本では長い間リフィル調剤の実現が許されませんでした．ようやく，薬剤師が医薬連携のもとで診療の一端を担うことができる時代がやってきたのです．薬局薬剤師が次の診察までの服薬状況を把握したうえで，保険医への情報提供・患者への受診勧告を適正に行った実績を示すことが，薬局のさらなる調剤報酬評価につながると思われます．

解 説

薬局にとってリフィル処方箋のメリットは，分割調剤に比べて，調剤の都度要件を満たせば，調剤技術料や薬学管理料の両方を毎回算定できる点にあるでしょう．調剤ごとに「処方箋受付1回」として取り扱います．一方，薬局には医療機関を受診しない期間の薬学管理を行い，処方医に情報を提供することが求められます．服薬情報等提供料1または2については，算定要件（→p.57，58）を満たしていれば，算定することが認められています[*1]．薬局の選択は患者に認められていますが，継続した薬学管理を行うために同一の保険薬局で調剤を受けるべき旨を説明することと規定されています．

＊1：厚生労働省保険局医療課：疑義解釈資料の送付について（その1）調剤報酬点数表関係 問6，令和4年3月31日．

リフィル処方箋の確認

同一薬局で3回リフィル処方箋を調剤する場合の処方箋作成ポイントを示します(**図1**).疑義があれば,処方した保険医に照会します.

- □通常の処方箋と同様に,処方箋の有効期間内(交付日を含めて4日間)であるかを確認する.
- □「患者の症状が安定している」という理由で,医師が反復調剤を認めているか処方箋のチェック欄を確認する.
- □リフィルの回数を確認し,3回以内であることを確認する.
- □投与日数に制限のある薬(麻薬,向精神薬,新規医薬品)や,湿布が処方されていないかを確認する.
- □患者に服薬状況などを確認し,リフィル処方箋による調剤が不適切と判断した場合は,調剤を行わずに受診勧告や処方医への情報提供を行う.

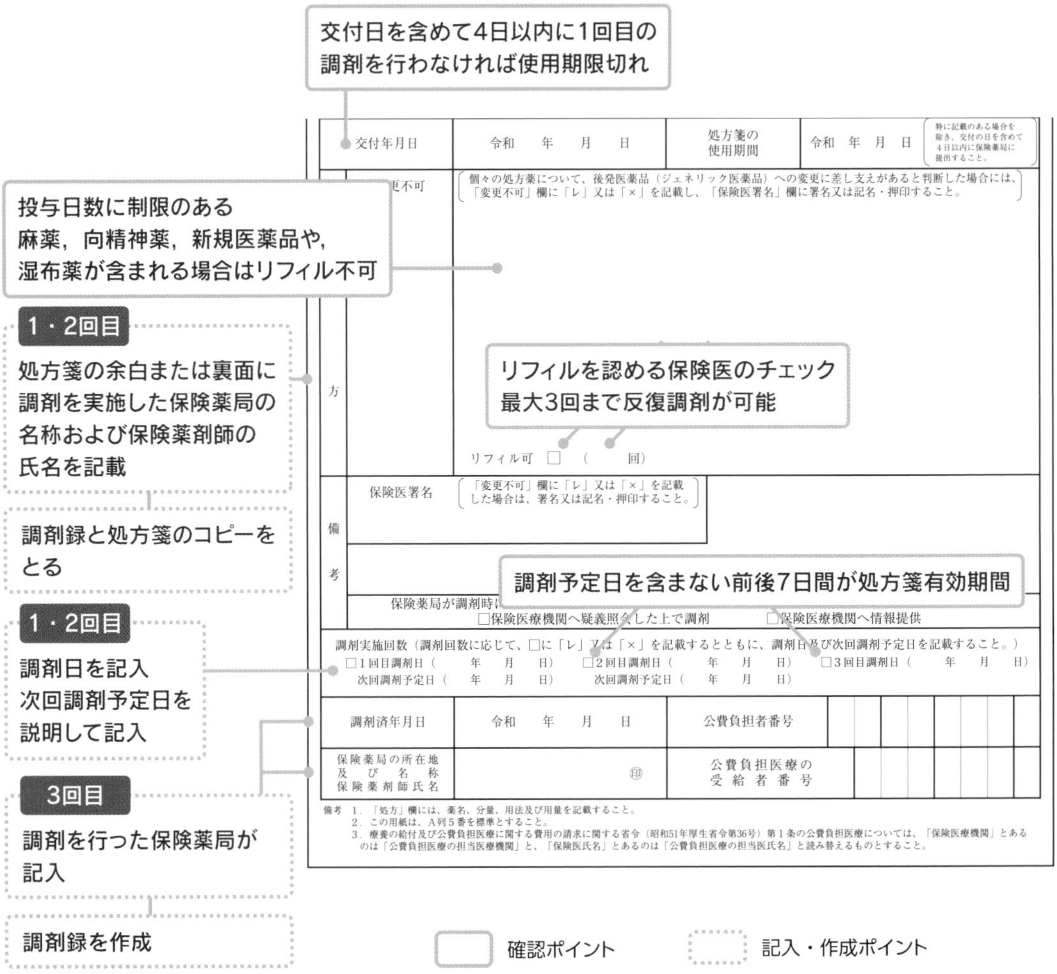

図1　処方箋の確認・記入ポイント

□２回目以降の調剤は，患者に電話などで状況を確認したうえで，有効期間内に調剤可能か判断[*2]する．

□患者が調剤予定日より７日以上前に来局したときは，再来局を求めるなどの対応を行う．

リフィル処方箋への記入と作成書類

同一薬局で３回リフィル処方箋を調剤するときの流れを示します（**図２**）．処方箋受付の都度，処方箋は患者に返しますので，患者が処方箋を紛失しないよう助言します．

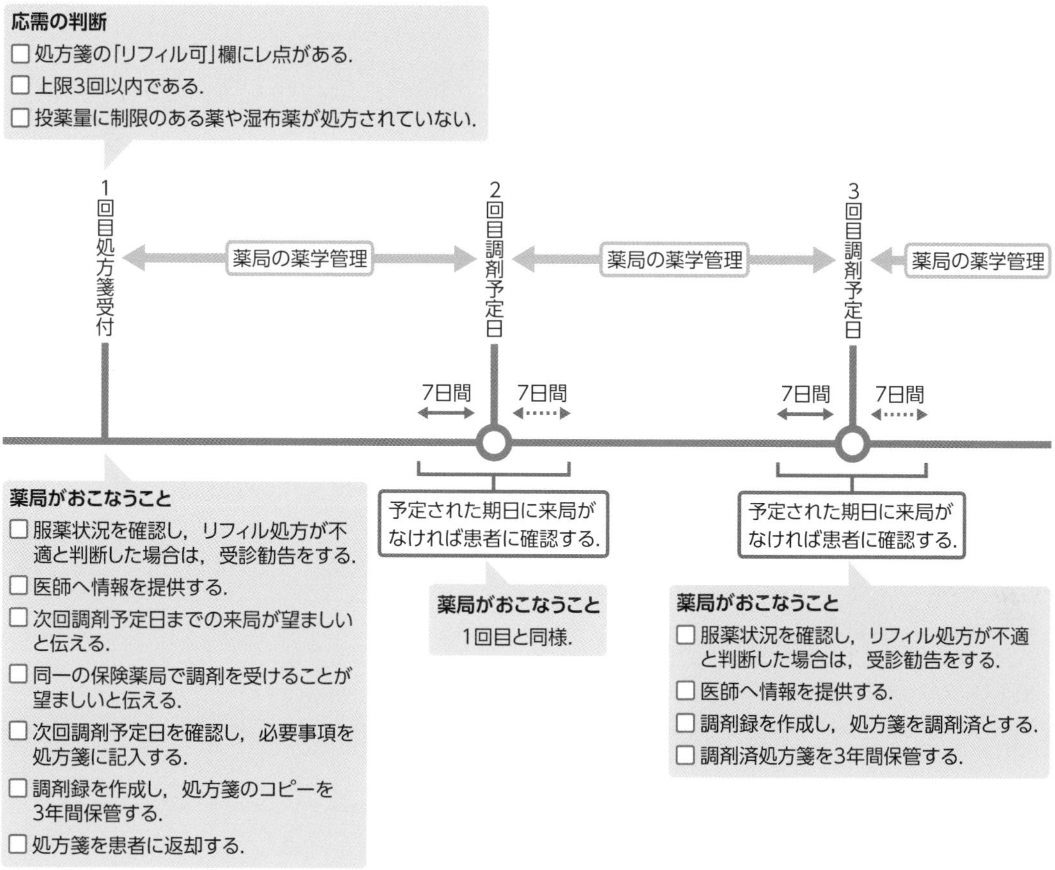
応需の判断
□処方箋の「リフィル可」欄にレ点がある．
□上限3回以内である．
□投薬量に制限のある薬や湿布薬が処方されていない．
1回目処方箋受付
薬局の薬学管理
2回目調剤予定日
薬局の薬学管理
3回目調剤予定日
薬局の薬学管理
7日間
7日間
7日間
7日間
薬局がおこなうこと
□服薬状況を確認し，リフィル処方が不適と判断した場合は，受診勧告をする．
□医師へ情報を提供する．
□次回調剤予定日までの来局が望ましいと伝える．
□同一の保険薬局で調剤を受けることが望ましいと伝える．
□次回調剤予定日を確認し，必要事項を処方箋に記入する．
□調剤録を作成し，処方箋のコピーを3年間保管する．
□処方箋を患者に返却する．
予定された期日に来局がなければ患者に確認する．
薬局がおこなうこと
1回目と同様．
予定された期日に来局がなければ患者に確認する．
薬局がおこなうこと
□服薬状況を確認し，リフィル処方が不適と判断した場合は，受診勧告をする．
□医師へ情報を提供する．
□調剤録を作成し，処方箋を調剤済とする．
□調剤済処方箋を3年間保管する．

図２　同一薬局におけるリフィル処方箋調剤の流れ

１・２回目の調剤後

□処方箋に調剤日を記入し，患者の予定を確認したうえで，次回調剤予定日を記載する．

□調剤録と処方箋のコピー（写し）を作成してから処方箋を患者に返却し，調剤が終了した日から３年間保管する[*3]．

＊2：厚生労働省保険局医療課：疑義解釈資料の送付について（その1）調剤報酬点数表関係 問7，令和4年3月31日．

＊3：厚生労働省保険局医療課：疑義解釈資料の送付について（その1）調剤報酬点数表関係 問8，令和4年3月31日．

□処方箋の余白または裏面に，調剤を実施した保険薬局の名称および保険薬剤師の氏名を記載する.

□患者が次回は他の薬局で調剤を受けたいと申し出た場合は，調剤の状況やその他の情報を当該の薬局または患者に提供する.

3回目の調剤後

□処方箋に調剤済年月日，保険薬局の所在地及び名称，保険薬剤師の氏名を記載・押印する.

□調剤録を作成し，調剤が完了した日から3年間保管する.

レセプトの略称

レセプトで用いられる略称は，総使用回数と何回目の処方箋かで異なります(→p.19).

リ n回目の調剤/総使用回数m回

例） 総使用回数3回のうち2回目

リ2/3

新型コロナウイルス感染症の感染拡大による対応

新型コロナウイルス（COVID-19）の感染拡大に伴い，薬局の役割も変化しました．ウイルスの変異もあって，行政の方針もたびたび変更されました．令和３年２月からワクチン接種が国民に浸透する反面，流行の波が来るたびに発熱外来には患者が集中し，自宅療養中に重症化する患者への対応を求められる救急医療も切迫する事態となり，問題化しました．軽症患者ではホテルや自宅で療養するケースも増え，行政機関，医療機関ならびに薬局は，これまでにない対応を求められました．

令和２年４月10日に，「新型コロナウイルス感染症に係る診療報酬上の臨時的な取扱いについて（その10）」（0410対応）が発出され，保険薬局が行う電話や情報通信機器による服薬指導の規定が示されました．それまで限定的な条件のもとに行われていたオンライン服薬指導の規定が，時限的・特例的な扱いとして示されました（**表1**）．

表1　オンライン服薬指導における条件の違い

	オンライン服薬指導（薬機法）	0410対応
初回の対応	実施可能	実施可能
通信方法	情報通信機器による映像・音声（音声のみ不可）	電話（音声のみ可）
業務担当者	かかりつけ薬局／かかりつけ薬剤師	かかりつけ薬局／かかりつけ薬剤師
処方箋交付診療科	診療科を問わない	診療科を問わない
処方薬剤への制限	原則としてすべての薬剤 初診では処方不可[*1]： • 麻薬および向精神薬 • 基礎疾患などの情報が把握できていない患者への「特に安全管理が必要な薬剤」 • 基礎疾患などの情報が把握できていない患者への８日以上の処方	原則としてすべての薬剤 処方不可[*2]： • 麻薬および向精神薬 • 基礎疾患などの情報が把握できていない患者への「特に安全管理が必要な薬剤」 • 基礎疾患などの情報が把握できていない患者への８日以上の処方
服薬指導計画	服薬に関する必要最低限の情報を明らかにする	規定無し

また，令和４年12月２日に改正感染症法が成立し，医療機関と都道府県が，感染症対応を巡る協定を事前に結ぶことが明記されました．新型コロナウイルス感染症の類型を５類

＊1：薬生発0930第1号：オンライン服薬指導の実施要領について，第4(6)薬剤の交付，令和4年9月30日．

＊2：厚生労働省医政局医事課，厚生労働省医薬・生活衛生局総務課：新型コロナウイルス感染症の拡大に際しての電話や情報通信機器を用いた診療等の時限的・特例的な取扱いについて，令和2年4月10日．

へ変更する案は，今後も審議されますので，薬局の取り組みを考えていくうえで重要な因子となるでしょう．

薬局における新型コロナウイルス経口治療薬の取扱い

経口抗ウイルス薬は，現在3種類が使用されています．

❶「モルヌピラビル」(販売名：ラゲブリオ®カプセル200 mg)

8月17日に薬価収載(1錠2,357.8円)され一般流通しています．1日薬価が1,886点となるなど，非常に高価な薬価が付与されています．

- 8月30日付で厚生労働省より有効期間が6ヵ月延長されている
- 国購入品のラゲブリオ®は，薬剤料を請求することはできない
- 一般流通品のラゲブリオ®は，薬剤料を含めて公費として請求する

❷「ニルマトレルビル/リトナビル」(販売名：パキロビッド®パック)，「エンシトレルビルフマル酸」(販売名：ゾコーバ®錠125 mg)

いずれも特例承認のもと，登録センターにそれぞれ登録して調剤を行います．パキロビッド®を例にとると，登録には**表2**に示す要件が設けられています．医療機関は，患者に登録薬局リストを提示し選定を行います．在庫の規定のほかに，調剤にあたり「適格性情報チェックリスト」を活用して，投与実績記録を登録センターにフィードバックしなければなりません．パキロビッド®の登録にはラゲブリオ®を取り扱った実績を求めており，ゾコーバ®の登録にはパキロビッド®を取り扱った実績を求めています．これらの国購入品は供給量が限られているため，令和4年12月の段階で制限が設けられていますが，今後は仕組みが変わる可能性があります．一般流通前の国購入品は，所有権が厚生労働省にあるため，薬局間譲渡や廃棄はできません(**表3**)．また，薬局が評価療養(薬評)として取り扱うためには，通常であれば地域支援体制加算の届出が必要ですが，新型コロナウイルス感染症の患者を対象とした経口抗ウイルス薬の対応薬局として都道府県の薬局リストに掲載されている薬局には，届出が求められていません*3．請求は薬剤料を除き算定することができ，レセプトの処方欄に「薬評」と記載したうえで，医薬品の名称を記載して請求します．

表2　パキロビッド®パックの登録要件(すべて満たすこと)

(ア)「0410対応 2. 薬局における対応」に記載する服薬指導等の実施や，薬剤の広域な配送等の対応を行うこと
(イ)夜間・休日，時間外，緊急時の対応(輪番制による対応含む)を行うこと
(ウ)県内の対象医療機関と緊密な連携がとれること
(エ)新型コロナ患者への対応のため，経口薬「ラゲブリオ®」を調剤した実績がある薬局であって，併用薬の確認や広域的な配送などが適切に行える薬局であること

＊3：厚生労働省保険局医療課：疑義解釈資料の送付について(その88)調剤報酬点数表関係 問1，令和3年12月27日．

表3　経口抗ウイルス薬の取扱い

	ラゲブリオ®(一般流通品)	パキロビッド®パック	ゾコーバ®
同意取得	必須(特例承認条件)	必須(特例承認条件)	必須(特例承認条件)
登録センターへの登録	不要	必須	必須
施設毎在庫数の上限	無	有	有
適格性情報チェックリスト	不要	必須	必須
投与実績の入力	不要	症例ごとに登録	症例ごとに登録
薬局間譲渡	可	不可	不可
患者負担	無	無	無
投与対象	最新の添付文書，ガイドラインなどを参照	•重症化リスク因子を有し，医師が必要と判断した者 •最新のガイドライン	

薬局における薬学管理料の取扱い

令和4年4月1日以降の，新型コロナウイルス患者に対して電話や情報通信機器を用いた薬局の薬学管理料を**表4**に示します．

表4　電話や情報通信機器を用いた薬局の薬学管理料

算定している在宅関連薬学管理料	服薬指導方法	要件	薬学管理料
	電話	令和4年改定の服薬管理指導料	旧調剤報酬の薬剤服用歴管理指導料(加算を除く)の点数等算定可
	情報通信機器	令和4年改定の服薬管理指導料	令和4年改定の「服薬管理指導料4」等算定可
在宅患者訪問薬剤管理指導料	電話	令和4年改定の服薬管理指導料	旧調剤報酬の薬剤服用歴管理指導料(加算を除く)の点数(43点)算定可
	情報通信機器		令和4年改定の在宅患者オンライン薬剤管理指導料(59点)算定可
居宅療養管理指導費	電話等	同一月内において一度も居宅療養管理指導費または介護予防居宅療養管理指導費を算定しなかった場合[*4]	旧調剤報酬の薬剤服用歴管理指導料(加算を除く)の点数等算定可[*5]
介護予防居宅療養管理指導費			

薬局におけるレセプトの取扱い

診療報酬に準じた公費の取扱いは，公費番号として，法別番号「28」から始まり，都道府県番号・実施機関番号・検証番号からなる8桁で行われています．公費の受給者番号は「9999996(7桁)」を記載します．一部負担金に相当する額は公費負担となるため，負担金額欄は「0円」となります[*6]．

パキロビッド®パックは評価療養として取り扱うことになっています[*7]ので，薬剤料は

＊4：厚生労働省保険局医療課：新型コロナウイルス感染症に係る診療報酬上の臨時的な取扱いについて(その14)，令和2年4月24日．

＊5：厚生労働省保険局医療課：新型コロナウイルス感染症に係る診療報酬上の臨時的な取扱いについて(その69)，令和4年3月31日．

＊6：厚生労働省保険局医療課：「新型コロナウイルス感染症に係る行政検査の保険適用に伴う費用の請求に関する診療報酬明細書の記載等について」の一部改正について，令和4年10月28日．

＊7：厚生労働省保険局医療課：疑義解釈資料の送付について(その94)，令和4年2月10日．

算定せず，処方欄には「薬評」として薬剤名を記載します．ゾコーバ®も同様の取扱いになり，調剤基本料，調剤管理料，服薬管理指導料は実績に応じて保険請求できます．

表5　自宅・宿泊療養を行っている者に対して備考欄に「CoV自宅」または「CoV宿泊」と記載されている処方箋のレセプト記載[*8]

略 称	調剤行為名称	服薬指導の方法	医師の指示	点 数	加 算
緊コA	在宅患者緊急訪問薬剤管理指導料1	緊急に薬剤を配送し，対面で実施	○	500点	不可
緊コB	在宅患者緊急訪問薬剤管理指導料2	• 緊急に電話や情報通信機器を用いた服薬指導 • 家族等に対し，緊急に対面もしくは電話などによる服薬指導を実施	○	200点	不可

薬局における医療用抗原定性検査キットの取扱い

新型コロナウイルス感染症に係る特例的な対応として，薬局において医療用抗原定性検査キットを有料で販売することが認められました．薬局において販売する際の留意点[*9]も示され，薬局でも薬機法における「体外診断用医薬品」の第1類医薬品として取り扱われることになりました．一方，研究用抗原定性検査キットは，「体外診断用医薬品」として国の承認を得ていないため使用できません．薬剤師が検体採取や手技などの必要な情報提供を行い，使用上の留意事項を理解していることを確認したうえで販売することが求められています．

流通している多くの検査キットは鼻腔ぬぐい液を検体として用いますが，唾液を検体として用いる抗原定性検査キットについては，薬局の調剤室以外に陳列することや，空箱を陳列することも認められました．

前述のとおり，検査キットによって用いる検体は異なりますが，いずれの場合も，薬剤師が第1類医薬品として製品の添付文書や操作手順書などを用いて適切に説明することが求められています．令和4年11月の流行予測から，新型コロナウイルスとインフルエンザの同時流行が警戒されたため，同時検査キットを薬局で販売することが認められ，令和4年12月に入り，薬局やインターネットで購入可能となりました．

参考　**下水サーベイランス**

下水には，ヒト由来の新型コロナウイルスが感染者の糞便などから排泄されていることが知られています．下水疫学調査の分析結果を，無症状感染者を含めた感染状況の指標として使用していることが報告されています．自治体では，この結果をホームページ上で公開し，広報活動を行っています．
（例：札幌市下水道サーベイランス https://www.city.sapporo.jp/gesui/surveillance.html）

＊8：厚生労働省保険局医療課：新型コロナウイルス感染症に係る診療報酬上の臨時的な取扱いについて（その63）問16～19，令和3年9月28日．
厚生労働省保険局医療課：新型コロナウイルス感染症に係る診療報酬上の臨時的な取扱いについて（その69）問9※「旧薬剤服薬管理指導料」は「服薬管理指導料」と読み替えて適用する，令和4年3月31日．

＊9：厚生労働省新型コロナウイルス感染症対策推進本部，厚生労働省医薬・生活衛生局総務課：新型コロナウイルス感染症流行下における薬局での医療用抗原定性検査キットの取扱いについて，令和4年3月17日一部改正．

第2章

調剤報酬

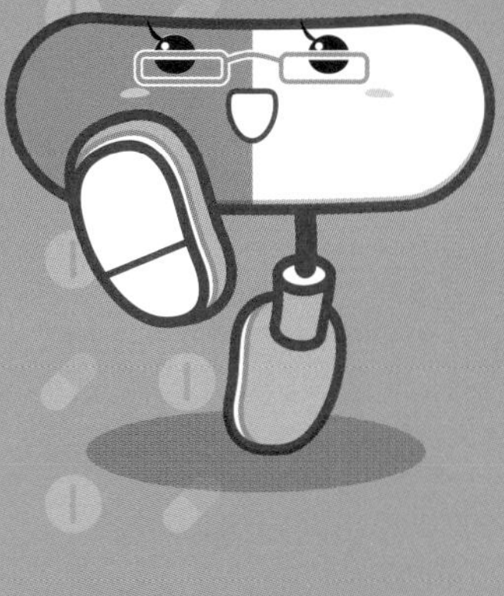

調剤技術料の改定

≫令和４年の調剤報酬改定では，対人業務に力点が置かれた改定となり，薬学管理料も再編されました．調剤技術料も組み直しが行われましたが，単純作業に類する点数は減点され，地域医療に貢献できる業務には増点が行われました．施設基準も一部緩和された部分があります．基礎となる調剤技術料をもとに，点数をまとめてあります．

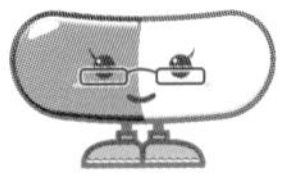

調剤基本料に関連した調剤技術料

表１　調剤基本料に関連した点数（改定により増点↑，改定により減点↓，減算点数△）

届出	調剤技術料		施設基準		処方箋集中率	点数
○	調剤基本料１		• 調剤基本料２・３，特別調剤基本料以外 • 医療資源の少ない地域にある薬局		—	42点
○	調剤基本料２		①処方箋受付回数　月2,000回超～4,000回		85％超	26点
			②処方箋受付回数　月4,000回超		70％超	
			③処方箋受付回数　1,800回超～2,000回		95％超	
			④特定の医療機関からの処方箋受付回数　4,000回超		—	
○	調剤基本料３	イ	同一グループの処方箋受付回数月3.5万回超～４万回		95％超	21点
			同一グループの処方箋受付回数月４万回超～40万回		85％超	
		ロ	同一グループの処方箋受付回数月40万回超 または同一グループの保険薬局数300以上		85％超	16点
		ハ	同一グループの処方箋受付回数月40万回超 または同一グループの保険薬局数300以上		85％以下	32点
○	特別調剤基本料[*1]		①保険医療機関と不動産取引等その他の特別な関係がある（同一敷地内薬局） ②地方厚生局に調剤基本料に係る届出を行わなかった場合		70％超	↓ 7点
○	調剤基本料減算規定		後発医薬品調剤数量の割合が50％以下		—	△ 5点
○	地域支援体制加算１		調剤基本料１	施設基準❶❷❸＋❹または❺	—	↑39点
○	地域支援体制加算２		調剤基本料１	地域支援体制加算１を満たしたうえで選択項目から３項目以上	—	47点
○	地域支援体制加算３		調剤基本料１以外	施設基準❶＋選択項目④・⑦を含み３項目以上	—	17点
○	地域支援体制加算４		調剤基本料１以外	選択項目８項目以上	—	↑39点
○	連携強化加算		地域支援体制加算を算定している薬局が災害や新興感染症の発生時等に，医薬品の供給や地域の衛生管理に係る対応等を行う体制を整備している[※]		—	2点

＊1：保医発0304第3号：特掲診療料の施設基準等及びその届出に関する手続きの取扱いについて，第88 調剤基本料，1 調剤基本料に関する施設基準(6)，令和4年3月4日．

表1　調剤基本料に関連した点数（つづき）

届出	調剤技術料	施設基準		処方箋集中率	点数
○	後発医薬品調剤体制加算1	特別調剤基本料以外	後発医薬品調剤数量80％以上	—	↓21点
		特別調剤基本料		—	17点
○	後発医薬品調剤体制加算2	特別調剤基本料以外	後発医薬品調剤数量85％以上	—	28点
		特別調剤基本料		—	22点
○	後発医薬品調剤体制加算3	特別調剤基本料以外	後発医薬品調剤数量90％以上	—	30点
		特別調剤基本料		—	24点

※体制の整備[*2]：薬局内のスタッフで災害時の手順書を共有，対応について薬局内で研修，薬局や地域薬剤師会のホームページに公表，協議会や研修または訓練などに年1回程度参加，PCRなどの検査無料化事業に係る検査実施事業者として登録され，当該事業を実施．

表2　地域支援体制加算の施設基準

施設基準	備考
(1) 地域医療に貢献する体制を有することを示す実績 1薬局あたりの年間の回数： ❶麻薬小売業者免許 ❷在宅薬剤管理の実績　24回 ❸かかりつけ薬剤師指導料等に係る届出 ❹服薬情報等提供料の実績　12回 ❺薬剤師認定制度認証機構が認証している研修認定制度等の研修認定を取得した保険薬剤師が，地域の多職種と連携する会議に1回以上出席	—
【選択項目】 処方箋受付1万回あたりの年間回数： ①時間外加算，夜間・休日の対応実績　400回以上 ②麻薬の調剤実績　10回以上 ③重複投薬・相互作用等防止加算，在宅患者重複投薬・相互作用等防止管理料の算定回数　40回以上 ④かかりつけ薬剤師指導料，かかりつけ薬剤師包括管理料の算定回数　40回以上 ⑤外来服薬支援料の算定回数　12回以上 ⑥服用薬剤調整支援料1・2の算定回数の合計　1回以上 単一建物診療患者が1人の場合の算定回数　24回以上：在宅協力薬局と協力または同等の業務[※1]を含む ⑦服薬情報等提供料の算定回数　60回以上 ⑧薬剤師認定制度認証機構（CPC）の認定をうけた保険薬剤師が出席した地域の他職種と連携する会議[※2]に5回以上出席	※1　在宅患者訪問薬剤管理指導料で規定される患者1人当たりの同一月内の算定回数の上限を超えて訪問薬剤管理指導業務を行った場合を含む ※2　厚生労働省保険局医療課：疑義解釈資料の送付について（その1）調剤診療報酬点数表関係問4，令和2年3月31日． ア．介護保険法第115条の48で規定され，市町村または地域包括支援センターが主催する地域ケア会議 イ．指定居宅介護支援等の事業の人員および運営に関する基準（平成11年厚生省令第38号）第13条第9号で規定され，介護支援専門員が主催するサービス担当者会議 ウ．地域の多職種が参加する退院時カンファレンス
(2) 患者ごとの薬剤服用歴の記録を作成し，適切な薬学管理や薬剤の服用や保管取り扱いの注意に関する服薬指導を行っている	—
(3) 当該保険薬局で調剤した医薬品について提供できる体制	ア．一般名，イ．剤形，ウ．規格，エ．内服薬にあっては製剤の特徴（普通製剤，腸溶性製剤，徐放性製剤等），オ．緊急安全性情報・安全性速報，カ．医薬品・医療機器等安全性情報，キ．医薬品・医療機器等の回収情報 医薬品医療機器情報配信サービス（PMDAメディナビ）に登録し，常に最新の医薬品緊急安全性情報，安全性速報，医薬品・医療機器等安全性情報等の医薬品情報収集を行い，保険薬剤師に周知する

＊2：厚生労働省保険局医療課：調剤報酬点数表における「連携強化加算」の施設基準等の取扱いについて，令和4年3月31日．

表2　地域支援体制加算の施設基準（つづき）

施設基準	備 考
(4) 開局時間が週45時間以上 平日：1日8時間以上 土曜日または日曜日：一定時間以上	—
(5) 保険調剤に用いる医薬品備蓄	1,200品目以上
(6) 研修実施計画を作成し，当該計画に基づき研修を実施し，薬学管理・指導の体制を整備している	定期的に薬学的管理指導，医薬品の安全，医療保険等に関する外部の学術研修（地域薬剤師会等が行うものを含む）を受けさせていること 医学・薬学に関する学会への参加・発表（学術論文の投稿をさせることが望ましい）
(7) 24時間体制や在宅業務体制を地方公共団体，保険医療機関，福祉関係者に周知している	自らまたは薬剤師会等を通じて周知 薬学的管理指導計画書の様式をあらかじめ備える 薬局の内側・外側に在宅患者訪問管理指導を行う薬局と掲示し，文書を交付する
(8) 在宅療養を担う医療機関，訪問看護ステーションとの連携体制	—
(9) 地域の保健医療サービスおよび福祉サービスとの連携調整を担当者と連携	介護専門員，介護福祉士や地域包括支援センターと連携すること
(10) 薬局機能情報提供制度において，「プレアボイド事例の把握・収集に関する取組の有無」を直近一年以内に都道府県に報告している	薬生総発第1006第1号：「薬局機能に関する情報の報告及び公表にあたっての留意点について」の改正について，平成29年10月6日．）に基づく
(11) 処方箋集中率が85％を超える薬局では後発医薬品の調剤割合が届出時の直近3月間の実績として50％以上である	—

表3　地域支援体制加算施設基準補足事項

施設基準	備 考
管理薬剤師要件： 保険薬剤師として5年以上の薬局勤務経験 当該保険薬局に週32時間以上勤務 施設基準の届出時点で当該保険薬局に1年以上在籍	—
24時間調剤ができる体制を整備（近隣の保険薬局との連携での対応を含む）	対応できないときであっても，患者またはその家族の求めにより連携薬局を案内する
地方厚生局に在宅患者訪問薬剤管理指導の届出を行い，在宅患者に対する薬学的管理指導ができる体制を整備	薬剤師に必要な研修を受けさせる 薬学的管理指導計画書の様式をあらかじめ備える 薬局の内側・外側に在宅患者訪問管理指導を行う薬局と掲示し，文書を交付する
当該保険薬局で調剤した医薬品について提供できる体制を整備	パーテーション等で区切られた独立したカウンター
患者のプライバシーに配慮している	購入者の薬剤服用歴の記録に基づき，情報提供 医療機関へのアクセス確保
一般用医薬品を販売していること	健康情報拠点としての役割： 地域住民の生活習慣の改善（栄養・生活，身体活動・運動，休養，こころの健康づくり，飲酒，喫煙など生活習慣全般） 疾病の予防に資する取り組みを実施 健康相談または健康教室： 保険薬局の内側・外側に掲示・周知
生活習慣全般に対する相談を応需・対応している	保険医療機関指示による在宅患者への衛生材料供給： 請求→保険医療機関 価格→医療機関との合議
医療材料・衛生材料を供給できる体制がある	あらかじめ患者の同意が必要 提供先：在宅医療を行う診療所または病院（医師）・訪問看護ステーション（医師または看護師）

薬剤調製料に関連した調剤技術料

表4　薬剤調製料に関連した点数

剤形・加算名称			算定の規定		点数
内服薬	—		投薬日数にかかわらず，服用時点が同一の1剤につき3剤を算定上限として算定可能		24点
	嚥下困難者用製剤加算		患者の心身の特性に応じた剤形に製剤して調剤した場合		80点
	内服用滴剤		1調剤につき		10点
屯服薬			剤数にかかわらず1回の処方箋受付で算定		21点
浸煎薬			1調剤につき3剤を算定上限として算定可能		190点
湯薬			1調剤につき3剤を算定上限として算定可能		
			7日分以下		190点
			8日分以上28日分以下　1日分につき		10点
			29日分以上		400点
注射薬	—		1回の処方箋受付で調剤数にかかわらず算定		26点
	無菌製剤処理加算　1日分につき	—		中心静脈栄養法用輸液	69点
		6歳未満乳幼児			137点
		—		抗悪性腫瘍剤	79点
		6歳未満乳幼児			147点
		—		麻薬	69点
		6歳未満乳幼児			137点
外用薬			1調剤につき3剤を算定上限として算定可能		10点
注に定める加算	麻薬加算		1調剤につき		70点
	向精神薬加算		1調剤につき		8点
	覚醒剤原料加算		1調剤につき		8点
	毒薬加算		1調剤につき		8点
	時間外加算	基礎額：調剤基本料，薬剤調製料，無菌製剤処理加算，宅患者調剤加算，調剤管理料の合計	深夜を除く午後6時から午前8時	基礎額×100/100	
	時間外加算の特例		一般薬局の時間外おける救急医療の確保のため，国または地方公共団体等の開設に係る専ら夜間における救急医療の確保のため設けられている保険薬局	基礎額×100/100	
	休日加算		日曜日・国民の祝日（12/29 ～ 1/3）	基礎額×140/100	
	深夜加算		午後10時から午前6時	基礎額×200/100	
	夜間・休日等加算		処方箋受付1回につき（開局時間帯：午後7時～午前8時，日曜日・国民の祝日，土曜日は午後1時～午前8時）		40点
	自家製剤加算	内服薬	錠剤，丸剤，カプセル剤，散剤，顆粒剤またはエキス剤	1調剤行為に対し，投与日数が7・その端数をごとに算定できる	20点
		予製剤			4点
		屯服薬		1調剤に対し算定できる	90点
		予製剤			18点
		内服薬	液剤		45点
		予製剤			9点
		外用薬	錠剤，トローチ剤，軟・硬膏剤，パップ剤，リニメント剤，坐剤	1調剤に対し算定できる	90点
		予製剤			18点
		外用薬	点眼剤，点耳・点鼻剤，浣腸剤		75点
		予製剤			15点
		外用薬	液剤		45点
		予製剤			9点

表4　薬剤調製料に関連した点数（つづき）

剤形・加算名称			算定の規定		点数
注に定める加算	計量混合調剤加算		液剤	1調剤に対し算定できる	35点
		予製剤			7点
			散剤または顆粒剤		45点
		予製剤			9点
			軟または硬膏剤		80点
		予製剤			16点
	在宅患者調剤加算	施設基準に適合した在宅患者訪問薬剤管理指導料を算定している患者の調剤を行った場合		処方箋受付1回につき	15点

調剤技術料のレセプト略称と記載する際の注意点

- 調剤基本料に該当する点数は「調剤基本料」欄に略称と回数を記載

略称	点数項目	点数の説明・摘要欄記載事項
基A	調剤基本料1	—
基B	調剤基本料2	—
基C	調剤基本料3のイ	—
基D	調剤基本料3のロ	—
基E	調剤基本料3のハ	—
基F	特別調剤基本料	—
同	調剤基本料注3	受付2回目以降
妥減	調剤基本料注4	未妥結減算等
地支A	地域支援体制加算1	—
地支B	地域支援体制加算2	—
地支C	地域支援体制加算3	—
地支D	地域支援体制加算4	—
連強	連携強化加算	—
地敷A	地域支援体制加算1	100分の80に該当する場合
地敷B	地域支援体制加算2	
地敷C	地域支援体制加算3	
地敷D	地域支援体制加算4	
後A	後発医薬品調剤体制加算1	—
後B	後発医薬品調剤体制加算2	—
後C	後発医薬品調剤体制加算3	—
後敷A	後発医薬品調剤体制加算1	100分の80に該当する場合
後敷B	後発医薬品調剤体制加算2	
後敷C	後発医薬品調剤体制加算3	
後減	調剤基本料注8	後発医薬品減算
在	在宅患者調剤加算	—
基一定	調剤基本料加減算	点以下になり3点を算定した場合

- 時間外加算・その他関連する点数は「時間外等加算」欄に略称と回数を記載

略称	点数の説明・摘要欄記載事項	
リ1/2	リフィル処方箋による調剤	総使用回数2回のうち，1回目の調剤を行う場合
リ2/2		総使用回数2回のうち，2回目の調剤を行う場合
リ1/3		総使用回数3回のうち，1回目の調剤を行う場合
リ2/3		総使用回数3回のうち，2回目の調剤を行う場合
リ3/3		総使用回数3回のうち，3回目の調剤を行う場合
時	時間外加算を算定した場合	
休	休日加算を算定した場合	
深	深夜加算を算定した場合	
特	時間外加算の特例	
夜	夜間・休日等加算	

- 略称と回数を「加算料」欄に記載する場合と，レセプト摘要欄に記載が必要な場合

略称	加算名・その他	摘要欄記載事項	電算コード	内容
困	嚥下困難者用製剤加算	—	—	—
麻	麻薬加算	—	—	—
向	向精神薬加算	—	—	—
覚原	覚醒剤原料加算	—	—	—
毒	毒薬加算	—	—	—
薬時	時間外加算	処方箋を受け付けた年月日および時刻を記載	850100366	処方箋受付年月日：（元号）yy“年”mm“月”dd“日”
			851100035	処方箋受付時刻：hh“時”mm“分”
薬特	時間外加算の特例		850100369	処方箋受付年月日：（元号）yy“年”mm“月”dd“日”
			851100037	処方箋受付時刻：hh“時”mm“分”
薬休	休日加算		850100367	処方箋受付年月日：（元号）yy“年”mm“月”dd“日”
薬深	深夜加算		850100368	処方箋受付年月日：（元号）yy“年”mm“月”dd“日”
			851100036	処方箋受付時刻：hh“時”mm“分”
—	薬剤調製料（内服薬）	薬剤調製料を算定した理由	820100367	配合不適等調剤技術上の必要性から個別に調剤した場合
			820100368	内服用固形剤（錠剤，カプセル剤，散剤等）と内服用液剤の場合
			820100369	内服錠，チュアブル錠および舌下錠等のように服用方法が異なる場合
			830100001	その他理由
自	自家製剤加算	「処方」欄の記載内容からは加算理由が不明のとき，算定理由が明確となるように記載	830100438	算定理由
		同一の保険医療機関で一連の診療に基づいて同一の患者に対して交付され，受付回数1回とされた異なる保険医の発行する処方箋に係る調剤において「処方」欄の記載内容からは加算理由が不明の場合，算定理由が明確となるように記載	830100439	自：異なる保険医の発行する処方箋に係る算定理由
計	計量混合調剤加算		830100439	計：異なる保険医の発行する処方箋に係る算定理由

• その他

	調剤技術料名	摘要欄記載事項	電算コード	内容
—	調剤基本料	同日に複数の保険医療機関が交付した同一患者の処方箋を受け付けた際に，2回目以降の受付に対して調剤基本料の減算規定を適用しない場合，処方箋を受け付けた年月日および時刻をそれぞれ記載	850100486	処方箋受付年月日：(元号) yy "年" mm "月" dd "日"
			851100065	処方箋受付時刻 (同日1回目受付)：hh "時" mm "分"
			851100066	処方箋受付時刻 (同日2回目以降受付)：hh "時" mm "分"
—	一般名処方が行われた医薬品について後発医薬品を調剤しなかった場合	その理由について，最も当てはまる理由をひとつ記載	820100373	患者の意向
			820100374	保険薬局の備蓄
			820100375	後発医薬品なし
			820100376	その他
—	長期の旅行等特殊の事情がある場合に，日数制限を超えて投与された場合	投薬量が1回14日分を限度とされる内服薬および外用薬であっても，必要があると認められ，14日を超えて投与された場合は，処方箋の備考欄に記載されている長期投与の理由について「海外への渡航」，「年末・年始または連休」または「その他」からもっとも当てはまるものをひとつ記載	820100795	海外への渡航 (年末・年始または連休に該当するものは除く)
			820100796	年末・年始または連休
			830100453	その他：具体的な理由を記載
—	63枚を超えて湿布薬が処方されている処方箋に基づき調剤を行った場合	処方医が当該湿布薬の投与が必要であると判断した趣旨について，処方箋の記載により確認した旨または疑義照会により確認した旨を記載	820100377	処方箋記載により確認
			820100378	疑義照会により確認

連携強化加算

≫連携強化加算は，度重なる自然災害や新たな感染症（新興感染症）の流行などで，薬局が地域の医療体制の一員として役割を担うことを評価した加算です．この加算を算定するには，薬局の機能として近隣の薬局と連携するだけではなく，地域の医療機関や都道府県との連携が求められています．

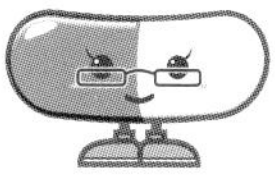

▶ **連携強化加算**
（地域支援体制加算１～４の算定に対し）

２点 連強

施設基準

災害時の調剤を含む医薬品の供給に人員派遣することなどが施設基準として定められました．この施設基準は，地方厚生局への届出が求められています．概要を**表１**に示します．なお，災害の種類や規模，感染症によって内容が変わることがあります．

算定要件

- □要件を満たした地域支援体制加算を算定している．
- □災害時に，ほかの保険薬局，保険医療機関，都道府県と連携して，整備された保険薬局で調剤を行ったか．
- □災害や新興感染症の発生時に対応可能な体制があることを自治体などのホームページなどで周知しているか．
- □地方厚生局に，様式87の3の4により届出を行っているか．
- □届出に際し，自治体などのホームページなどに公表されていることが確認できるウェブページのコピーなどを添付したか．

表1　連携強化加算の施設基準

災害や新興感染症の発生時等に，医薬品の供給や地域の衛生管理に係る対応等を行う体制を確保する	
①医薬品の提供施設として薬局機能を維持し，避難所・救護所等における医薬品の供給または調剤所の設置に人員派遣等の協力等を行う	• 災害発生時における薬局の体制や対応について手順書等を作成し，薬局内の職員に対して共有している
②災害や新興感染症の発生時に医薬品の供給や地域の衛生管理に係る対応等を行う	• 薬局内で研修を実施する等，必要な体制の整備が行われている
都道府県等の行政機関，地域の医療機関もしくは薬局または関係団体等と適切に連携するため，災害や新興感染症の発生時等における対応に係る地域の協議会または研修等に積極的に参加するよう努めること	
災害や新興感染症の発生時等における対応に係る地域の協議会，研修または訓練等に参加するよう計画を作成すること	• 協議会，研修または訓練等には，年1回程度参加することが望ましい • 参加した場合には，必要に応じて地域のほかの保険薬局等にその結果等を共有すること
災害や新興感染症の発生時等において対応可能な体制を確保していることについて，ホームページ等で広く周知していること	
公表内容：災害や新興感染症の発生時等において対応可能な体制を確保していること	• 薬局内に掲示または薬局のホームページで公表している • 自治体や薬剤師会等の，ホームページ等で公表している
災害や新興感染症の発生時等に，都道府県等から医薬品の供給等について協力の要請があった場合には，地域の関係機関と連携し，必要な対応を行う	• PCR等検査無料化事業に係る検査実施事業者として登録され，当該事業を実施していること • 検査実施事業者として登録されていることが，自治体等のホームページ等において広く周知されていること
地方厚生局への届出	
届出様式・必要書類	• 様式87の3の4 • 検査実施事業者として登録されている自治体等のホームページ等のウェブページのコピー等を添付

連携強化加算の請求

調剤基本料欄に，地域支援体制加算の略称と回数の次に「連強」の略称と回数を記載します．

調剤管理料1・2

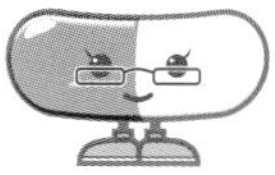

≫患者または家族から服薬状況などの情報を収集し，薬学的な分析をしたうえで薬学管理することを評価した点数

▶ **調剤管理料1：内服薬※1剤の投与量**

※内服用滴剤，浸煎薬，湯薬および屯服薬であるものを除く

(7日分以下)

4点

(8日分以上14日分以下)

28点

(15日分以上28日分以下)

50点

(29日分以上)

60点

▶ **調剤管理料2：内服薬以外1剤の投与量**

4点

対応する加算

▶ **重複投薬・相互作用等防止加算(→p.63)**

▶ **調剤管理加算(→p.66)**

▶ **医療情報・システム基盤整備体制充実加算(→p.69)**

解説

これまで薬剤調製の評価点数では，調剤技術料として調剤料が規定されており，日数倍数と定額点数を組み合わせて自動的に算定することができました．令和2年度の改定において示された対人業務の評価に続き，大きな転換が示されました．内服薬では日数倍数を元にした点数が付与され，服用時点で1剤とすることや算定上限を残すなど，旧調剤料の片鱗が見受けられる一方，薬剤服用歴管理業務を基本にすえた薬学管理料として規定された算定要件が示されています．これまで，SOAP形式をとった薬剤服用歴を記録する際のアセスメントは，服薬状況の確認や副作用の発現などに対して行われることが多かったと思います．この部分は，主として新設の服薬管理指導料(→p.26)に，調剤技術である薬剤調製への評価は，薬剤調製料(→p.17)に引き継がれています．

今回の改定で変わった各点数の区分を示します(**図1**)．調剤管理料は薬学管理料ですが，内服薬については28日分までは日数倍数の評価，29日以上では定額評価となっています．

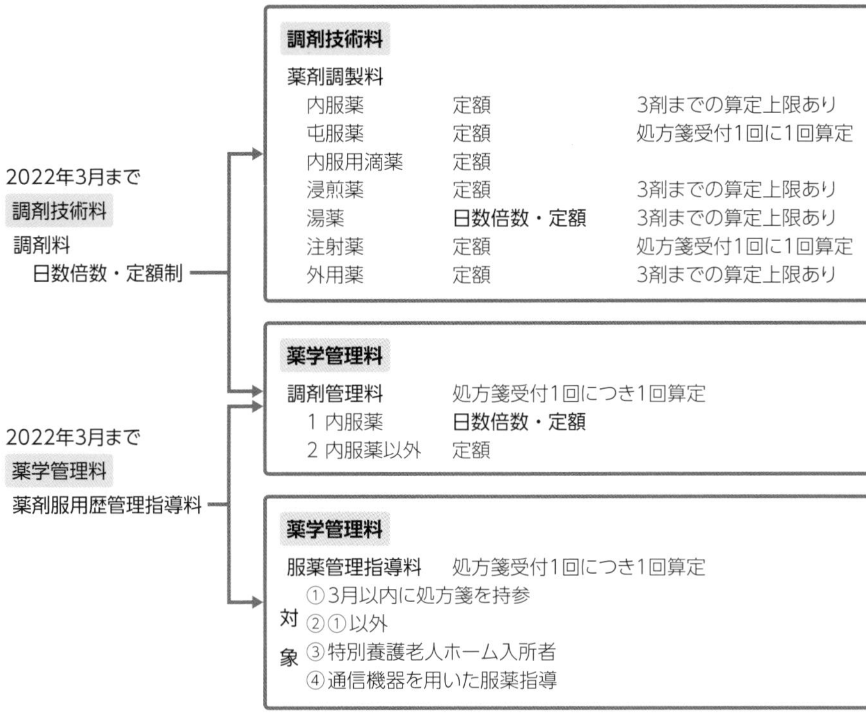

図1　調剤料と薬剤服用歴管理指導料の改定点

アクション開始の視点

調剤管理料の求める薬学管理とは何でしょう？この薬学管理料に対応する重複投薬相互作用防止加算や調剤管理加算から，記録する情報を考えてみましょう．服薬情報は，薬剤服用歴（お薬手帳を含む）と患者またはその家族から聴取した内容も含みます．下記に示すような視点をもって服薬を管理していくと，加算の算定にもつながっていくことでしょう．

❶ 重複投薬相互作用防止加算からの検討

□処方箋を監査するとき，併用薬との相互作用だけでなく，一般薬，サプリメントの服薬情報との相互作用もチェックする．

□計量混合した散薬などでは，保管状況と品質の確認を情報として確認する．

□点眼薬では，保管している場所を確認し，紫外線の影響などを説明する．

□混合した軟膏では，外気温により粘稠度が変化する基剤の場合は状態を確認する．

□多剤投与の処方を受けている患者の残薬情報を確認する．

□服用状況の確認ポイントを薬剤服用歴の申し送りとして記録し，薬局全体で共有する．

❷ 調剤管理加算からの検討

□６種類以上の内服薬を服用している患者の服薬情報に注目し，薬剤服用歴に記録する．

□内服薬の種類が増加したときに注目する．

算定要件

□患者の服薬情報をもとに薬学的分析を行い，薬剤服用歴を記録・管理・活用する（**表1**）.

□薬剤服用歴の記録は，指導後すみやかに完了させる.

□内服薬は処方箋受付１回につき１回，３剤を算定上限として算定できる.

□調剤管理料１と調剤管理料２は同時に算定不可.

表1　薬剤服用歴に記録すべき事項

記録事項	詳 細
患者の基礎情報	氏名，生年月日，性別，被保険者証の記号番号，住所，必要に応じて緊急連絡先
処方および調剤内容など	処方した保険医療機関名，処方医氏名，処方日，調剤日，調剤した薬剤，処方内容に関する照会の要点など
患者の体質	体質：アレルギー歴，副作用歴などを含む 薬学的管理に必要な患者の生活像および後発医薬品の使用に関する患者の意向
疾患に関する情報	既往歴，合併症および他科受診において加療中の疾患に関するものを含む
オンライン資格確認システムからの取得情報	患者の薬剤情報または特定健診情報など
併用薬などの状況および服用薬と相互作用が認められる飲食物の摂取状況	併用薬など：要指導医薬品，一般用医薬品，医薬部外品および健康食品を含む
服薬状況	残薬の状況を含む
患者の服薬中の体調の変化	体調の変化：副作用が疑われる症状など
患者またはその家族などからの相談事項の要点	—
服薬指導の要点	—
手帳活用の有無	活用しなかった場合：理由と患者への指導の有無 複数手帳がある場合：理由
今後の継続的な薬学的管理および指導の留意点	—
指導した保険薬剤師の氏名	—

アセスメントの視点

❶ 服用時点が同じなら患者の状況を考えずに混ぜるのか？

血中濃度を測定している薬剤では，患者の症状により服用期間中に服用を中止する指示が医師から出ることもある．計量混合加算は算定できないが，別包として調剤し，医療機関による検査状況は薬剤服用歴に記録する．調剤方法に根拠を持つことを目標とする.

- クロナゼパム細粒0.1％ ……… 2mg
- 1日2回朝夕食後 ………………… 30日分
- カルバマゼピン細粒50％ …… 600mg
- 1日2回朝夕食後 ………………… 30日分

❷ 製薬会社は，自社製品は承認された情報以外，加工した場合の情報は提供しないため，別途文献で情報収集や検討を行って薬局の自主基準をもつ.

□割線から半分にした錠剤の重量偏差を調べてみる.

□一包化した薬剤の外観の経時変化を調べてみる.

服薬管理指導料

>> 薬剤服用歴を用いた服薬指導を，3月以内の再来局，手帳を持参した患者に有利な点数で評価した薬学管理料

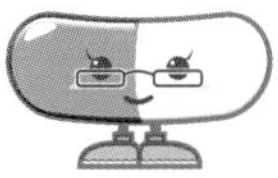

処方箋受付1回につき

▶表1　服薬管理指導料の種類・点数と略称

名称	略称	指導料の内容	手帳	点数
服薬管理指導料1	薬A	3月以内に再度処方箋を持参した患者	有	45点
服薬管理指導料2	薬B	3月以内に再度処方箋を持参した患者	無	59点
	薬C	3月以内に再度処方箋を持参した患者以外	—	59点
服薬管理指導料3	薬3A	特別養護老人ホームを訪問した場合（オンライン服薬指導を含む）：3月以内に再度処方箋を持参した患者	有	45点
	薬3B	3月以内に再度処方箋を持参した患者	無	59点
	薬3C	3月以内に再度処方箋を持参した患者以外	—	59点
服薬管理指導料4イ	薬オA	通信機器によるオンライン服薬指導等を行った場合：3月以内に再度処方箋を持参した患者	有	45点
服薬管理指導料4ロ	薬オB	通信機器によるオンライン服薬指導等を行った場合：3月以内に再度処方箋を持参した患者	無	59点
	薬オC	通信機器によるオンライン服薬指導等を行った場合：3月以内に再度処方箋を持参した患者以外	—	59点
服薬管理指導料の特例（13点）	特1A	3月以内に再度処方箋を持参した患者	有	13点
	特1B	3月以内に再度処方箋を持参した患者	無	
	特1C	3月以内に再度処方箋を持参した患者以外	—	
	特1オA	通信機器によるオンライン服薬指導等を行った場合：3月以内に再度処方箋を持参した患者	有	
	特1オB	通信機器によるオンライン服薬指導等を行った場合：3月以内に再度処方箋を持参した患者	無	
	特1オC	通信機器によるオンライン服薬指導等を行った場合：3月以内に再度処方箋を持参した患者以外	—	

名称	略称	指導料の内容	手帳	点数
服薬管理指導料の特例（59点）	特2A	3月以内に再度処方箋を持参した患者	有	59点
	特2B	3月以内に再度処方箋を持参した患者	無	
	特2C	3月以内に再度処方箋を持参した患者以外	—	
	特2オA	通信機器によるオンライン服薬指導等を行った場合：3月以内に再度処方箋を持参した患者	有	
	特2オB	通信機器によるオンライン服薬指導等を行った場合：3月以内に再度処方箋を持参した患者	無	
	特2オC	通信機器によるオンライン服薬指導等を行った場合：3月以内に再度処方箋を持参した患者以外	—	

※「3月以内に再度処方箋を持参した患者以外」とは？
（イ）初めて処方箋を持参した患者
（ロ）3月を超えて再度処方箋を持参した患者
（ハ）3月以内に再度処方箋を持参した患者であって，手帳を提示していないもの

服薬管理指導料の解説

旧薬剤服用歴管理指導料は，日数倍数の調剤を薬学的に管理する調剤管理料と，薬剤服用歴の記録をもとにした服薬指導業務を評価する服薬管理指導料に組み直されました．かかりつけ薬局推進の観点から，服薬管理指導の区分の評価基準となる再来局の間隔は「3ヵ月以内」と「それ以外」に規定されています．また，患者が手帳を提示することによって，患者の一部負担金が逓減される仕組みとなっています．手帳の活用実績が少ない薬局では特例として減算が適用され，服薬管理指導料に対する加算は算定できないなど厳しい内容となっています．

薬剤服用歴の記録は滞りなく行うことが求められており，手帳も薬剤服用歴の一形態であって，薬剤師がその記録をもとに確認や分析を行うことが求められています．当然，指導の要点を記録するにあたり，患者一人一人と向き合うことを求めた薬学管理の再編であることから，定形的な指導の記録でよいはずがありません．薬剤交付時の服薬指導にとどまらず，患者の状況に合わせて服薬状況のフォローアップを継続的に行うことも大切です．薬剤服用歴の管理において，処方箋受付を中心としたレセプトコンピュータの設計や薬局の運用にも変化が求められています．薬局が地域の中で役割を持つために積み上げたデータが，薬学的分析の礎であることに留意しましょう．服薬管理指導料は，外来における服薬指導だけでなく，特別養護老人ホームに入居している患者への服薬指導，オンラインを用いた服薬指導も含まれます．

近年，後発医薬品の供給体制が不安定で，その解消には時間がかかると報道されています．供給が難しいときは，薬局の備蓄の問題ではなく全国的な問題であることから，供給可能な同一成分の情報を患者や処方医に提供し，記録しましょう．

服薬管理指導料すべてにおいて服薬指導時に活用すべき資料

- **副作用に係る自覚症状の有無の確認**

「重篤副作用疾患別対応マニュアル」（厚生労働省）などを参考とするよう示されています．

- **服薬指導と抗菌薬の適正使用**

医科診療報酬点数表には，小児抗菌薬適正使用支援加算が設けられています．この改定に連動して，薬剤服用歴管理指導料の規定する服薬指導については，「抗微生物薬適正使用の手引き」（厚生労働省）を参考とし，抗菌薬の適正使用が重要であることを普及啓発する取り組みを行っていることが望ましいとされました．現時点では，小児科の外来で発生する「適正使用への動き」ですが，成人の服薬指導でも留意すべきポイントです．

- **ポリファーマシーに関する資料の活用**

「医師は足し算，薬剤師は引き算」と例えられるように，有害事象のリスク増加，服薬過誤，服薬アドヒアランス低下など，ポリファーマシーやそれに伴う問題解消を実践できるのは薬剤師と言われています．活用すべき参考資料として「高齢者の医薬品適正使用の指針（総論編）・（各論編（療養環境別））」（厚生労働省），「高齢者の安全な薬物療法ガイドライン2015」（日本老年医学会）があげられています（→p.50，66）．

調剤前に必要な業務

薬を取りそろえる前に，保険薬剤師が患者などに確認しなければならないことを**図1**および**表2**の★に示します．なお，残薬の状況が患者またはその家族から確認できなかった場合は，次回の来局時に確認できるよう患者を指導し，指導した内容を薬剤服用歴に記録します．その記録には，薬学的な管理に患者の生活像が必要なこと，手帳を活用し，万一活用できなかったときはその理由と患者への指導の有無を記録すること，継続的な薬学管理および指導の留意点を記載することが求められています．薬局間連携の観点から，手帳には日常利用する保険薬局の名称，保険薬局または保険薬剤師の連絡先を手帳に記載するよう患者に薦めます．手帳に記載する欄がないときは，記載欄はシールなどで取り繕う＊1ことが認められています．

服薬管理指導料すべてに共通した算定要件（表2）

☐患者ごとの薬剤服用歴の記録が遅滞なく作成されているか．

☐患者の薬剤服用歴を経時的に管理した手帳管理・運用ができているか．

☐確認すべき事項を定期的に確認しているか．

☐患者の服薬状況・体調変化などの情報を収集しているか．

☐情報提供すべき事項をもとに基本的な指導をしているか．

＊1：厚生労働省保険局医療課：疑義解釈資料の送付について（その1）調剤診療報酬点数表関係 問8，令和2年3月31日．

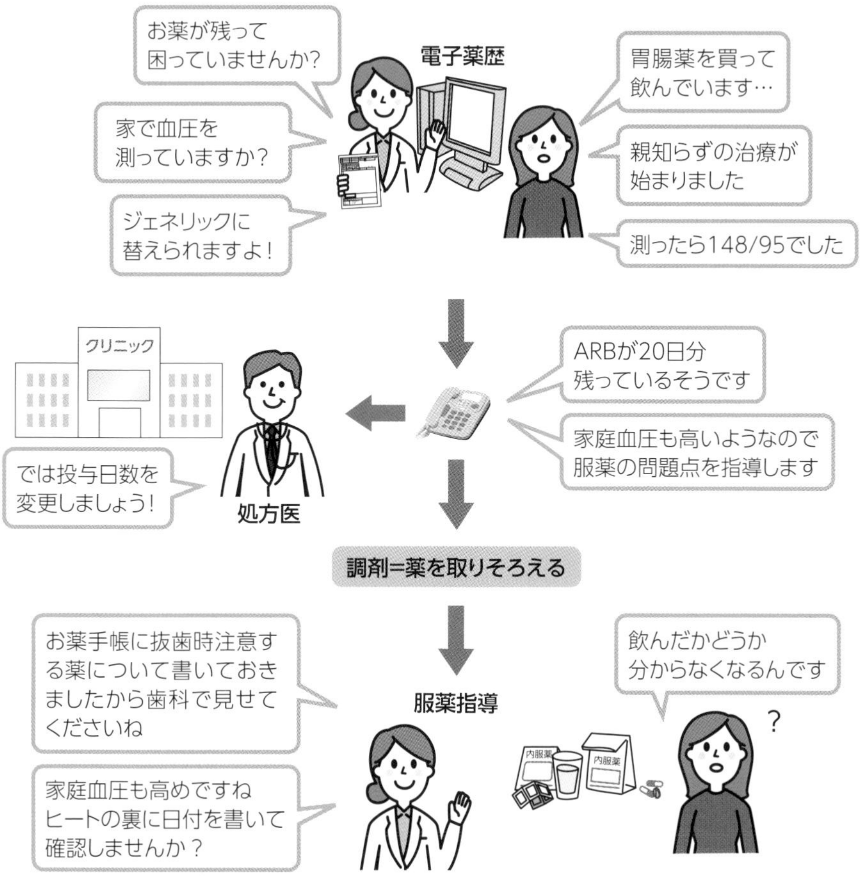

図1 薬を取りそろえる前に確認する業務事例

表2 服薬管理指導料の算定要件

項 目	具体的な要件
確認に際して基づくもの	患者ごとに作成した薬剤服用歴の記録 患者の薬剤服用歴が経時的に管理できる手帳
確認すべき事項	処方された薬剤の重複投薬，相互作用，薬物アレルギー
収集すべき情報	服薬状況，服薬期間中の体調変化など
情報提供すべき事項 （薬剤の服用に関して 基本的な指導を行う）	•当該薬剤の名称（一般名処方による処方箋または後発医薬品への変更が可能な処方箋の場合は，現に調剤した薬剤の名称），形状（色，剤形など） •用法，用量，効能，効果 •副作用および相互作用 •服用および保管取扱い上の注意事項 •該当する後発医薬品の薬価基準への収載の有無 •該当する後発医薬品のうち，支給可能または備蓄している後発医薬品の名称およびその価格 •薬局に後発医薬品の備蓄がなく，支給できない時はその旨 •一般名処方において後発医薬品について説明し，後発医薬品が使用されなかった場合はレセプト摘要欄に理由を記載する •保険薬局の名称，情報提供を行った保険薬剤師の氏名 •保険薬局または保険薬剤師の連絡先など
薬剤の適正使用のための服薬指導	•処方箋受付の都度，服薬状況，服薬期間中の体調変化，残薬の状況などに基づいた指導

表2　薬剤服用歴管理指導料の算定要件（つづき）

項目	具体的な要件
薬剤服用歴に記録すべき事項	•氏名・生年月日・性別・被保険者証の記号番号・住所・緊急時の連絡先など •処方した保険医療機関名および保険医氏名・処方日・処方内容など •調剤日・処方内容に関する照会の要点など ★患者の体質（アレルギー歴・副作用歴），薬学管理に必要な患者の生活像 ★患者の服薬中の体調の変化，患者またはその家族などからの相談事項の要点 ★服薬状況（残薬の状況・理由） ★併用薬など（要指導医薬品，一般用医薬品，医薬部外品およびいわゆる健康食品を含む）の情報 ★合併症を含む既往歴，他受診で加療中の疾患に関する情報 ★副作用が疑われる症状の有無 ★飲食物（現に患者が服用している薬剤との相互作用が認められているものに限る）の摂取状況など ★後発医薬品の使用に関する患者の意向 •手帳活用の有無（活用しないときはその理由と患者への指導の有無） •今後の継続的な薬学管理および指導の留意点 •服薬指導の要点 •指導した保険薬剤師の氏名
処方箋の受付後，薬を取りそろえる前に保険薬剤師が患者等に確認する事項	上記★の事項について
継続的服薬指導	薬剤交付後において患者の服薬期間中の体調変化の確認のため指導を実施する •保険薬剤師が服用している薬剤の特性や患者の服薬状況を個別に判断する •保険薬剤師が必要と認めるときは，薬剤交付後でも電話などで確認し必要な指導を行う •指導を行った場合は，その要点を薬剤服用歴などに記録する •電話や通信機器を用いることは差し支えないが，電子メールの一斉送信は認められない •継続的服薬指導は「薬剤使用期間中のフォローアップの手引き※」 ※日本薬剤師会第1.2版　2022年6月　https://www.nichiyaku.or.jp/assets/uploads/pharmacy-info/followup_1.2.pdf
手帳に必要な記録欄	•患者の氏名，生年月日，連絡先など患者に関する記録 •患者のアレルギー歴，副作用歴など薬物療法の基礎となる記録 •患者の主な既往歴など疾患に関する記録
手帳に記載すべき記録	•調剤日，調剤を行ったすべての薬剤の名称（一般名処方による処方箋または後発医薬品への変更が可能な処方箋の場合は，現に調剤した薬剤の名称），用法，用量，その他服用に際して注意すべき事項（重大な副作用，特に患者が服用時や日常生活上注意すべき事項，相互作用など服用する患者の病態に応じたもの） •残薬の理由を患者の手帳に記載し，処方医に情報提供する
手帳の管理	•保険医療機関を受診する際には，医師または歯科医師に手帳を提示するよう指導する •複数の手帳を所有している場合は，1冊にまとめるよう努める •手帳を忘れた時は，必要な情報が記載された簡潔な文書（シールなど）を交付（薬D）し，次回貼付されていることを確認する •新しい手帳を交付した時（薬A）は，手帳を持参するよう説明する •患者が日常的に利用する保険薬局の名称と保険薬局または保険薬剤師の連絡先を記載するよう患者に促す
薬剤服用歴の保管・管理	必要に応じて患者ごとのすべての記録をただちに参照できる
薬剤に関する情報提供文書に必要な事項	•薬剤服用歴への記録の記載は，指導後すみやかに完了させる •患者などが理解しやすい表現により記載する •慎重な対応が必要な場合は，処方箋発行医に確認する
医師の指示による分割調剤の2回目以降	•患者の服薬状況，服薬期間の体調変化などを確認して処方医へ情報提供する •処方医に対して情報提供した内容を薬剤服用歴に記録する

□薬剤の適正使用に資する服薬指導をしているか.
□薬剤服用歴に記録すべき事項を記録しているか.
□処方箋受付後，薬を取りそろえる前に**図1**の事項を確認しているか.
□お薬手帳に必要な記録欄があるか.
□お薬手帳に記載すべき事項を記入しているか.
□お薬手帳の管理すべき事項を確認して運用しているか.
□情報提供文書に必要な事項を記載しているか.
□継続的服薬指導を実践したか.

服薬管理指導料3の解説

この区分は，特別養護老人ホームの入所者を訪問して，入所者または職員に対して，対面により必要な指導を行ったときの服薬管理指導料です．施設職員によっては，薬剤師の業務が根本的に理解されていない場合がありますが，根気強く服薬上の問題がないかどうか確認する仕事を全うしましょう．対面であれば，通信機器を用いたオンライン服薬指導も算定対象となりますが，その場合も服薬管理指導料3として，手帳の提示で点数を判断します．なお，施設への交通費は実費で患者の負担となります．

服薬管理指導料4の解説

情報通信機器の普及により，オンラインを介した服薬指導は，医療のICT活用手段として評価されています．これまで特掲診療料の施設基準が設けられていましたが削除され，施設基準は不要となりました．対面による服薬管理指導料と同様に，3月以内の処方箋受付かどうかや，手帳の提示が基準となって点数が設定されています（**表1**）．服薬管理指導料に対する加算も，対面による服薬指導と同様に算定することが認められています．

COVID-19など，感染症の拡大などを理由に居宅での療養が求められる場合，薬局は「0410対応」として医薬品の供給や服薬指導が求められています．オンライン診療は感染症に限らず行われており，令和4年10月現在，一部制限が加えられていますが，今年度内にはすべての処方箋を対象にし，かかりつけ薬剤師の判断に委ねる運用となる見込みです．今後の通知に注意します．

服薬管理指導料4の算定要件

□オンライン診療で処方箋を交付された患者が対象.
□原則3ヵ月以内の処方箋受付か，手帳を提示したか（**表1**）により点数を判断したか.
□ビデオ通話が可能な情報通信機器を活用した服薬指導であること.
□服薬指導や記録について，ほかの服薬管理指導料と同じ要件を満たすこと.
□医薬品医療機器等法，関係通知[*2]に沿って実施する.

□手帳により，薬剤服用歴や服用中の医薬品などについて確認したか．

□患者および関係者が一元的，継続的に確認できるような情報を手帳に添付または記載する．

□服薬指導を行う際の情報通信機器運用の費用，医薬品の配送費用は「療養の給付と直接関係ないサービス等の費用」として，常識の範囲で実費を患者から徴収することができる．

□薬剤を患者に配送するときは，患者が受け取ったかどうか確認する．

服薬管理指導料（特例）注14（かかりつけ薬剤師と連携する他の薬剤師が対応した場合）の解説

患者に対する服薬指導などの業務について，患者が選択した「かかりつけ薬剤師」がやむを得ない事情により業務を行えない場合に，あらかじめ患者が選定した，同じ保険薬局に勤務するほかの保険薬剤師が服薬管理指導を行った場合は，服薬指導料の特例注14（かかりつけ薬剤師と連携する他の薬剤師が対応した場合）として算定できる特例の服薬管理指導料です．特例であっても，3月以内の処方箋受付か，手帳の提示があったか，オンライン診療による処方箋かによって，**表1**のような点数区分となっています．点数は一律に59点です．かかりつけ薬剤師と連携するほかの薬剤師について，届出は不要です．また，「週３回勤務の薬剤師が対応」する場合や「その店舗で週３回，他店舗で週２回勤務の薬剤師が対応」する場合も，患者の同意を文書で得るなどの要件を満たせば可能とされています[*3]．かかりつけ薬剤師の同意書に追加で同意を得た日付を記載し，改めて患者の署名を得るなど，追記内容について新たに同意を取得したことが確認できるようにしなければなりません[*4]．服薬管理指導料に対する加算は，どの加算も要件を満たせば併算定が可能です．文書で同意を得た調剤について算定することはできず，同意を得た次の処方箋受付時からの算定となりますので注意しましょう．

服薬管理指導料（特例）注14（かかりつけ薬剤師と連携する他の薬剤師が対応した場合）の施設基準

かかりつけ薬剤師と連携している保険薬剤師が指導を行うにあたり，十分な経験などが求められており，「かかりつけ薬剤師と連携するほかの薬剤師」は以下の要件を全て満たす保険薬剤師であることが施設基準として規定されています．

□保険薬剤師として３年以上の薬局勤務経験があること．

※保険医療機関の薬剤師としての勤務経験が１年以ある場合，１年を上限として保険薬剤師としての勤務経験の期間に含めることが可能

□服薬管理料を算定している保険薬局に継続して１年以上在籍していること．

＊2：薬生発0331第17号：医薬品，医療機器等の品質，有効性及び安全性の確保に関する法律施行規則等の一部を改正する省令の施行について（オンライン服薬指導関係），令和4年3月31日．

＊3：厚生労働省保険局医療課：疑義解釈資料の送付について（その1）調剤報酬点数表関係 問29，令和4年3月31日．

＊4：厚生労働省保険局医療課：疑義解釈資料の送付について（その1）調剤報酬点数表関係 問28，令和4年3月31日．

服薬管理指導料（特例）注14（かかりつけ薬剤師と連携する他の薬剤師が対応した場合）の算定要件

□直近の調剤において，かかりつけ薬剤師指導料またはかかりつけ薬剤師包括管理料を算定した患者を対象とする.

□事前に，別紙様式2を参考に作成した文書（対応した，かかりつけ薬剤師以外の薬剤師の氏名を記載）を用いて患者の同意を得なければならない．かかりつけ薬剤師以外の薬剤師が対応し，算定するのは同意を得た次回の処方箋受付以降となる.

□かかりつけ薬剤師以外の薬剤師として認められるのは，その保険薬局につき1名までに限られる.

□服薬管理指導料の要件（**表2**）を満たした服薬指導および薬剤服用歴に記録を行ったか.

□患者の服薬状況，服薬期間中の体調の変化，服薬指導において注意すべき事項などの情報を，かかりつけ薬剤師と共有したか.

服薬管理指導料（特例）注13（手帳減算）の解説

「適切な手帳の活用実績が相当程度あると認められない保険薬局」として，特掲診療料の施設基準第99[*5]に該当する場合は，服薬管理指導料の点数は「手帳減算」として13点と著しく抑えられています．また，服薬管理指導料に付随する加算はすべて算定することができません．オンラインによる服薬指導も認められていますが，点数は一律に13点です.

併算定できる点数

- 外来服薬支援料1・2
- 服用薬剤調整支援料1・2
- 服薬情報等提供料1・2・3
- 経管投薬支援料

服薬管理指導料（特例）注13の施設基準

手帳の活用に消極的な保険薬局に対する施設基準です．お薬手帳を忘れた際の服薬管理指導料を選択した方が手帳を持参した場合より高いことを理由に，故意に手帳の活用を妨げて算定しても，電子レセプトではレセプトの略称コードにより長期間にわたる検証・追跡が可能です．この特例の施設基準（**図2**）に該当した場合は，服薬管理指導料の注として規定されている加算はすべて算定することができません.

＊5：保医発0304第3号：特掲診療料の施設基準等及びその届出に関する手続きの取扱いについて，令和4年3月4日.

$$\text{服薬管理指導料の特例} = \frac{\text{3月以内に処方箋を持参かつ手帳を持参した患者への服薬管理指導料の回数}}{\text{3月以内に処方箋を持参した患者への服薬管理指導料の回数}} \left(\text{小数点以下四捨五入}\right) \leqq 50\%$$

活用実績対象期間 前年3月1日～当年2月末日 ➡ **適用期間** 当年4月1日～翌年3月末日

※直近3月間の割合が50％超となったときは該当せず，50％となった翌月から通常の服薬管理指導料を算定できる．

- 算定不可の薬学管理料：麻薬管理指導加算，重複投薬・相互作用等防止加算，特定薬剤管理指導加算1・2，乳幼児服薬指導加算，吸入薬指導加算，調剤後薬剤管理指導加算，調剤管理加算，医療情報・システム基盤整備体制充実加算，小児特定加算，在宅患者重複投薬・相互作用等防止管理料
- 令和元年分の活用実績：６月以内に再度処方箋を持参した患者への服薬管理指導料の算定回数を用いる

図2　服薬管理指導料の特例における施設基準

薬剤服用歴を用いて検討した服薬管理指導の例

患者が手帳の作成を希望しない理由の一つとして，患者に薬物依存傾向があるため，薬剤履歴を医療機関や薬局に知られたくないと考えている場合があります．この事例において，患者の複数医療機関の受診は確認できていませんでした．把握できる1つの薬局でも，1日量では標準的な用量のため，処方箋単体で監査しても疑義は生じにくいと思われます．患者は67歳の女性で，公費負担医療のため，薬局での一部負担金はありません．一方，薬剤交付後すぐに薬袋から1包を取り出して服用することが多く，PL配合顆粒®と成分が重複している旨を疑義照会すると，激高して薬剤の低減には反対します．最近では，ジクロフェナクナトリウム（坐薬）50mgが，30日分の内服薬投与日数につき30個毎回処方されるようになりました．この頃より1日の平均用量は3gを超えるようになり，直近の1年間で合計1,018gが処方されていました．過去8年分の薬剤服用歴を追跡すると，過去1年間で1,000gを超えて服用している事実が明らかになりました．一方，同一成分の一般用医薬品の添付文書にすら「長期連用はしないこと，5～6回服用しても症状がよくならないときは服用を中止」と明記されている薬を何年間も連用していることは，処方医もどのように漸減するべきか提言が必要な事例と考えられます．患者が納得して，薬剤の負の影響を被らないためには，薬剤師と医師，公費負担医療を管掌する福祉担当者の相互協力も必要になるでしょう．

- 2005年11月より，SG配合顆粒®を1日3gで1日3回毎食後として投薬開始.
- ほかにカルシウム拮抗薬，プロトンポンプ阻害薬(PPI)，炭酸水素ナトリウム・無水リン酸二水素ナトリウム配合坐剤，防風通聖散，睡眠薬も併用.

【対象薬物】SG配合顆粒®

組　成 1g中	イソプロピルアンチピリン	150mg
	アセトアミノフェン	250mg
	アリルイソプロピルアセチル尿素	60mg
	無水カフェイン	50mg
用　量	成人1回1g(分包品1包) 1日3～4回経口投与 1日最高4g(分包品4包)まで	

〔重要な基本的注意〕長期投与を避けること.

服薬管理指導料のレセプト略称と記載する際の注意点

本指導料を算定したときは，レセプトの薬学管理料欄には，服薬管理指導料の略称(**表1**)と回数を記載します．在宅患者における薬学的管理指導計画に係る疾病と別の疾病または負傷に係る臨時の投薬が行われた場合は，レセプトの摘要欄に，**表3**に示す内容を記載します.

表3　服薬管理指導料算定時の摘要欄記載事項

記載事項	電算コード	レセプト表示文言
在宅患者訪問薬剤管理指導料を算定している患者の薬学的管理指導計画に係る疾病と別の疾病または負傷に係る臨時の投薬が行われた場合，算定年月日を記載	850100374	算定年月日： (元号) yy “年” mm “月” dd “日”

かかりつけ薬剤師指導料／かかりつけ薬剤師包括管理料

≫かかりつけ薬剤師が，保険医と連携して患者の服薬状況を一元的かつ継続的に把握したうえで行った服薬指導に対する評価点数

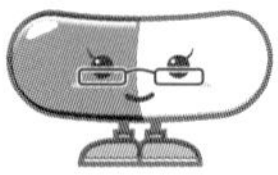

処方箋受付１回につき

▶ **かかりつけ薬剤師指導料**

76点 薬指／薬指オ

処方箋受付１回につき

▶ **かかりつけ薬剤師包括管理料**

291点 薬包／薬包オ

解 説

人が地域社会で暮らすなか，突然老いて介護が必要になるのではありません．乳幼児に始まり，壮年期，老年期を通じた長い人生の間には，病気や負傷して医療をうけることや，終末医療を看取ることもおこります．薬局が行う調剤だけでなく，セルフメディケーションに必要な医薬品の販売，医療・衛生材料の提供など，その人生に寄り添う総合的な医療を支える薬局の存在が必要とされています．お互いの顔が見える関係性は，深刻な感染症の蔓延や災害の被災者になったとき，人を守る存在となります．かかりつけ薬剤師は，処方箋を介在した関係にとどまらず，医療にかかわる多職種を結びつける情報の要ともいえるでしょう．その業務の遂行には，より専門性を高める学会での研鑽や論文投稿も求められています．かかりつけ薬剤師指導料で行う業務は，そのきっかけとなることでしょう．

かかりつけ薬剤師指導料／かかりつけ薬剤師包括管理料の施設基準

かかりつけ薬剤師指導料／かかりつけ薬剤師包括管理料の施設基準を**表１**に示します．施設基準を満たした場合は，様式90を用いて地方厚生局長に届出，受理されたことを確認します．

表1　かかりつけ薬剤師指導料/かかりつけ薬剤師包括管理料の施設基準

施設基準	補足
ア　施設基準の届出時点において保険薬剤師勤務経験3年以上	保険薬剤師の勤務経験が1年以上ある場合，1年を上限として病院薬剤師の勤務経験も通算でき，在籍期間とみなす
イ　当該保険薬局に週32時間以上勤務している保険薬剤師が在籍	育児・介護休業法の規定により労働時間の短縮があって週24時間かつ週4日以上の場合も認められるが，この措置の薬剤師のみでは届出不可
ウ　施設基準の届出時点において継続して当該保険薬局に1年以上在籍	—
薬剤師認定制度認定機構（CPC）や（一社）日本医療薬学会が認証した研修認定制度の研修認定を取得	—
届出に係る薬剤師が医療に係る地域活動の取り組みに参画している 地域活動例[*1]： • 定期的に継続して行われている他職種による地域ケア会議などへの主体的・継続的参加 • 行政機関や学校などの依頼に基づく医療に係る地域活動（薬と健康の週間，薬物乱用防止活動，注射針の回収など） • 行政機関や医師会，歯科医師会，薬剤師会の協力により実施している休日夜間対応薬局としての対応，休日夜間診療所への派遣 • 委嘱をうけて行う学校薬剤師の業務	—
薬学管理が他の患者に聞こえないように，患者のプライバシーに配慮する	パーティションなどで区切られた独立したカウンターがある
届出　施設基準：様式90により地方厚生局に届出	

かかりつけ薬剤師指導料の算定要件

□かかりつけ薬剤師指導料について同意を得た患者の処方箋が，対象となる処方箋か．

□患者または介護している家族に対し，かかりつけ薬剤師の業務内容，かかりつけ薬剤師をもつことの意義，役割，費用について説明し，同意書（**図1**）にかかりつけ薬剤師に希望する事項および署名の記載を求める（同意を得た後は，次回の処方箋受付時から算定できる）．

□同意を得るときに，かかりつけ薬剤師に関する情報文書（**図2**）を提供したか．

□かかりつけ薬剤師に希望する事項および当該患者の署名入りの同意書を保管したか．

□かかりつけ薬剤師がやむを得ない事情で業務を行えないとき，かかりつけ薬剤師と連携するほかの薬剤師が服薬指導の代替を患者が希望する場合は，あらかじめその薬剤師の氏名を記載して文書で患者の同意を得る．

□かかりつけ薬剤師が保険医と連携して，患者の服薬状況を一元的かつ継続的に把握しているか．

□患者または介護している家族が，かかりつけ薬剤師を選択（同一月内は選択された保険薬剤師が算定する）しているか．

＊1：厚生労働省保険局医療課：疑義解釈資料の送付について（その3）かかりつけ薬剤師指導料及びかかりつけ薬剤師包括管理料 問1・問2，平成28年5月19日．

かかりつけ薬剤師指導料について

《かかりつけ薬剤師が実施すること》

1 安心して薬を使用していただけるよう、使用している薬の情報を一元的・継続的に把握します。
2 お薬の飲み合わせの確認や説明などは、かかりつけ薬剤師が担当します。
3 お薬手帳に、調剤した薬の情報を記入します。
4 処方医や地域の医療に関わる他の医療者 (看護師等) との連携を図ります。
5 開局時間内 / 時間外を問わず、お問い合わせに応じます。
6 血液検査などの結果を提供いただいた場合、それを参考に薬学的な確認を行います。
7 調剤後も、必要に応じてご連絡することがあります。
8 飲み残したお薬、余っているお薬の整理をお手伝いします。
9 在宅での療養が必要となった場合でも、継続してお伺いすることができます。
10 次回から、かかりつけ薬剤師指導料を算定します。

《薬学的観点から必要と判断した理由》(薬剤師記入欄)

《かかりつけ薬剤師に希望すること》(患者記入欄)

□ 薬の一元的・継続的な把握
□ 薬の飲み合わせなどのチェック
□ 薬に関する丁寧な説明
□ 時間外の電話相談
□ その他（　　　　　　　　　　　　　　　　　　）
□ 他の医療関係者との連携
□ 飲み残した場合の薬の整理
□ 調剤後のフォロー
□ 在宅療養が必要になった場合の対応

図1　同意書の例

（厚生労働省保険局医療課：平成30年度診療報酬改定の概要,
平成30年3月5日より一部転載）

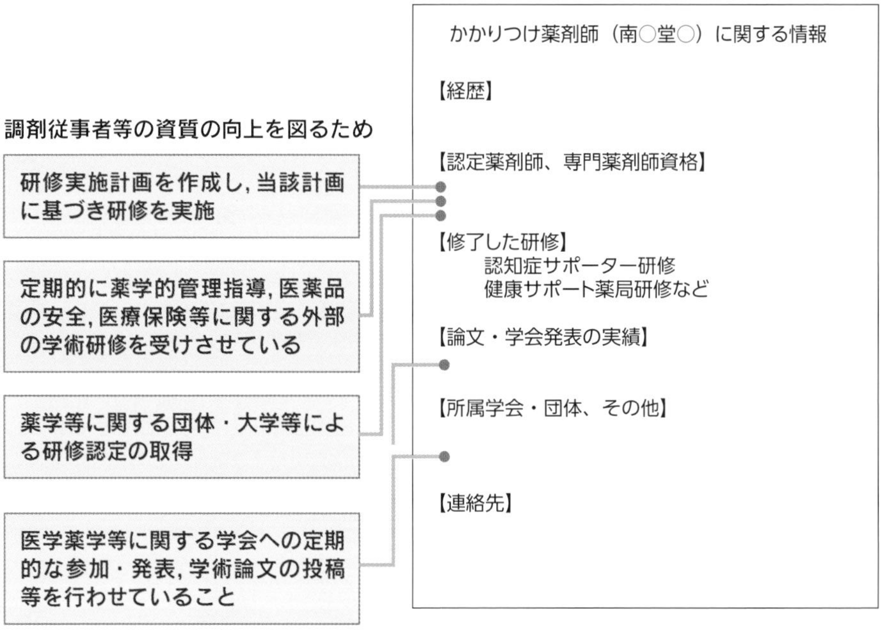

図2　かかりつけ薬剤師に関する情報文書例と施設基準の関係

（厚生労働省保険局医療課：平成30年度診療報酬改定の概要, 平成30年3月5日を改変）

□かかりつけ薬剤師の氏名，勤務する保険薬局の名称・連絡先（初回時），患者の意向を確認後，服薬指導などの内容を手帳へ記載（毎回）する．

□担当患者への業務（ア～オ）を満たしているか．

ア．服薬管理指導料の要件を満たす業務（→p.28）

イ．患者が受診しているすべての医療機関，服用薬（一般用医薬品・健康食品を含む）の情報を把握し，薬剤服用歴に記録する

ウ．担当患者からの相談を24時間体制で応需する（時間外の連絡先，勤務表を交付）

エ．調剤後も服薬状況，指導内容などを処方医に情報提供し，必要に応じて処方提案するが，保険医の合意が得られている場合は，合意した方法により情報を提供する

オ．必要に応じて患家を訪問して，服用薬を整理する

❶ 併算定できる点数

- 調剤管理加算
- 医療情報・システム基盤整備体制充実加算
- 麻薬管理指導加算
- 重複投薬・相互作用等防止加算（残薬調整に係るもの以外／残薬調整に係るもの）
- 在宅重複投薬・相互作用等防止管理料（残薬調整に係るもの以外／残薬調整に係るもの）
- 特定薬剤管理指導加算１・２
- 乳幼児服薬指導加算
- 外来服薬支援料１・２
- 服用薬剤調整支援料１・２
- 経管投薬支援料

❷ 併算定できない点数

- かかりつけ薬剤師包括管理料
- 服薬管理指導料
- 吸入薬指導加算
- 調剤後薬剤管理指導加算
- 服薬情報等提供料１・２・３（患者またはその家族への情報提供を除く）
- 在宅患者訪問薬剤管理指導料

❸ かかりつけ薬剤師の勤務時間が週32時間未満の場合

- 勤務時間が通常より短いことを説明して同意を得る．
- 患者に渡す勤務表に「育児休業法，介護休業等育児又は介護を行う労働者の福祉に関する法律」で定める期間であるため，短時間勤務となっていることを記載する．
- 不在の際は，薬局のほかの保険薬剤師が連絡をとるなど，円滑に対応できるよう体制を整える．

かかりつけ薬剤師包括管理料の算定要件（かかりつけ薬剤師指導料との差異）

□地域包括診療料や地域包括診療加算の施設基準を取得している医療機関より対象となる患者[*2]に交付された処方箋か.

□薬学的知見に基づいて服薬状況を把握したうえで，随時保険医に情報提供[*3]し，必要であれば処方提案しているか.

❶ 併算定できる点数

- 経管投薬支援料

❷ 併算定できない点数

- 服薬管理指導料
- かかりつけ薬剤師指導料
- 服薬情報等提供料１・２・３（患者またはその家族への情報提供を除く）
- 吸入薬指導加算
- 調剤後薬剤管理指導加算
- 重複投薬・相互作用等防止加算（残薬調整に係るもの以外/残薬調整に係るもの）
- 在宅重複投薬・相互作用等防止管理料（残薬調整に係るもの以外/残薬調整に係るもの）
- 外来服薬支援料
- 服用薬剤調整支援料１・２
- 服薬情報等提供料２（患者またはその家族への情報提供を除く）
- 在宅患者訪問薬剤管理指導料

かかりつけ薬剤師指導料/かかりつけ薬剤師包括管理料のレセプト略称と記載する際の注意点

本指導料を算定したときは，レセプトの薬学管理料欄には，「薬指」「薬指オ」「薬包」「薬包オ」など**表2**に示す略称と回数を記載します.

在宅患者訪問薬剤管理指導料を算定している場合で，その患者の薬学的管理指導計画の対象となる疾病と別の疾病・負傷による臨時投薬を行って本指導料を算定したときは，レセプトの摘要欄に算定した年月日を記載します.

麻薬管理指導加算，特定薬剤管理指導加算１，特定薬剤管理指導加算２，乳幼児服薬指導加算または小児特定加算を算定した場合は，かかりつけ薬剤師指導料の略称と回数の次に，該当する加算の略称およびその回数をそれぞれ記載します.

＊2：医科点数表の区分番号「A001」の地域包括診療加算もしくは認知症地域包括診療加算又は区分番号「B001-2-9」地域包括診療料もしくは区分番号「B001-2-10」認知症地域包括診療料を算定している患者.

＊3：情報提供の要否，方法，頻度については，あらかじめ保険医との合意内容で認められる.

表2 かかりつけ薬剤師指導料/かかりつけ薬剤師包括管理料の略称とレセプト摘要欄記載事項

略称	摘要欄記載事項	電算コード	内容
薬指	かかりつけ薬剤師指導料を算定した年月日	—	—
	在宅患者訪問薬剤管理指導料を算定している患者について，薬学的管理指導計画にかかわる疾病と別の疾病または負傷にかかわる臨時の投薬が行われ，かかりつけ薬剤師指導料を算定した場合は算定年月日を記載	850100375	(元号) yy “年” mm “月” dd “日”
薬指オ	情報通信機器を用いた場合	—	—
薬包	かかりつけ薬剤師包括管理料を算定した年月日	—	—
	在宅患者訪問薬剤管理指導料を算定している患者について，薬学的管理指導計画にかかわる疾病と別の疾病または負傷にかかわる臨時の投薬が行われ，かかりつけ薬剤師包括管理料を算定した場合は算定年月日を記載	850100376	(元号) yy “年” mm “月” dd “日”
薬包オ	情報通信機器を用いた場合	—	—

外来服薬支援料1

>> 服薬管理が難しい患者が持参した薬剤を処方医の了解を得て整理し，保険医療機関に情報提供するなどの要件を満たしたときの支援料

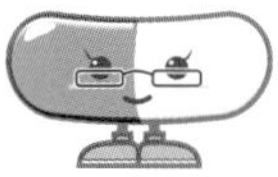

月1回に限り外来の服薬支援1回につき

185点 支A

解説

通常，調剤済みの薬は，患者やその家族によって管理されています．在宅医療には至らない段階で，まだ外来通院を続けることができる状態でも，複数の病院の薬や，多種類の薬を整理して服用することができず，途方に暮れていることがあります．外来服薬支援料1は，飲み残しの薬を大量に抱えた患者から「何とかしてほしい」と相談を受けたときに，処方医の了解を得て，一包化調剤や，服薬カレンダー[*1]への仕分けなど，患者の服薬を支援することを評価する点数です（**図1**）．薬剤を整理して服薬支援を行う際，自薬局で調剤した薬剤だけでなく，ほかの保険薬局で調剤された薬剤や，保険医療機関において院内投薬された薬剤を整理する場合でも算定することができます．飲み誤りや心身の特性など，治療上の必要性が求められるときに限り一包化調剤することが認められていますが，処方箋によらない調剤であるため，十分に注意して取り扱います．この場合，処方医の了解を得ていても外来服薬支援料2は算定できません．また，薬剤師以外の者が，適切な管理体制の下に調剤済みの薬剤を患者のお薬カレンダーや，院内の配薬カートなどへ入れる行為，電子画像を用いてお薬カレンダーを確認する行為は，薬剤師でなければ行うことができない「調剤」に該当しない[*2]という見解が発出されています．

平成28年度の改定以降，薬剤師会が推進するブラウンバッグ運動[*3]を周知させ，患者

＊1：保医発0304第8号：「「療担規則及び薬担規則並びに療担基準に基づき厚生労働大臣が定める掲示事項等」及び「保険外併用療養費に係る厚生労働大臣が定める医薬品等」の実施上の留意事項について」の一部改正について，第7 医薬品の使用に係る厚生労働大臣が定める場合2 (3) ③，令和4年3月4日．

＊2：薬生総発 0402第1号：調剤業務のあり方について，4，平成31年4月2日．

＊3：1980年代のアメリカやイギリスなどで始まった，薬局薬剤師が中心となって行った運動．処方箋により調剤した薬，一般用医薬品，サプリメントなどを，薬局で支給した袋に入れて患者が持参し，薬局において相互作用などをチェックする．地域の薬局が主体的に患者の服薬管理をし，薬物の適正使用に成果があったと評価されている．

の服薬管理について実態を把握し，その結果を関係している保険医療機関に情報提供したときも算定が可能になりました．この情報提供とは，残薬に関する情報も含まれています．残薬が発生する原因の究明に，薬剤師が力を発揮することで，薬物療法をより適正なものとし，限りある医療資源と財源の活用に繋がっていくことが期待されています．なお，外来服薬支援料の１と２を併算定することはできません＊4．

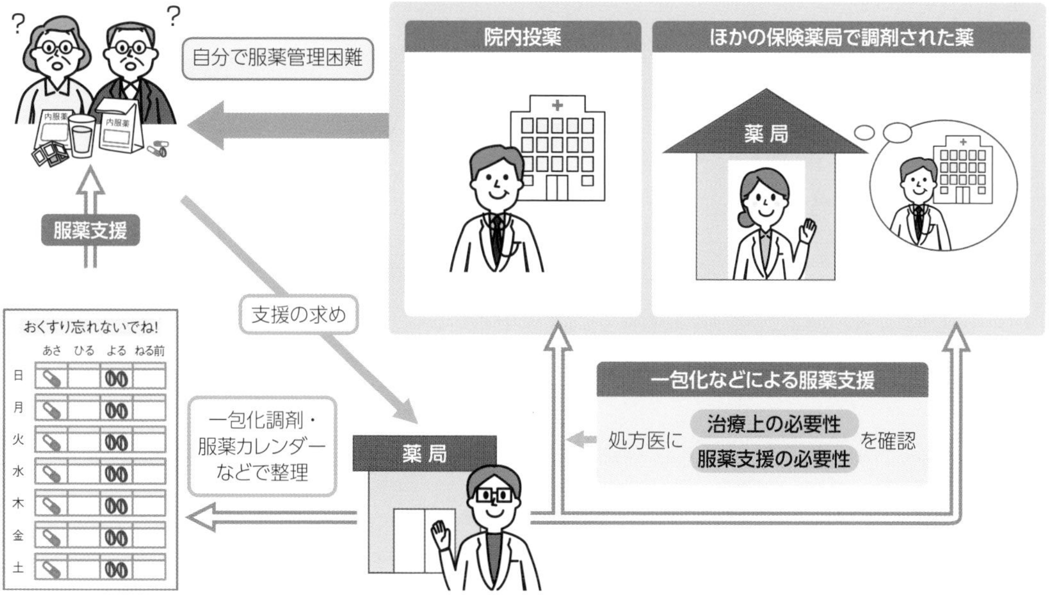

図1　外来服薬支援料１に該当する状況

患者または家族へのアクション

□日頃から患者やその家族とのコミュニケーションをとり，相談を受けやすい関係を築く．
□薬局の仕事として，応需した処方箋薬だけでなく，ほかの医療機関や院内投薬などの薬を，わかりやすく一元的にまとめる医療サービスがあることを伝える．

服薬整理の検討事例

これまでＡ内科クリニックから処方されている30日分の薬に加え，７日前からＢ精神科医院の薬も増えた患者が，調剤済みの薬を持って来局しました．Ｂ精神科で処方された１日２回の薬が足りないと言うので，両方の医療機関の調剤済み薬を調べて，服薬状況を確認しました．すると，患者の「薬は食事の後に飲むものだ」という習慣から，食前に服用すべきＡ内科の薬を食後に服用していたことがわかりました．さらに，Ｂ精神科の薬が増えてからは，１日２回ということを失念し，１日３回の食事の後に前詰めで服用した結

＊4：厚生労働省保険局医療課：疑義解釈資料の送付について（その1）調剤報酬点数表関係 問35, 令和4年3月31日.

果，薬の不足に気づいたようです．そこで，A内科のミルナシプラン塩酸塩錠が指示量より過量となったために，患者に異常がないかを確認しました．医師に連絡することについても患者の同意を得ました．ピオグリタゾン塩酸塩錠は，添付文書上，食前または食後という用法ですので，処方医に連絡をとり，食後に用法を変更をしたうえで，B精神科の薬と食後にそろえた一包化調剤を提案しました．処方医が承諾し，B精神科にも経緯を説明して了承を得たので，持参してもらった薬剤を服用時点ごとに一包化し，服薬カレンダーを作成して患者に渡しました（**図2**）．

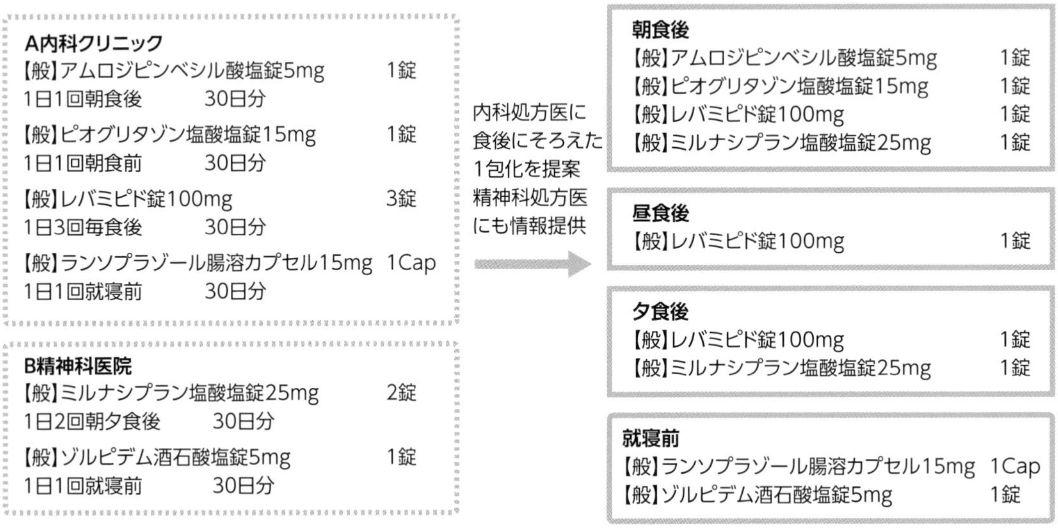

図2　2つの医療機関の処方を整理する

算定要件

□服薬の自己管理が困難な外来患者か．
□保険薬局薬剤師としての判断に基づいた支援か．
□処方医の了解を得て服薬支援を行い，要点を薬剤服用歴に記録したか．
□薬学管理上，一包化調剤・服薬カレンダー活用などの服薬支援を行い，支援内容を薬剤服用歴に記録したか．

算定できない場合

□在宅患者訪問薬剤管理指導料を算定しているときは算定不可．
□ほかの保険医療機関や，保険薬局の薬剤師が訪問薬剤管理指導を行っている場合も算定不可．

レセプトで注意すること

外来服薬支援料1は，処方箋を応需してとりかかる通常の調剤と異なり，異なる医療機関，ほかの薬局で調剤済みの薬剤を含めて組み直す工程も含まれます．このため，服薬支援ごとに，件数としては1回，処方箋受付回数は「0回」として取り扱います．レセプトの薬学管理料欄には「支A」の記号と回数を記載します．レセプト摘要欄には，服薬管理を行った日，服薬支援の対象となった薬剤を処方した処方医の氏名，保険医療機関の名称を記載します（**表1，2**）．

表1　レセプトで求められる外来服薬支援料1の注

	支援を求めるもの	了解	備考
注1	• 自己による服薬管理が困難な患者または患者家族など • 保険医療機関	処方した保険医	薬剤の治療上の必要性および服薬管理を支援した場合
注2	• 患者または患者の家族など • 保険医療機関	—	持参した服用薬の整理などの服薬管理を行い，その結果を保険医療機関に情報提供した場合

表2　レセプトで求められる摘要欄の記載

<table>
<tr><th>略称</th><th>摘要欄記載事項</th><th>電算コード</th><th>内容</th></tr>
<tr><td rowspan="4">支A</td><td rowspan="4">• 「注1」，「注2」のどちらであるかを記載
• 服薬管理をした年月日，保険医療機関の名称を記載
• 注1：服薬支援の必要性を確認した保険医療機関の名称を記載
• 注2：情報提供をした保険医療機関の名称を記載</td><td>820100793</td><td>外来服薬支援料1：注1</td></tr>
<tr><td>820100794</td><td>外来服薬支援料1：注2</td></tr>
<tr><td>850100370</td><td>服薬管理をした年月日：（元号）yy“年”mm“月”dd“日”</td></tr>
<tr><td>830100442</td><td>保険医療機関の名称</td></tr>
</table>

外来服薬支援料2

>> 多種類の薬剤を服用する際に，正しい服用が困難な患者に対して一包化調剤を行い，適切な薬学管理を支援したときの薬学管理料

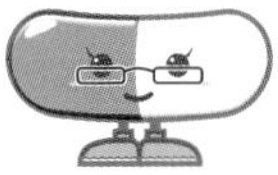

処方箋受付1回につき1回

▶外来服薬支援料2

（投与日数が42日分以下）

7日分に対し

34点 支B

7日分の端数に対し

34点 支B

（投与日数が43日以上）

240点 支B

解説

多種類の薬剤を服用している患者は，飲み忘れや飲み誤りが懸念されます．また，手先の力が減退するなど，加齢や疾病に伴う心身の特性により，ヒートから錠剤を取り出すことが困難な患者も多数みられます．このような患者で的確な服用ができるように，薬学的検討を行って，一包化調剤を行い，調剤したときの指導に加え，調剤後も患者の服用薬や服薬状況に関する情報などを把握する薬学管理料です．令和4年の改定までは，調剤技術料における「内服薬の加算」として扱っていましたが，対人評価業務をより充実したものとするために，服薬支援の薬学管理料として組み直されました．投与日数に比例した評価体系は，薬学管理料であるにもかかわらず引き継がれている側面があります．しかしながら，正確な服薬管理のためにどのように服薬支援をするかという観点から，この薬学管理料を把握することが求められています．これまで，処方箋に「一包化」の指示があるから調剤をしていたケースが多かったのではないかと思いますが，これからは，紫外線の影響や温度・湿度などの物性も検討したうえで調製をすることも考えてみましょう．

調剤技術の規定をそのまま薬学管理料にしているため，これまでの考え方では整理しにくいところがあると思います．一包化調剤の考え方は，旧一包化加算と同じで，剤と外来服薬支援料2の仕組みも同様です．一方，レセプトの書き方には理解しにくい点があることでしょう．一包化した剤を算定要件から明らかにしなければならないので，薬学管理料

であるにもかかわらず，レセプトの剤ごとに略称である「支B」を加算料欄に記載します．加算料ではないのに加算料欄に点数を記載する特異な例といえるでしょう．

在宅基幹薬局として算定するときは，薬学管理料に「支B」と回数を記載することが記載要領に規定されています．受付回数を「0」とすることになっており，レセプト処方欄では，薬剤調製料との関係に矛盾が生ずるため，薬学管理料で算定を行います．独立した薬学管理料であるのに，一包化調剤の範囲に含まれている部分では，薬剤調製料の加算である自家製剤加算および計量混合調剤加算とは併算定ができないという規定もあります．レセプト作成は，入力した電算コードでレセプトコンピュータが判断するので，ほぼ実務上の問題は生じませんが，算定根拠が不明なときは摘要欄に明記するため，基本的な知識を整理しましょう．

算定要件

□多種類の薬剤を投与されている患者，もしくは自分でヒートから薬剤を取り出して服用することが困難な患者が対象か（利便性から一包化調剤を望む場合は，実費負担の対象となる）

□服用時点の異なる2剤以上の内服用固形剤＊1，もしくは1剤で3種類以上の内服用固形剤1剤をパッキングして患者の服薬管理をしているか（**図1**）．

□薬学的な問題として，湿潤，変色，効力低下がないことを確認する．

□錠剤，カプセル剤，散薬の組み合わせの一包化も算定できる．

□錠剤はヒートから直接取り出して一包化調剤する．

□医師の指示または了解があるか．

□薬剤師が一包化の必要性を認め，医師の了解があれば算定できる．ただし，薬剤服用歴に一包化の理由を記載する．

□必要な服薬指導を行うだけでなく，調剤後も患者の服用薬や，服薬状況に関する情報などを把握し，必要と判断したときは処方医に情報提供する．

□在宅協力薬局が当該指導などを行い，在宅基幹薬局が当該点数を算定する場合に限り，外来服薬支援料2を算定できる．

□外来服薬支援料2の対象となった範囲の薬剤については，自家製剤加算および計量混合調剤加算は算定不可．

＊1：内服薬のうち，液剤，ゼリー剤，フィルム剤を除いたもの．同一銘柄・規格違いの錠剤などは1種類とする．

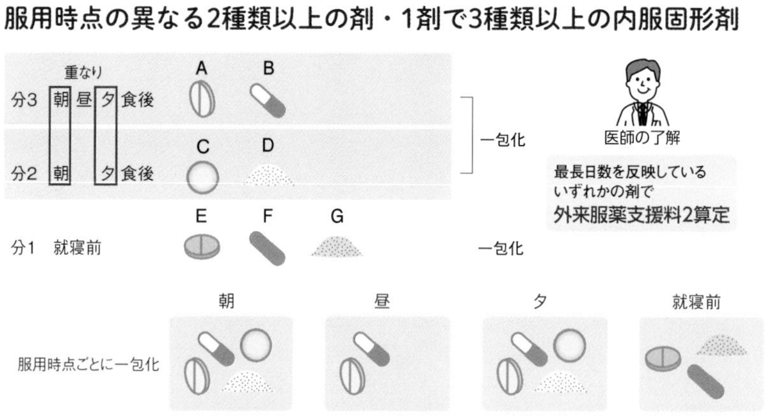

図1　外来服薬支援料２の基本的な算定要件

レセプト略称と摘要欄記載事項

外来服薬支援料２を算定した場合は，薬学管理料であっても，加算料欄に名称（調剤行為名称などの略号）「支B」と点数の合計点数を記載します（**図2**）．

一包化をした調剤数量（日数）が記載されている欄1欄のみに記載 34 × 2 = 68点

医師番号	処方月日	調剤月日	処方　医薬品名・規格・用量・剤形・用法		単位薬剤料	調剤数量	調剤報酬点数　薬剤調製料 調剤管理料	薬剤料	加算料	公費分点数
1	08·20	08·20	A錠 Bカプセル 【内服】1日3回毎食後　14日分	3T 3Cap	X 点	14	24 点 28	14X 点	支B 68 点	点
1	08·20	08·20	C錠 D細粒 【内服】1日2回朝夕食後　14日分	2T 2g	Y	14	24 28	14Y	支B	
1	08·20	08·20	E錠 Fカプセル G細粒 【内服】1日1回就寝前　14日分	1T 1Cap 0.5g	Z	14	24 28	14Z	支B	
	·	·								

算定対象となる剤が複数ある場合一包化を行った全ての剤の「加算料」欄に「支B」を記載

図2　外来服薬支援料２のレセプト記載

一方，処方箋受付１回とした処方箋のなかには，主たる処方以外に，同一医療機関の異なる保険医が処方した薬剤も一包化調剤に含める場合があります（**図3**）．どちらかの処方医の処方箋内容の加算料欄に名称（略号）「支B」と点数の合計点数を記載します．処方欄から算定理由が明確ではない場合は，レセプト摘要欄に異なる保険医の発行する処方箋によって算定した理由を明記します（**表1**）．

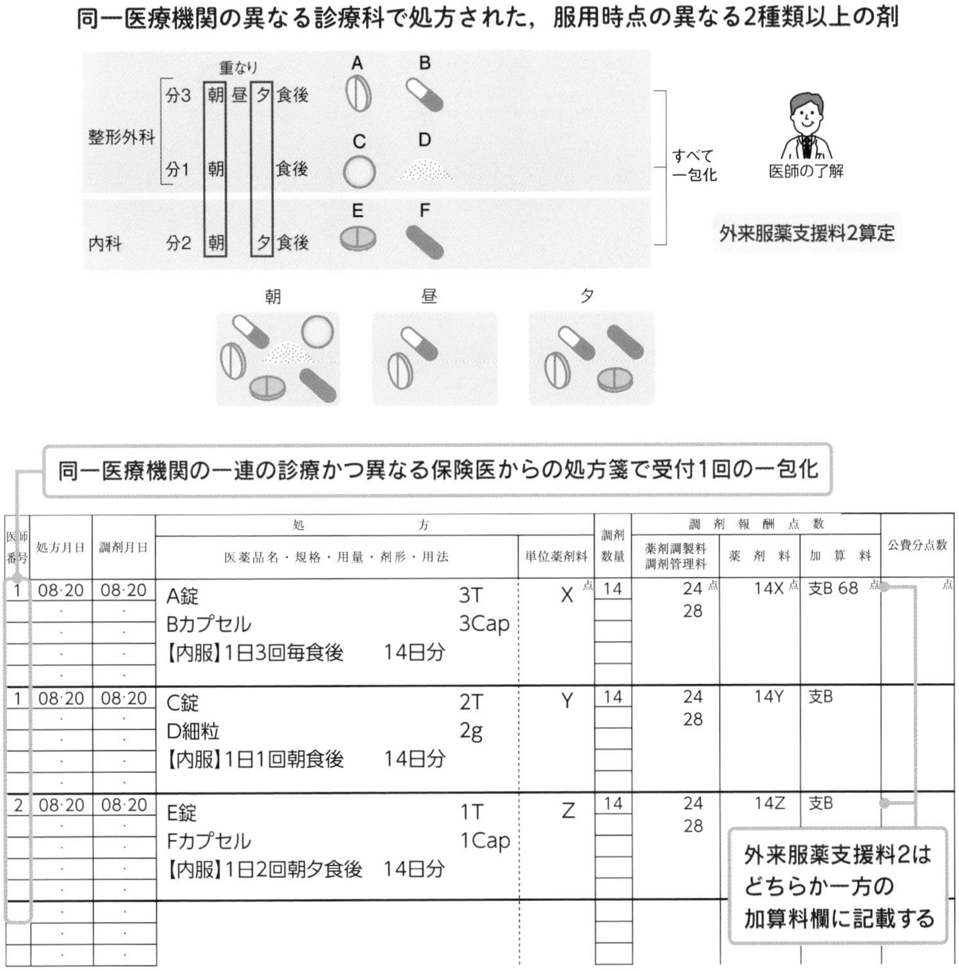

図3 異なる保険医からの処方箋における外来服薬支援料２の加算料欄

表1 外来服薬支援料２の記載場所とレセプト摘要欄

略称	摘要欄	電算コード	略号と点数などの記載場所
支B	外来服薬支援料２を算定した場合：摘要欄に記載不要	830100776	加算料欄に記載
	（同一の保険医療機関で，一連の診療に基づき同一の患者に交付され，受付回数１回とされた，異なる保険医の発行する処方箋に係る調剤については，同一調剤であっても，それぞれ別の「処方」欄に記載することとされているが，「処方」欄の記載内容からは加算理由が不明のとき） 外来服薬支援料２の算定理由が明確となるように記載		異なる保険医の発行する処方箋に係る算定理由を記載
	在宅協力薬局が当該指導などを行い，在宅基幹薬局が外来服薬支援料２を算定する場合		薬学管理料に記載 受付回数は「0回」とする

在宅協力薬局が外来服薬支援料２の服薬支援指導などを行い，在宅基幹薬局が点数を算定して請求を行う場合に限り，外来服薬支援料２を算定できることとされています．この場合，受付回数としては計上しません．レセプトでは，薬学管理料欄に，「支B」と回数を記載します．

服用薬剤調整支援料1・2

>> **服用薬剤調整支援料1**：服用を始めて4週間以上経過した6種類以上の内服薬について，処方医に文書で減薬提案を行い，そのうちの2種類以上を減薬し4週間継続したときの評価

>> **服用薬剤調整支援料2**：複数の保険医療機関から内服薬が6種類以上処方されている患者（家族）の求めに応じて重複投薬などの解消のための提案を行い，報告書を処方医に送付したときの評価

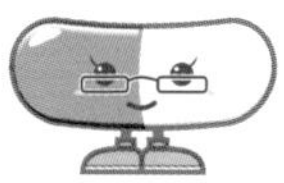

月1回に限り

▶ **服用薬剤調整支援料1**

125点 剤調A

3月に1回に限り

▶ **服用薬剤調整支援料2**

（イ：施設基準を満たす保険薬局）

110点 剤調B

（ロ：イ以外の保険薬局）

90点 剤調C

服用薬剤調整支援料1の解説

医科点数表の点数として「患者の内服薬の減薬」は，薬剤総合評価調整加算（入院中）と薬剤総合評価調整管理料（外来）として評価されています．この調整にあたって，医療機関が「別の保険医療機関または保険薬局との間で照会または情報提供を行った場合」は「連携管理加算（50点）」を算定できます（**図1**）．医療機関と保険薬局が連携しあって，多剤投薬の状態を適正化することに，診療報酬の重点が置かれているといえるでしょう．内服薬の多剤投薬の基準が「6種類」とされているのは，「高齢者の安全な薬物療法ガイドライン2015」や「高齢者の医薬品適正使用の指針」が基本となっています．多剤投薬の減薬提案に対する評価が，服用薬剤支援料1となります．調剤した時点で判断するのではなく，時間経過による減薬をフォローする必要があります．服用薬剤支援料1と2を比較した事項を**表1**に示します．減薬する一方で，患者にとって本当に必要な薬剤の提案も必要との知見もあり，いずれの場合も，保険薬局薬剤師による提案力が試されています．処方医に減薬の提案を行うにあたり，薬剤師はそれまでの薬剤服用歴から分析を行います．薬剤服用歴において，アセスメントを行ってきたことが提案の糸口になるでしょう．

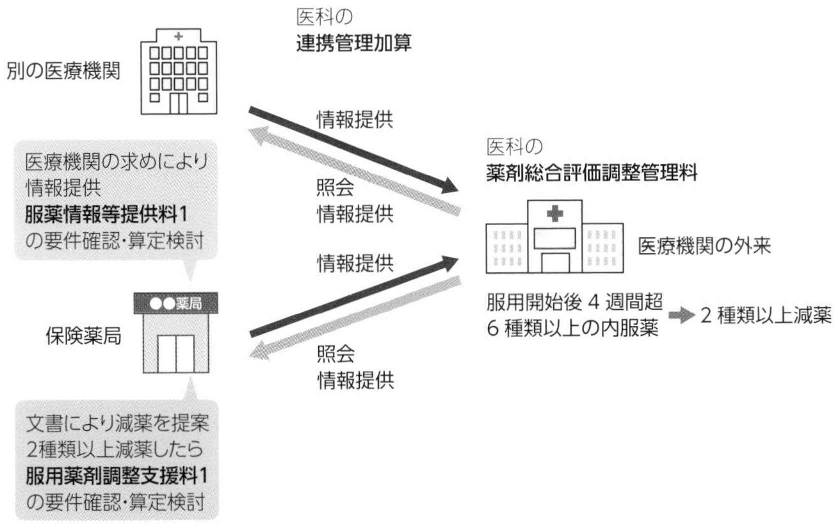

図1　医療機関が保険薬局と連携して算定できる点数

表1　服用薬剤調整支援料１と２の比較

	服用薬剤調整支援料1	服用薬剤調整支援料2-イ・ロ
対象薬剤	•服用を開始して４週間を経過した６種類以上の内服薬	•複数の保険医療機関から処方されている６種類以上の内服薬 •６種類以上の薬のうち１種類は当該薬局で調剤されている
対象外薬剤	•屯服薬 •服用を開始して４週間以内の内服薬	—
対象となる薬学管理	•内服薬２種類以上の減薬※および４週間以上の継続 ※２種類以上のうち１種類は保険薬剤師が提案した減薬	•重複投薬などを解消する提案※ ※重複投薬の状況, 副作用の可能性, 処方する薬剤の減少に係る提案
種類数のカウント	•錠剤, カプセル剤, 散剤, 顆粒剤, 液剤の１銘柄を１種類とする	•錠剤, カプセル剤, 散剤, 顆粒剤, 液剤の１銘柄を１種類とする
減薬とみなさない場合	•同一薬効分類の有効成分の配合剤への変更による減薬 •内服薬以外の薬剤への変更による減薬	—
薬剤服用歴への記録	•減薬に対する患者の意向 •提案に至るまでに検討した薬学的内容 •保険医療機関から提供された処方の調整結果の情報	•処方医に送付した「患者の重複投薬等に係る報告書（別紙様式3）」の写しを薬剤服用歴の記録に添付などの方法で保存
算定の制限	•減薬後４週間その状態が続いたときに月１回に限る	•報告する医療機関が異なっても３月に１回の算定に限る •３月後に同一内容で再度提案を行っても算定できない •「現在服用中の薬剤の一覧」の代わりにお薬手帳の写しを添付しても算定できない
次回の算定	•１年以内に前回の減薬した種類数からさらに２種類減薬したときに新たに算定可能	—
レセプト摘要欄記載事項	•減薬の提案を行った日, 保険医療機関の名称, 保険医療機関における調整前後の薬剤種類数	•提案を行ったすべての保険医療機関の名称を記載
併算定できない算定	—	•服薬情報等提供料, 服用薬剤調整支援料１

参考にすべき指針

- **日本老年医学会：高齢者の安全な薬物療法ガイドライン2015**
  〈https://www.jpn-geriat-soc.or.jp/info/topics/pdf/20170808_01.pdf〉
- **厚生労働省 医薬・生活衛生局 医薬安全対策課：高齢者の医薬品適正使用の指針**
  総論編〈https://www.mhlw.go.jp/content/11121000/kourei-tekisei_web.pdf〉
  各論編〈https://www.mhlw.go.jp/content/11120000/000568037.pdf〉
- **厚生労働省 医政安発0331第1号・薬生安発0331第1号：「病院における高齢者のポリファーマシー対策の始め方と進め方」について，令和3年3月31日.**
  〈https://www.mhlw.go.jp/stf/newpage_17788.html〉

服用薬剤調整支援料1の算定要件

☐服用を開始して4週間以上経過した6種類以上の内服薬（屯服薬を含まない）があるか確認する.

☐内服薬2種類以上の減薬を提案（1種類は保険薬剤師が提案）し，4週間以上継続しているか確認したか.

☐減薬に対する患者の意向を確認し，薬剤服用歴に記録したか.

☐提案に至るまでに検討した薬学的内容，保険医療機関から提供された処方の調整結果を情報薬剤服用歴に記録したか.

☐請求する際，レセプト摘要欄記載事項に「減薬の提案を行った日，保険医療機関の名称，保険医療機関における調整前後の薬剤種類数」を記載したか.

服用薬剤調整支援料2の解説

令和4年改定における，服用薬剤支援料2では，施設基準（イ・ロ）が規定され，その基準を満たしたか否かで点数が2種類設定されました．服用薬剤支援料2は，重複投薬の解消を目指した薬学管理料です．複数の医療機関を受診している患者が，どのような薬剤を服用しているかを一元的に把握し，管理できるのが保険薬局のメリットです．お薬手帳の記録以外にも，患者やそれぞれの処方医に聞き取りを行い，重複投薬があれば解消します．内服薬が6種類以上処方されている患者または家族の求めに応じて算定できる点数ですが，3月に1回という制限があります．お薬手帳の記録には，すべての服用歴が記録されているとは限りません．手帳を確認するだけでなく，患者からの聞き取りが情報を集める重要なポイントとなります.

服用薬剤調整支援料2の施設基準

☐対象：服用を開始して4週間以上経過した内服薬6種類以上の調剤.

☐必要な実績：重複投薬などの減薬において，内服薬の種類数が2種類以上減少（1種類は保険薬剤師が提案）.

□減薬期間が4週間以上継続：過去1年間に1回以上ある.
□実績期間：前年3月1日～当年2月末日までの重複投薬などの解消実績※.
□適用期間：当年4月1日～翌年3月31日まで.
□留意点：服用薬剤調整支援料1を算定していない場合，重複投薬などの解消の提案や医療機関に提出した文書の写しは薬剤服用歴に保存する.
□届出：地方厚生局長への届出は不要.
※前年3月1日から当年1月末日までに新規指定された保険薬局は，指定された日に属する月の翌月～当年2月末までの実績で判断する.

服用薬剤調整支援料2の算定要件

□複数の保険医療機関から処方されている6種類以上の内服薬か.
□6種類以上の薬のうち，1種類は算定する薬局で調剤されているか.
□手帳の確認，患者やほかの保険薬局もしくは保険医療機関への聞き取りにより，服用中の薬剤や患者の希望について一元的に把握をしているか.
□重複投薬の状況，副作用の可能性，処方する薬剤の減少に係る提案をしているか.
□「患者の重複投薬等に係る報告書（別添様式3）」に従って，受診中の保険医療機関や診療科に関する情報，服用中の薬剤の一覧，重複投薬に関する状況，副作用のおそれがある患者の症状と関連する薬剤，残薬の状況などを報告書に記載しているか.
□処方医に送付した「患者の重複投薬等に係る報告書（別添様式3）」の写しを，薬剤服用歴の記録に添付するなどの方法で保存したか.
□次回以降の来局時に，処方内容の見直し状況を確認することについて，薬剤服用歴などの情報として申し送りをしたか.
□内服薬に限らず，内服薬と外用薬の重複投薬の状況や，副作用の可能性などを踏まえ，薬剤の種類数の減少に係る提案を行った場合は算定できる[*1].
□重複投薬の解消を提案後，3月後状況に変わりがなかったとしても，同一内容では算定できない[*2].
□併算定できない服薬情報等提供料や，服用薬剤調整支援料1を算定していないか.

服用薬剤調整支援料2の事例

図2に例を示します．この事例では，患者は3つの保険医療機関から8種類の内服薬の処方を受けています．A内科クリニックのアルプラゾラム0.4mg錠，Bメンタルクリニックのコンスタン®0.4mg錠，C耳鼻咽喉科病院のソラナックス®0.4mg錠が重複投薬と

＊1：厚生労働省保険局医療課：疑義解釈資料の送付について（その18）問3，令和4年7月13日.
＊2：厚生労働省保険局医療課：疑義解釈資料の送付について（その1）問18，令和2年3月31日.

なっています．患者に聞き取りを行ったところ，A内科クリニックでは入眠薬として，Bメンタルクリニックでは抗うつ薬として，C耳鼻咽喉科病院では耳鳴りやめまいに対して処方されていたため，どれも異なる作用の薬だと理解していたようです．お薬手帳を医療機関に提示しても，A内科クリニックでは一般名処方，ほかの医療機関では同一成分でも銘柄が異なり，服用期間も異なることから，重複していることに気がつかなかった可能性があります．薬局は処方内容と疾患名から，A内科クリニックとC耳鼻咽喉科病院に，Bメンタルクリニックでの処方内容を伝えるとともに，3つの医療機関から処方されているアルプラゾラムが最大用量の2.4mgに達しており，患者も傾眠傾向にあることを別添様式3（**図3**）に従って報告することにしました．

A内科クリニック
Rp1.
【般】シメチジン錠400mg　2錠
　1日2回　朝食後就寝前　60日分

Rp2.
【般】アルプラゾラム錠0.4mg　10錠
　1回1錠　不眠時　10回分

Bメンタルクリニック
Rp1.
コンスタン®0.4mg錠　3錠
トレドミン®錠25mg　3錠
　1日3回　毎食後　14日分
Rp2.
マイスリー®5mg　0.5錠
　1日1回　就寝前　14回分

C耳鼻咽喉科病院
Rp1.
イソバイド®シロップ70%分包30mL　3包
アデホスコーワ腸溶錠20
　1日3回　毎食後　30日分
Rp2.
ソラナックス®0.8mg錠　1錠
メリスロン錠®12mg　3錠
　1日1回　就寝前　30日分

3保険医療機関から　8種類の内服薬　1種類の頓服薬
アルプラゾラムが3医療機関から重複処方されている
アルプラゾラムと相互作用のあるシメチジンが処方されている

図2　重複投薬などの問題点がある投与例

（別添様式３）

患者の重複投薬等に係る報告書

情報提供先保険医療機関名
担当医　　科　　殿

令和　年　月　日
情報提供元保険薬局の所在地及び名称
電　話
（ＦＡＸ）
保険薬剤師氏名　　印

患者氏名
性別（男・女）　生年月日　明・大・昭・平・令　年　月　日生（　歳）
住所
電話番号

以下のとおり、重複投薬等の状況について報告いたします。

1　受診中の医療機関、診療科等に関する情報

番号	保険医療機関名	診療科	処方医の氏名
1			
2			
3			

2　現在服用中の薬剤の一覧
※用法・用量を参照すべき場合等については、必要に応じて手帳等の写しを添付

薬効分類又は効能・効果	医薬品名（先発医薬品名）	服用開始時期	「１」の番号

3　重複投薬等に関する状況

「１」の番号	医薬品名（先発医薬品名）	服用開始日

薬剤師のコメント

4　副作用のおそれがある患者の症状及び関連する医薬品名

「１」の番号	症状	関連する医薬品名

薬剤師のコメント

5．その他特記すべき事項（残薬及びその他の患者への聞き取り内容等）

［記載上の注意］
1　保険医療機関への情報提供にあたっては、「１」及び「２」を記載した上で「３」又は「４」により重複投薬等の解消等、患者に処方される薬剤の種類数の減少に係る提案を行うこと。
2　必要に応じて、続紙に記載して添付すること。
3　必要に応じて、手帳、血液検査の結果の写しなどを添付すること。
4　「２」については、後発医薬品を服用中の場合であっても、当該医薬品に先発医薬品がある場合はその名称を併記すること。
5　「３」については、同種・同効薬が処方されている場合は、必要に応じて処方の背景を確認すること。
6　「５」については、必要に応じて記載すること。

図3　別添様式3

服用薬剤調整支援料1・2のレセプト略称と記載する際の注意点

本加算を算定したときは，レセプトの薬学管理料欄には，「剤調A」「剤調B」「剤調C」のうちから該当する略称と回数を記載します．レセプト摘要欄には，**表2**に示す内容を記載します．服用薬剤調整支援料を算定した月と，基本になる調剤をした月が異なる場合は，処方箋の受付回数は調剤をした月で算定します．服用薬剤調整支援料のみの算定を行った場合は，「件数」は1件，「受付回数」は0件としてレセプトを作成します．

表2　服用薬剤調整支援料のレセプト摘要欄記載

略称	摘要欄記載事項	電算コード	内容
剤調A （服用薬剤調整支援料1）	減薬の提案を行った年月日，保険医療機関の名称および保険医療機関における調整前後の薬剤種類数を記載 ［記載例］ ○○市立病院にて○種類から○種類に調整． ○○医院にて○種類から○種類に調整．	850100371	減薬提案を行った年月日： （元号）yy “年” mm “月” dd “日”
		830100443	保険医療機関名 調整前後の種類数
剤調B （服用薬剤調整支援料2-イ）	提案を行った全ての保険医療機関の名称を記載	830100444	提案を行った保険医療機関名
剤調C （服用薬剤調整支援料2-ロ）			

服薬情報等提供料１・２・３

>> **服薬情報等提供料１**：医療機関や処方医からの求めにより服用薬の残薬に関する情報提供を行ったときの情報提供料

>> **服薬情報等提供料２**：患者・家族，介護支援専門員からの求めおよび薬剤師が必要を求めた服用薬の残薬に関する情報提供を行ったときの情報提供料

>> **服薬情報等提供料３**：入院を予定している患者の情報を，入院先の医療機関の求めにより服薬状況などを文書で提供したときの情報提供料

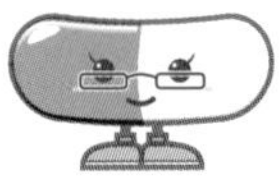

月１回限り

▶ **服薬情報等提供料１**

30点 服A

月１回限り

▶ **服薬情報等提供料２**

20点 服B

３月に１回限り

▶ **服薬情報等提供料３**

50点 服C

服薬情報等提供料１の解説

医療機関の医師は，薬局薬剤師から情報を得られれば，患者（家族）が長期間継続して服薬している薬に発生する新たな副作用の兆候を知ることができ，処方設計や服薬継続の可否の判断に役立つことがあります．医療機関と連携して服薬情報を共有することは，薬局薬剤師にとっても調剤後の継続的な薬学的管理に役立ちます．

提供する情報のうち，「服薬状況」とは，患者が薬剤の用法・用量を守っているか，服薬期間中の体調変化，患者の自覚症状が薬剤の副作用によるものかを分析した結果を踏まえたものを指します．**表１**に対象となる情報の内容をまとめました．

情報提供にあたり，別紙様式１（**表２**），またはこれに準ずる様式の文書を使用します．原本は医療機関に提出するため，コピーをとって，薬剤服用歴とともに保存します．患者ごとに月に１回のみの算定となりますが，ほかの診療科や医療機関に情報提供する場合は，それぞれの算定が認められています（**図１**）．

表1　服薬情報等提供料１の対象となる情報提供

	患者の同意	情報提供の内容	提供先
保険医療機関	○	• 患者の服用薬，服薬状況 • 服薬指導の要点，患者の状態 • 患者が容易にまたは継続的に服用できるための技術工夫等の調剤情報 （疑義照会では算定不可）	現に患者が受診している保険医療機関
処方箋を発行した医療機関	○	—	処方保険医療機関に確認して情報提供
医師指示による分割調剤の２回目以降	○	• 患者の服薬状況 • 服薬期間中の体調変化 • 残薬の有無 • 残薬があるときはその量および理由 • 副作用の有無 • 副作用を起こしている薬剤の推定	処方医に対して情報提供
保険医療機関	○	• 入院前の服用薬	依頼元の保険医療機関に情報提供

表2　服薬情報等提供料（1・2）の情報提供書（別紙様式１）の項目

提供する情報	備 考
情報提供元保険薬局の所在地・名称，電話（FAX），保険薬剤師氏名，押印	—
患者氏名，性別，生年月日，年齢，職業，住所，電話番号	—
処方箋発行日，調剤日	—
処方薬の情報 薬剤名，併用薬（一般用医薬品，医薬部外品，いわゆる健康食品を含む）の有無，薬剤名等	• 必要に応じて処方薬と併用薬を分けるなどの工夫をする • 必要な場合は続紙に記載して添付
処方薬剤の服薬状況（アドヒアランス） 服薬状況に対する指導に関する情報	• わかりやすく記入
患者の訴え（アレルギー，副作用と思われる症状） 患者の薬剤服用に係る意向に関する情報	• 必要な場合は処方箋の写しを添付
症状等に関する家族，介護者からの情報	—
薬剤に関する提案	• 薬剤師が情報提供の必要性を認めた場合のみ記載する
薬剤師から見た本情報提供の必要性	
その他特記すべき事項（薬剤保管状況等）	—

服薬情報等提供料１の算定要件

□保険医療機関から「患者の服用薬・服用状況」「薬局が行った服薬指導の要点，患者の状態」について，情報提供の求めがあったか.

□服用薬や服用状況などについて，薬局から保険医療機関に提供することに対し，患者の同意を得たか.

□保険医療機関が残薬の情報を求めており，患者の服用薬を確認したうえで**表1**の情報を提供したか.

□分割調剤の２回目では，**表1**の残薬情報を保険医療機関に提供したか.

□別紙様式１（**表2**），またはこれに準ずる様式の文書，電子的な方法による情報提供内容を薬剤服用歴とともに保存したか.

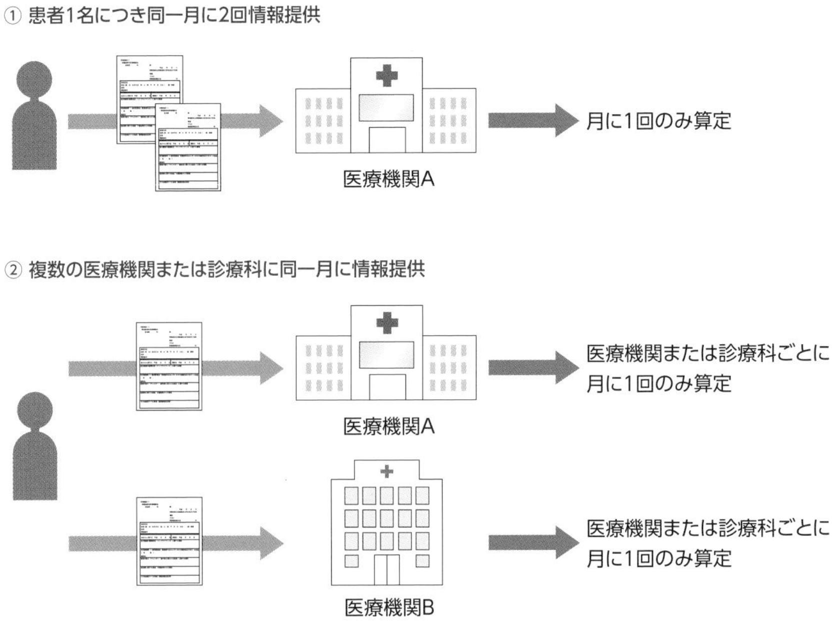

図1　服薬情報等提供料１の算定と医療機関

服薬情報等提供料2の解説

長期投与の処方が増えているなか，その服用期間内にはさまざまな医薬品に関する安全性情報がインターネットや製薬会社を通じて配信されています．例えば，独立行政法人医薬品医療機器総合機構（PMDA）から提供される緊急安全性情報，安全性速報，医薬品・医療機器等安全性情報などがこれにあたります．新たな安全性情報がニュースで報じられると，情報提供文書などで服用中の医薬品だと知った患者自身やその家族は不安になり，アドヒアランスに影響を与えるだけではなく，喚起された副作用が発生していないか確認する必要が出てきます．服薬情報等提供料2は，患者側が能動的に情報を薬局に求めて提供することを評価しています．同時に，次回の処方箋受付時には，情報提供した結果，患者の状態はどのようであったか，必要であれば薬剤師から指導を行って初めて完結します．患者の自覚症状の分析には「重篤副作用疾患別対応マニュアル」（厚生労働省）などを参考にすることが望ましいと規定されています．

服薬情報等提供料2の算定要件

□患者または家族から薬剤の最新の情報提供に対する求めがあったか．

□服用期間中の服薬状況を確認して必要な指導を行ったか．

□**表3**の情報を患者または家族，介護専門員[*1]に提供したか．

＊1：厚生労働省保険局医療課：疑義解釈の送付について（その1）服薬情報等提供料 問4，平成30年3月30日．

□患者の服薬に関する情報を医療機関に提供すべきと薬剤師が判断したときは，患者の同意を得たうえで医療機関へ文書による情報提供を行ったか.

□医療機関に提供した文書の写しを薬剤服用歴とともに保存したか.

□次回以降患者が来局したときに，患者の状態を確認し必要な指導を行ったか.

表3　服薬情報等提供料２の対象となる情報提供

情報を求める者	患者の同意	情報提供の内容	備 考
患者または 患者家族	○	• 服薬期間中に新たに知り得た情報 • 緊急安全性情報，安全性速報，医薬品医療機器等安全性情報など	• 次回の処方箋受付時に，提供した情報に関する患者の状態の確認・必要な指導を行う
	○	• 患者の服薬期間中に服薬状況を確認・必要な指導	
介護支援専門員	○	—	

	患者の同意	情報提供の内容	備 考
薬剤師が必要を 認めた場合	○	• 患者の服用薬・服薬状況	• 現在受診している保険医療機関に対して提供 • 次回の処方箋受付時に，提供した情報に関する患者の状態の確認 • 必要な指導を行う
		• 服薬指導の要点・患者の状態	
		• 患者が容易にまたは継続的に服用できるための技術工夫等の調剤情報（疑義照会では算定不可）	
		• 確認した残薬の状況	

服薬情報等提供料3の解説

入院が予定されている患者の薬剤情報や服薬状況などについて，入院予定医療機関の求めにより情報を提供したときの服薬情報等提供料として新設されました. 複数の医療機関を受診している患者では，個々の医療機関で情報共有を行うことは難しく，保険薬局に集約されている情報は，医薬品の適正使用上とても有用です. 患者の薬物療法は，入院先の医療機関でまとめることになっていますが，管理システムに登録された医療機関や薬局が登録患者に限定使用するメチルフェニデート塩酸塩のような薬剤もあるため，入院先の医療機関では対応できない場合もあります. さらに，入院先の医療機関に，患者にとって必要な専門科目の医師がいないときは，専門の医師がほかの医療機関から入院先に赴いて診察をすることがあります（対診）. 入院に先立ち，患者の薬に関する必要な情報を整理する役割が薬局に期待されています. また，入院を予定している医療機関以外の受診中の医療機関から情報を求められたときも対象となりますので，患者の受診状況や服薬情報は常に新しい状態で収集する必要があります.

情報提供書（別紙様式1-2）の項目を**表4**に示します. 患者の自覚症状などの分析は，「重篤副作用疾患別対応マニュアル」（厚生労働省）などを参考にすることが望ましいとされています. 服薬情報等提供料１を算定する患者について，異なる内容の情報提供をした場合は，同一月内に服薬情報等提供料３として算定することができます[*2].

＊2：厚生労働省保険局医療課：疑義解釈の送付について（その1）服薬情報等提供料 問42，令和4年3月31日.

表4　服薬情報等提供料3の情報提供書（別紙様式1-2）の項目

提供する情報	
1. 受診中の医療機関，診療科等に関する情報	保険医療機関名，診療科，備考
2. 処方医療機関ごとの現在服用中の薬剤一覧	医薬品名，用法・用量，服用開始時期，処方状態（粉砕，一包化など），入院時持参予定数（日数），備考
	医師の指示による入院前中止薬
	自己調節している薬
3. 患者の服薬状況（アドヒアランスおよび残薬など）	服薬管理者：□本人　□家族　□介助者　□その他（　　　　）
	服薬状況に関する留意点
	退院時の処方の際にお願いしたいこと
4. 併用薬剤など（要指導・一般用医薬品，医薬部外品，いわゆる健康食品を含む）の情報	
5. その他	

※必要に応じて，手帳，血液検査の結果の写しなどを添付すること

服薬情報等提供料3の算定要件

□医療機関の求めに応じた情報提供か．

□入院を予定している患者が服用中の薬剤について，必要に応じて整理したか．

□ほかの保険薬局，患者，家族などから聞き取った情報を一元的に整理して，文書により提供したか．

□患者の服用薬および服薬状況を情報提供したか．

□患者に対する服薬指導の要点や，患者の状態を情報提供したか．

□患者が容易にあるいは継続的に服用できるための技術工夫などの調剤情報を提供したか．

□患者の体調変化や自覚症状が，薬剤の副作用によるものか否かに関する情報を分析結果も含めて提供したか．

□服用薬や服用状況などを，医療機関の求めに応じて提供することに対して患者の同意を得たか．

□入院予定時に医療機関へ提供した内容，服薬期間中に情報提供した内容，処方箋受付時に確認した内容を薬剤服用歴に記録したか．

併算定できない点数

以下の調剤報酬点数を算定している場合は，服薬情報等提供料を算定できません．

- 服薬管理指導料
- かかりつけ薬剤師指導料
- かかりつけ薬剤師包括管理料
- 在宅患者訪問薬剤管理指導料
- 在宅患者オンライン薬剤管理指導料
- 在宅患者緊急訪問薬剤管理指導料
- 在宅患者緊急オンライン薬剤管理指導料

- 在宅患者緊急時等共同指導料
- 吸入薬指導加算
- 特定薬剤管理指導加算2
- 調剤後薬剤管理指導
- 服用薬剤調整支援料2

これらの服薬情報等提供料は，特別調剤基本料を算定している保険薬局では，薬局と不動産取引など特別な関係のある医療機関に情報提供を行っても算定することはできません．

服薬情報等提供料のレセプト略称と記載する際の注意点

本提供料を算定したときは，レセプトの薬学管理料欄には，「服A」「服B」「服C」のうちから該当する略称と回数を記載します．摘要欄には，情報提供の対象となる調剤年月日・投薬日数を記載します．「服C」を算定した場合，レセプト摘要欄には，**表5**に示す内容を記載します．服薬情報等提供料を算定した月と，基本になる調剤をした月が異なる場合は，処方箋の受付回数は調剤をした月で算定します．服薬情報等提供料のみの算定を行った場合は，「件数」は1件，「受付回数」は0件としてレセプトを作成します．

表5　服薬情報等提供料のレセプト摘要欄記載

略称	摘要欄記載事項	電算コード	内容
服A～C	調剤を行っていない月に算定した場合 情報提供の対象となる調剤の年月日・投薬日数を記載	基本料・薬学管理料レコード 前回調剤年月日	(元号) yy “年” mm “月” dd “日調剤”
			ddd “日分投薬”
服C	情報提供先の保険医療機関の名称および診療科名を記載 複数の保険医療機関：各保険医療機関の名称 同一保険医療機関の複数の診療：各診療科名	830100638	情報提供先の保険医療機関名
		830100639	情報提供先の診療科名

参考　入院している医療機関の取扱いによって変わる調剤報酬

入院先の医療機関がどのような入院料を算定しているかによって，薬局の請求方法も変わります．入院中に対診や転医などで処方箋が交付されるとき，処方箋の備考欄に，①入院中の患者である旨，②入院医療機関の名称，③出来高入院料を算定している患者であるか否か，について記載することが規定されています[*3]．入院料による違いを**表6**に示します．出来高入院料を算定していない場合は，調剤基本料と服薬情報等提供料のみ保険請求することができ，ほかの経費は入院先の医療機関と話し合って精算します．出来高入院料を算定している場合は，調剤基本料(加算を含む)，調剤料，薬剤料(特定保険医療材料料)を保険請求することができますが，服薬情報等提供料1以外の薬学管理料は請求できないことに注意します．いずれの場合も，調剤内容(医薬品名，規格単位，用法・用量，調剤数量(投薬日数，調剤回数ほか)など)について，入院医療機関に情報提供をしなければなりません．**図2**に出来高入院料を算定していない入院患者のレセプト記載例を示します．

＊3：厚生労働省保険局医療課：疑義解釈資料の送付について(その4)他医療機関の受診 問2．平成22年6月4日．

表6　入院した医療機関の入院料による調剤報酬請求の可否＊4

算定している入院料		保険薬局が保険請求できる項目
出来高入院料	• DPC算定病棟に入院する患者以外の患者 • 療養病棟入院基本料，有床診療所療養病床入院基本料，特定入院基本料を除く	• 調剤基本料（加算を含む） • 服薬情報等提供料1 • 調剤料 • 薬剤料 • 特定保険医療材料料
出来高入院料以外に入院	• 療養病棟入院基本料，有床診療所療養病床入院基本料，特定入院基本料を算定している	• 調剤基本料（加算を含む） • 服薬情報等提供料1 ※薬剤料などは入院先医療機関と保険薬局の合議で医療機関が薬局に直接支払う
DPC算定病棟に入院	—	すべて請求不可

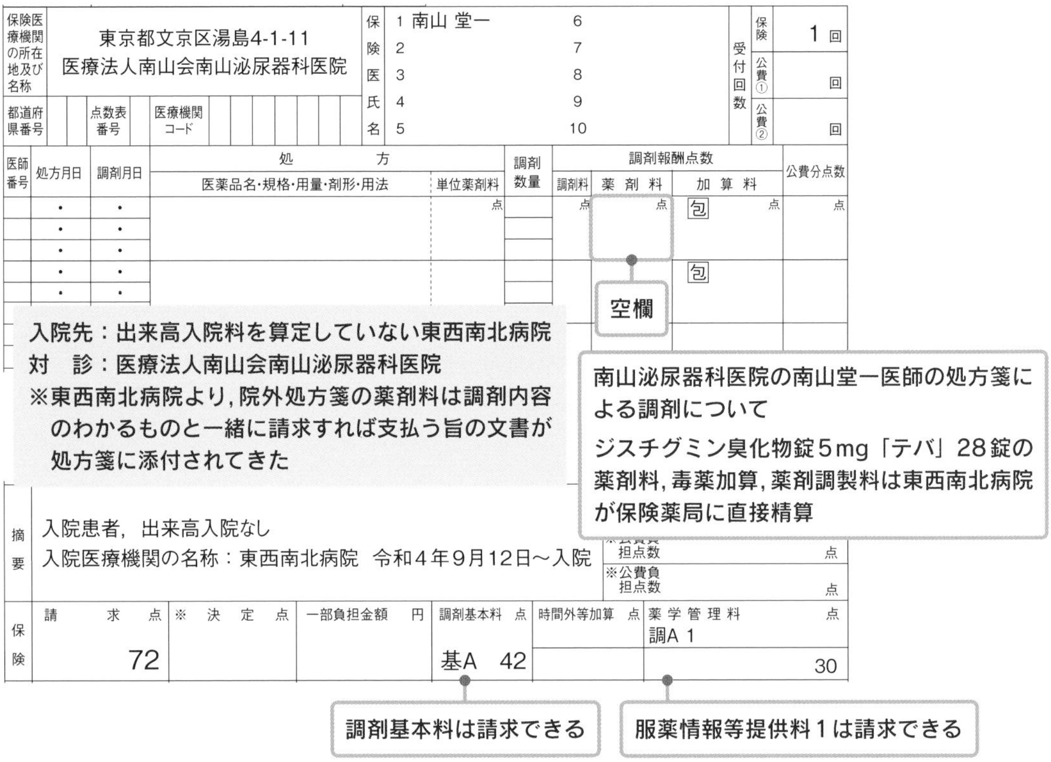

図2　入院中の患者の保険請求分レセプト例

＊4：厚生労働省保険局医療課：疑義解釈資料の送付について（その5）他医療機関の受診 問1，平成22年6月11日．

重複投薬・相互作用等防止加算／在宅患者重複投薬・相互作用等防止管理料

>> **重複投薬・相互作用等防止加算**：施設基準を満たしたうえで，重複投薬や相互作用の観点から処方医の了解を得て処方変更が行われる場合や，残薬調整を行った場合に算定できる加算

>> **在宅患者重複投薬・相互作用等防止管理料**：在宅患者訪問薬剤管理指導料に対応した管理料（加算）で，規定内容は重複投薬・相互作用等防止加算と同一規定・同一点数となる加算

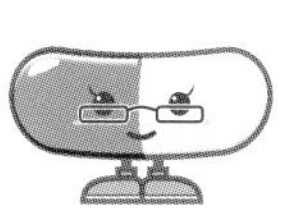

調剤管理指導料，かかりつけ薬剤師指導料を算定１回につき１回

▶ **重複投薬・相互作用等防止加算**

（残薬調整以外の場合）
40点 防A

（残薬調整の場合）
30点 防B

在宅患者訪問薬剤管理指導料を算定１回につき１回

▶ **在宅患者重複投薬・相互作用等防止管理料**

（残薬調整以外の場合）
40点 在防A

（残薬調整の場合）
30点 在防B

解説

薬剤服用歴（お薬手帳）の活用による薬の適正使用と不要な薬の減薬，医療費の適正化に対する評価です．服薬管理指導料，かかりつけ薬剤師指導料を算定している患者またはその家族に対して，薬剤服用歴の記録または患者および家族からの情報に基づき，重複投薬・相互作用を確認し，処方医に連絡・確認した結果，処方変更が行われたときに算定することができます．

在宅患者訪問薬剤管理指導料を算定しているときは，同様の要件を満たして処方変更が行われたときに，在宅患者重複投薬・相互作用等防止管理料として算定できます．

介護保険の，居宅療養管理指導費や介護予防居宅療養管理指導費を算定しているときも，在宅患者重複投薬・相互作用等防止管理料として算定できます．介護保険と医療保険の算定の兼ね合いは「医療保険と介護保険の給付調整に関する留意事項及び医療保険と介

護保険の相互に関連する事項等について」[*1]に示されていますが，当加算を介護保険適用時に算定することを妨げるものではないとされています．

残薬調整に係るもの以外の場合

重複投薬や相互作用が認められ，処方変更があった場合は，40点を加算します．調剤管理料に対する加算ですので，在宅患者訪問薬剤管理指導料，在宅患者緊急訪問薬剤管理指導料，在宅患者緊急時等共同指導料，居宅療養管理指導費または介護予防居宅療養管理指導費を算定している患者については算定できません．

残薬調整に係るものの場合

患者またはその家族に服薬状況を尋ねる際は，残薬状況を必ず確認します．余剰の古い処方薬について相談に乗るなど，普段から患者と残薬の状態を確認できる関係を築くことも必要です．在宅訪問している患者の場合は，残薬の状態を確認しやすいので，多職種と連携することも有用です．

算定要件

- ☐薬剤服用歴の記録や，お薬手帳の記録をもとに確認しているか．
- ☐併用薬との重複投薬（類似薬理作用を含む）が確認された場合．
- ☐併用薬，飲食物などとの相互作用が確認された場合．
- ☐そのほか薬学的観点から必要と認める事項（アレルギー歴や副作用歴）が確認された場合．
- ☐処方医に連絡・確認を行った内容の要点，変更内容を薬剤服用歴などに記載する．
- ☐同時に受け付けた複数処方箋について変更があっても１回の算定とする．
- ☐残薬調整時に本加算の算定をするとき，処方医に連絡・確認したか．

算定事例

- 慢性的な頭痛でSG配合顆粒を連用している患者に，総合感冒薬として，さらにPL配合顆粒が処方され，２成分が重複していた（**図1**）．１日の総量として，ただちに過量というわけではないが，肝機能の状況が不明なため処方医に報告したところ，SG配合顆粒を一時服用中止とし，PL配合顆粒を優先することとなった．この経緯を薬剤服用歴に記録し，重複投薬・相互作用防止加算を算定した．

＊1：老老発0325第1号，保医発0325第2号：「医療保険と介護保険の給付調整に関する留意事項及び医療保険と介護保険の相互に関連する事項等について」の一部改正について，令和4年3月25日．

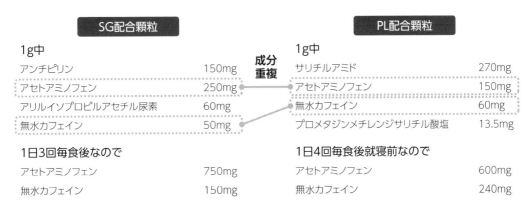

図1 重複投薬・相互作用防止加算の算定事例

- メンタルクリニックから，新規にフルボキサミンマレイン酸塩錠25mgが1日2回朝夕食後で処方されていたが，薬剤服用歴を確認したところ，整形外科から併用禁忌のチザニジン錠1mgが1日3回毎食後で処方されていた．メンタルクリニックの処方医に連絡し，判断をあおいだ結果，チザニジン錠の内服を一時中止することとなった．整形外科にも情報を提供したが，チザニジン錠の併用禁忌は知らなかったということで，2つの医療機関と当該患者の服用状況を共有することにした．この経緯を薬剤服用歴に記録し，重複投薬・相互作用防止加算を算定した．

レセプト略称と摘要欄記載事項

残薬調整以外の重複投薬・相互作用防止加算「防A」では，レセプトの摘要欄に要点を記載することとされています．残薬調整に係るものの場合では，略称は「防B」となりますが，摘要欄にはコメントを求められていません．在宅患者重複投薬・相互作用等防止管理料「在防A」でも同様の記載要領となっており，残薬調整に係るものは「在防B」を略称として用います（**表1**）．

表1 残薬調整に係るもの以外の場合のレセプト記載

略 称	摘要欄記載事項	電算コード	内 容
防A	処方医に連絡・確認を行った内容の要点，変更内容を記載	820101030	同種・同効の併用薬との重複投薬
		820101031	併用薬・飲食物などとの相互作用
		820101032	過去のアレルギー歴，副作用歴
		820101033	体重，年齢，肝機能，腎機能などによる影響
		820101034	授乳・妊婦への影響
		830100775	そのほか薬学的観点から必要と認める事項
在防A		820101035	同種・同効の併用薬との重複投薬
		820101036	併用薬・飲食物などとの相互作用
		820101037	過去のアレルギー歴，副作用歴
		820101038	体重，年齢，肝機能，腎機能などによる影響
		820101039	授乳・妊婦への影響
		830100777	そのほか薬学的観点から必要と認める事項

調剤管理加算

>> 複数の医療機関から交付された処方箋に合計6種類以上の内服薬がある場合に，それらを一元的に把握し必要な薬学的管理を行ったときの加算

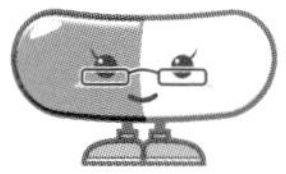

処方箋受付1回につき1回

▶ **調剤管理料における加算**

（初めて処方箋を持参した場合）

3点 調管A

（2回目以降処方箋を持参し，処方内容の変更または追加があった場合）

3点 調管B

解説

多種類の薬の処方では，患者の有害事象を惹起する不適切処方や，ポリファーマシーが問題とされてきました．複数の医療機関からの処方薬が患者にもたらす影響については，かかりつけ薬局が一元的に処方を分析しなければ，判断が難しいと指摘されています．複数の医療機関から交付される個々の処方箋は，それぞれの診療科の（学会が標準とする）診療ガイドラインに準拠したものであっても，処方のカスケードを引き起こす可能性もあります．

一方，経時的な状況把握や薬学管理の観点から薬剤師が分析を行うのは「おこがましい」とか「医師の処方権にふれるのでは」と，医師に処方提案することを避けてきた薬剤師は少なくありません．複数医療機関からの処方箋を一元的に監査するのは，薬局にはハードルが高い業務となると考えられます．医師が見逃したとしても，「破骨細胞や骨芽細胞にもセロトニン受容体がある」ことを薬剤師は知っており，「すべての薬が肝臓で代謝されるのではなく，腎排泄型の薬もある」ことも知っています．最近の薬の例として，COVID-19の経口治療薬（プロテアーゼ阻害薬）として用いられている薬は，治験段階にある薬を含めて，CYP3A4の基質かつ阻害薬で，トランスポーターであるP-gpの基質かつ阻害薬であるため，多くの薬物との相互作用をチェックしなければならないことが知られています．相互作用を指摘するだけでなく，代替薬の提案なども薬剤師に期待されています．ポリファーマシーを解消するには，患者の治療をめぐる生活環境や，家族関係の影響も無縁ではなく，処方箋の中だけにはとどまらない薬剤師の行動が必要です．その医療圏の中で，多職種と連携して患者のポリファーマシー対策を実践することも求められています．

この加算は，地域医療において，かかりつけ薬剤師として実践するべき薬学的な分析を可視化した点数と言えるのではないでしょうか？

施設基準

□過去1年間に服用薬剤調整支援料（→p.50）を1回以上算定した実績（服用薬剤調整支援料算定日の翌日から1年間）があること[*1].

□服用薬剤調整支援料の取り組みをしている保険薬局であれば，地方厚生局長への届出は不要.

算定要件

□処方箋受付1回につき1回算定できる.

□複数の保険医療機関から処方されている内服薬が6種類以上ある場合，処方箋受付1回のみ算定可能[*2]であるが，処方箋ごとに算定はできない.

□1保険医療機関から処方されている内服薬が6種類以上の場合は対象外[*3].

□処方内容に変更または追加があったとき算定できる.

□重複投薬，相互作用などの有無を確認する.

□手帳やオンライン資格確認等システムを活用した，薬剤情報・特定健診情報・薬剤服用歴，直接患者（家族）から収集した服薬状況などに基づいた情報を薬学的に分析する.

□調剤後も患者の服用薬や服薬状況などに関する情報を把握し，必要に応じて処方医に情報提供する.

□確認した服薬状況などの情報・薬学的分析の要点を，薬剤服用歴に記載する.

注意すべき点

□調剤している内服薬の種類数に屯服薬を含めない.

□内服薬の種類数とは，1銘柄を1種類と数える.

□処方箋を受け付けた直近の日から3年以上経過していれば「初めて処方箋を持参した場合」として取り扱うことが可能[*4].

□「処方内容の変更」とは，内服薬が異なる薬効分類の薬に変更された場合を指す[*5].

＊1：厚生労働省保険局医療課：疑義解釈資料の送付について（その1）調剤報酬点数表関係 問21，令和4年3月31日.
＊2：厚生労働省保険局医療課：疑義解釈資料の送付について（その1）調剤報酬点数表関係 問18，令和4年3月31日.
＊3：厚生労働省保険局医療課：疑義解釈資料の送付について（その1）調剤報酬点数表関係 問17，令和4年3月31日.
＊4：厚生労働省保険局医療課：疑義解釈資料の送付について（その1）調剤報酬点数表関係 問19，令和4年3月31日.
＊5：厚生労働省保険局医療課：疑義解釈資料の送付について（その1）調剤報酬点数表関係 問20，令和4年3月31日.

算定にあたり参考とすべき文書

- 厚生労働省 医政安発0529第1号・薬生安発0529第1号：高齢者の医薬品適正使用の指針（総論編）について，平成30年5月29日.
〈https://www.mhlw.go.jp/stf/houdou/0000208852.html〉
- 厚生労働省 医政安発0614第1号・薬生安発0614第1号：高齢者の医薬品適正使用の指針（各論編（療養環境別））について，令和元年6月14日.
〈https://www.mhlw.go.jp/stf/newpage_05217.html〉
- 厚生労働省 医政安発0331第1号・薬生安発0331第1号：「病院における高齢者のポリファーマシー対策の始め方と進め方」について，令和3年3月31日.
〈https://www.mhlw.go.jp/stf/newpage_17788.html〉
- 日本老年医学会：高齢者の安全な薬物療法ガイドライン2015
〈https://www.jpn-geriat-soc.or.jp/info/topics/pdf/20170808_01.pdf〉
- 一般社団法人 日本老年医学会ホームページ
〈https://www.jpn-geriat-soc.or.jp/index.html〉

医療情報・システム基盤整備体制充実加算1・2

» 調剤管理料に対する加算であり，オンライン資格確認等システムを情報源として駆使した調剤を評価し，患者負担を考慮して改定された項目（令和4年10月1日より新設）

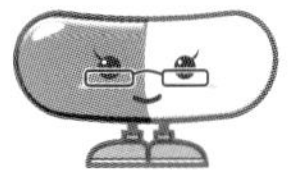

調剤管理料に対して処方箋受付1回につき月1回限り

▶ **医療情報・システム基盤整備体制充実加算1（6月に1回）**

3点 医シA

▶ **医療情報・システム基盤整備体制充実加算2（6月に1回）**

1点 医シB

解説

令和4年度の調剤報酬が4月1日より施行されました．マイナンバーカード（マイナ保険証）を情報ソースとして活用することを評価した，電子的保健医療情報活用加算が新設されました．一方，患者負担が大きいためマイナ保険証の利用意欲が削がれるとの世論も高まったことをうけて，中央社会保険医療協議会で検討され，8月に答申がだされました．その結果，電子的保健医療情報活用加算は9月30日で廃止され，10月1日より医療情報・システム基盤整備体制充実加算として整備し直されました．また，2024年秋にはカード型の保険証を原則廃止とし，マイナンバーカード（マイナ保険証）の取得が義務づけられることが政府より示されました．マイナ保険証の使用について，高齢者では暗証番号よりも顔認証が楽だという意見もありますが，乳幼児での課題はあるかもしれません．

マイナンバーカードの読み取り装置を整備せず，患者への啓蒙を怠ってカード型の保険証による資格確認を続けていると，義務化された時点から，患者も薬局も慣れていないなかでの電子資格確認がスタートすることになります．義務化の波に乗り遅れないよう，留意する必要があります（→p.2）．

電子資格確認の定義

健康保険法第3条第13項

この法律において「電子資格確認」とは，保険医療機関等（第六十三条第三項各号に掲げる病院若しくは診療所又は薬局をいう．以下同じ．）から療養を受けようとする者又は第八十八条第一項に規定する指定訪問看護事業者から同項に規定する指定訪問看護を受けようとする者が，保険者に対し，個人番号カード（行政手続における特定の個人を識別するための番号の利用等に関する法律（平成二十五年法律第二十七号）第二条第七項に規定する個人番号カードをいう．）に記録された利用者証明用電子証明書（電子署名等に係る地方公共団体情報システム機構の認証業務に関する法律（平成十四年法律第百五十三号）第二十二条第一項に規定する利用者証明用電子証明書をいう．）を送信する方法により，被保険者又は被扶養者の資格に係る情報（保険給付に係る費用の請求に必要な情報を含む．）の照会を行い，電子情報処理組織を使用する方法その他の情報通信の技術を利用する方法により，保険者から回答を受けて当該情報を当該保険医療機関等又は指定訪問看護事業者に提供し，当該保険医療機関等又は指定訪問看護事業者から被保険者又は被扶養者であることの確認を受けることをいう．

施設基準

□電子情報処理組織を使用した診療報酬請求を行っている．

□健康保険法第3条第13項に規定する電子資格確認を行う体制があり，医療機関向けポータルサイトにおいて運用開始日の登録を行っている．

□オンライン資格確認等システムを内側や外側の見えやすい場所およびホームページなどに掲示している．

MEMO

掲示必要事項

①オンライン資格確認を行う体制がある．

②患者に対し，薬剤情報，特定健診情報，その他必要な情報を取得・活用して調剤を行うこと．

ホームページなどとは[*1]

・当該保険薬局のホームページへの掲載

・当該保険薬局が所属する同一グループのホームページへの掲載（当該施設基準を満たす保険薬局名が確認できるようになっている）

・自治体，地域薬剤師会などのホームページまたは広報誌への掲載

・薬局機能情報提供制度などへの掲載

※情報を活用して調剤などを実施できる体制があることについて，薬局の窓口や掲示板に「マイナ受付」のポスターやステッカーを掲示することも認められている[*2]．

□上記の基準を満たしていれば，地方厚生局長への届出は不要．

＊1：厚生労働省保険局医療課：医療情報・システム基盤整備体制充実加算の取扱いに関する疑義解釈資料の送付について（その1）調剤報酬点数表関係 問5，令和4年9月5日．

＊2：厚生労働省保険局医療課：疑義解釈資料の送付について（その1）調剤報酬点数表関係 問23，令和4年3月31日．

算定要件

□オンライン資格確認等システムを情報源として活用し，調剤を行う．
□得られた薬剤情報や特定健診情報は，薬剤服用歴に記載する．
□薬学的管理および指導を行う際は，オンライン資格確認等システムを活用する．
□オンライン資格確認等システムを通じて情報の取得を試みたが，患者の薬剤情報などが格納されていなかった場合は，医療情報・システム基盤整備体制充実加算2を算定*3し，薬剤服用歴に情報が格納されていなかったことを記載する．

併算定できない点数

- かかりつけ薬剤師包括管理料
- 手帳減算の対象となっている場合

レセプトに記載する際の注意点

医療情報・システム基盤整備体制充実加算1および2は，薬学管理料欄に，**表1**に示す略称とその回数を記載します．

表1　電子資格確認による医療情報・システム基盤整備体制充実加算の点数

加算	算定理由	算定間隔	略称	点数
医療情報・システム基盤整備体制充実加算1	• マイナ保険証を利用（持参）しない場合（従来の保険証を利用した場合） • 患者が薬剤情報などの取得に同意しなかった • 患者のマイナ保険証が破損などにより利用できない • 個人番号カードの利用者証明用電子証明書が失効している	6月に1回	医シA	3点
医療情報・システム基盤整備体制充実加算2	マイナ保険証を利用する場合	6月に1回	医シB	1点

＊3：厚生労働省保険局医療課：医療情報・システム基盤整備体制充実加算の取扱いに関する疑義解釈資料の送付について（その1）調剤報酬点数表関係 問3，令和4年9月5日．

麻薬管理指導加算（外来・在宅）

>> 麻薬について算定要件を満たした適切な指導を患者またはその家族に対して行ったときの加算

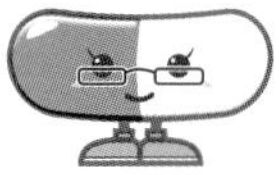

処方箋受付１回につき

▶（　）内は，加算の基本となる薬学管理料

（服薬管理指導料，かかりつけ薬剤師指導料，在宅患者オンライン薬剤管理指導料，在宅患者緊急オンライン薬剤管理指導料）
22点 麻

（在宅患者訪問薬剤管理指導料）
100点 麻

外来における麻薬管理指導加算の解説

一連の服薬管理指導を行ったうえで，外来における麻薬の適正で安全な使用のために薬学的管理指導を行うことが求められています．外来では，鎮咳薬や止瀉薬のほかに，鎮痛を目的として麻薬が処方されています．通院できる患者（家族など）に対して，薬剤交付後も電話などにより，投与された麻薬の服用状況，残薬の状況や保管状況について定期的に確認を行い，患者の体調変化を追跡します．麻薬を調剤するにあたり，薬局では麻薬小売業者免許が必要です．また，麻薬小売業者免許を持っている薬局は，毎年10月１日から翌年９月30日までの麻薬の譲渡・譲受について届出が必要です．

レセプト略称と記載する際の注意点

外来調剤における麻薬管理指導加算は，レセプトの薬学管理料欄に，服薬管理指導料の次に「麻」の記号と回数を記載します．点数は，ほかの薬学管理料と合算して記載します．

麻薬管理指導加算（外来）の算定要件

☐調剤した麻薬の服用状況を確認したか．
☐残薬の有無，保管状況ならびに鎮痛効果や副作用の有無を確認したか．
☐患者の状況に応じた服薬指導を行ったか．
☐投薬後，定期的に電話などで問題があった事項を確認したか．
☐薬剤服用歴に確認した内容や指導内容を記録したか．
☐手帳減算に該当する場合や，かかりつけ薬剤師包括管理料では算定できない．

在宅における麻薬管理指導加算の解説

この麻薬管理指導加算は，在宅医療の指導管理料に加えて，麻薬の特性に基づいた確認・指導を評価するもので，外来患者に対する麻薬管理指導加算と名称は同じですが，算定要件や評価点数が異なります．介護保険では，「特薬[*1]」として100単位を居宅療養管理指導費・介護予防居宅療養管理指導費に加算することができます（→p.119）．在宅患者の麻薬使用状況は，患者宅を訪問したときに残薬や保管状況の実際を確認できます．多職種との連携や，疼痛コントロールの評価，レスキュー薬用量の検討，オピオイド製剤の換算などの処方医への提言が，薬剤師に期待される分野と言えるでしょう．また，便秘，悪心・嘔吐，眠気，呼吸抑制，せん妄など，服薬状況を把握し，麻薬や鎮痛補助薬を効果的に使用するためには，薬剤師の服薬管理が重要と考えられます．

レセプト略称と記載する際の注意点

在宅医療における麻薬管理指導加算は，レセプトの薬学管理料欄に，在宅患者薬剤管理指導料（訪A・訪B），在宅患者緊急薬剤管理指導料（緊訪），在宅患者緊急時等共同指導料（緊共）の次に「麻」の記号と回数をそれぞれ記載しますので，区別することができます．加算を算定したときは，レセプトの薬学管理料欄に「麻」の略称と回数を記載します．

麻薬管理指導加算（在宅）の算定要件

- □在宅患者訪問薬剤管理指導料，在宅患者緊急訪問薬剤管理指導料，在宅患者オンライン薬剤管理指導料のいずれかを算定したか．
- □服薬状況，残薬状況，保管状況を確認したか．
- □残薬の保管管理に必要な指導をしたか．
- □麻薬の効果や副作用の有無を確認したか．
- □処方医に必要な情報提供を行ったか．
- □患者・家族への指導内容，処方医への情報提供内容について，薬剤服用歴に記録したか．
- □麻薬を廃棄したときは，廃棄届などの写しを薬剤服用歴とともに保存したか．
- □手帳減算に該当する場合や，かかりつけ薬剤師包括管理料では算定できない．

＊1：特薬：介護報酬において，疼痛緩和のために別に厚生労働大臣が定める特別な薬剤

特定薬剤管理指導加算1

>> 処方中の特に安全管理が必要な医薬品（ハイリスク薬）すべてについて指導・管理を行い，算定する加算

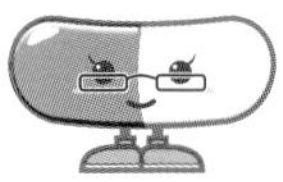

処方箋受付1回につき

▶ **服薬管理指導料における加算**

10点 特管A

※複数のハイリスク薬すべてに対する指導・管理を行っても，処方箋受付1回につき10点の加算となります

解説

服薬管理指導料の算定要件を満たす薬学管理を行ったうえで，厚生労働大臣が定めた，特に安全管理が必要とされる薬剤（ハイリスク薬）を調剤した場合，患者に服用状況，副作用の有無について確認し，必要な指導を行ったときに算定することができます．ハイリスク薬が処方されているからといって，自動的に算定することはできません．

算定前のアクション

- □薬剤服用歴のアセスメント（SOAP薬歴のA）に，特に安全管理が必要な薬剤（**表1**）を服用している患者を長期にわたって薬学管理するための方針（計画）を記載して，薬剤師で情報を共有する．
- □「薬局におけるハイリスク薬の薬学的管理指導に関する業務ガイドラインVer.2[*1]」を薬剤師で読み合わせ，該当する患者の薬剤服用歴は服薬状況の聞き取りに注意する．

算定要件

- □服薬管理指導料の内容に加えて，特に安全管理が必要な薬剤（**表1**）すべてについて個々に指導・管理を行ったか．
- □従来と同一の処方内容であっても指導の必要性を認めたときは，特に必要な指導を重点的に行い，薬剤服用歴に記録したか．

＊1：日本薬剤師会：薬局におけるハイリスク薬の薬学的管理指導に関する業務ガイドライン（第2版），平成23年4月15日．〈https://www.nichiyaku.or.jp/assets/uploads/pharmacy-info/high_risk_guideline_2nd.pdf〉

表1　特定薬剤管理指導加算1の対象「薬効分類」＝日本標準商品分類番号の薬効分類

特に安全管理が必要な医薬品	対象となる薬剤	対象とならない薬剤
抗悪性腫瘍剤	薬効分類421～429　腫瘍用薬， それ以外の薬効分類で悪性腫瘍に対する効能を有するもの	—
免疫抑制剤	薬効分類245　副腎ホルモン剤（副腎皮質ステロイドを含む） 　内服・注射薬・外用薬 メトトレキサート，ミゾリビン，レフルノミド，インフリキシマブ（遺伝子組換え），エタネルセプト（遺伝子組換え），アダリムマブ（遺伝子組換え），トシリズマブ（遺伝子組換え），バシリキシマブ（遺伝子組換え），ムロモナブ-CD3，アザチオプリン，エベロリムス，グスペリムス塩酸塩，タクロリムス水和物，シクロスポリン，ミコフェノール酸モフェチル	薬効分類： 　131 眼科用剤， 　132 耳鼻科用剤， 　225 気管支拡張剤， 　264 鎮痛，鎮痒，収斂，消炎剤 金チオリンゴ酸ナトリウム，オーラノフィン，D-ペニシラミン，サラゾスルファピリジン，ブシラミン，ロベンザリット二ナトリウム，アクタリット
不整脈用剤	薬効分類212　不整脈用剤， それ以外の薬効分類で不整脈に対する効能を有するもの	—
抗てんかん剤	薬効分類113　抗てんかん剤， それ以外の薬効分類でてんかんに対する効能を有するもの	—
血液凝固阻止剤	ワルファリンカリウム，チクロピジン塩酸塩，クロピドグレル硫酸塩，シロスタゾール，アスピリン（血液凝固阻止目的投与）　など	イコサペント酸エチル，サルポグレラート塩酸塩，ベラプロストナトリウム，リマプロストアルファデクス，解熱・鎮痛を目的として投与されるアスピリン
ジギタリス製剤	—	—
テオフィリン製剤	—	—
カリウム製剤	（注射薬に限る）	—
精神神経用剤	薬効分類117　のみ	薬効分類： 112催眠鎮静剤，抗不安剤に属する医薬品， 116抗パーキンソン剤
糖尿病用剤	—	—
膵臓ホルモン剤	—	—
抗HIV薬	薬効分類625のうちHIV感染症，HIV-1感染症，後天的免疫不全症候群などに効能・効果を有するもの	—

算定できない場合

- □免疫抑制剤としての副腎皮質ステロイドは加算の対象だが，抗炎症薬として用いる場合は対象外.
- □同様に，血液凝固阻止剤としてのアスピリンは加算の対象だが，解熱・鎮痛薬として用いられている場合は対象外.
- □ヒドロキシジンパモ酸塩のように，日本標準商品分類の薬効分類番号が87＋117の精神神経用薬であっても，皮膚疾患に伴う瘙痒の適応として処方している場合.
- □スルピリド錠50mgのように，消化性潰瘍用薬の分類番号232・精神神経用薬の分類番号117の薬剤であるが，胃潰瘍，十二指腸潰瘍の適応として指導をした場合.

特定薬剤管理指導加算２

>> 施設基準の届出を行った保険薬局が，抗悪性腫瘍剤の処方箋を交付した医療機関のレジメンなどをもとに，指導管理内容を情報提供したときに算定できる加算

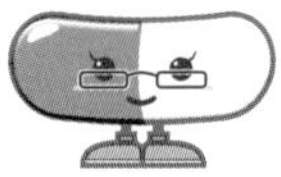

処方箋受付１回につき

▶ **服薬管理指導料における加算**

100点 特管B

解 説

この加算を算定できる前提として，患者にはレジメンを薬局に持参してもらい，治療効果の確認や有害事象の有無などを薬局から医療機関に情報提供して連携することが支持療法に役立つことを説明しておく必要があります．そのために，電話やビデオ通話などで服用状況の確認や，ほかの医療機関から処方箋を持参した後のフォローを行うという目的を丁寧に説明しましょう．

処方箋応需と同時に算定するのではなく，次回の受診までのフォローを薬局が行うことを評価した点数であるため，薬剤服用歴の閲覧は処方箋応需したときだけでなく，確認と記録のため，薬剤師が能動的に行うことが大切です．

2020年はCOVID-19の感染が全国的に拡大し，集合研修の開催が難しくなったため，特例措置が発出されました．厚生労働省は，保険医療機関がリアルタイムでのコミュニケーションが可能な情報通信機器を用いて研修会を開催しても差し支えないと通達しており，保険薬局側も情報通信機器を介した研修会参加を実績として取り扱うことが可能となりました．2022年は，感染拡大対策として特に行動制限が設けられていませんが，対象となる研修会の取扱い関連通知の発出に留意します．

施設基準

☐保険薬剤師としての勤務経験が５年以上（保険医療機関の勤務経験が１年以上あるとき１年までを保険薬剤師としての勤務経験に振りかえ可能）．

□薬学管理の内容がほかの患者に聞こえないように，プライバシーに配慮した環境が確保されている.
□麻薬小売業者免許を有して必要な指導ができる体制を整備している.
□保険薬局の常勤薬剤師が，保険医療機関が実施する抗悪性腫瘍剤の化学療法に関する研修会に年１回以上参加している.

算定前のアクション

□抗悪性腫瘍剤を処方している医療機関が，医科の特掲診察料の連携充実加算を算定しているか確認し，患者がレジメンを保険薬局に持参できるような連携体制を構築しておく.
□勤務経験が５年以上の薬剤師が，抗悪性腫瘍剤の化学療法に関する研修会に年１回以上参加できるよう，勤務態勢を調整する.
□薬局の投薬口で行う服薬指導が，ほかの患者に聞こえない構造に整備する.
□様式92に掲出されている施設基準を満たしていることを確認し，地方厚生局に届出る.
□患者とビデオ通話ができるインターネット環境を整え，薬剤師がデバイスを駆使できる体制を作る.

算定要件

□連携充実加算（医科点数表「B001-2-12」の注6）を算定している保険医療機関で抗悪性腫瘍剤の注射を受け，抗悪性腫瘍剤や制吐剤などの支持療法を受けている患者か.
□患者が保険医療機関からレジメンおよび処方箋を持参しており，その内容を確認したか.
□支持療法に必要な薬学的管理，指導を行ったか.
□電話やビデオ通話を用いて服用状況，副作用の有無を確認することについて，患者の了承を得たか.
□次回の診療時までに，保険医療機関で受けている抗悪性腫瘍剤の注射や，抗悪性腫瘍剤や制吐剤について，患者またはその家族に電話やビデオ通話を用いて服用状況，副作用の有無を確認したか.
□確認した内容をふまえ，患者の同意を得て文書を保険医療機関へ提供したか.
□重大な副作用の恐れがあると判断した場合，医療機関に連絡するよう指導するなど，受診勧奨する体制をとっているか.
□保険医療機関に提供した文書の写しまたは内容の要点を，薬剤服用歴に添付または記録したか.
□同一月内で特定薬剤管理指導加算１との併算定不可[*1].

＊1：厚生労働省保険局医療課：疑義解釈資料の送付について（その 18）特定薬剤管理指導加算 問2，令和4年7月13日.

算定後のアクション

- □情報提供後，必要に応じて電話やビデオ通話を用いて服用状況，副作用の有無を確認し，その内容を薬剤服用歴に記録する．
- □電話やビデオ通話後，必要に応じて医療機関への受診勧奨を行う．

レセプト略称と記載する際の注意点

特定薬剤管理指導加算2を算定したときは，薬学管理料欄に基礎となる薬学管理料の略称と回数，その次に「特管B」の略称と回数を記載します．レセプト摘要欄には，**表1**に示す内容を記載します．

表1　特定薬剤管理指導加算2において求められる摘要欄の記載内容

略称	摘要欄記載事項	電算コード	内容
特管B	当該患者に抗悪性腫瘍剤を注射している保健医療機関の名称および当該保険医療機関に情報提供を行った年月日を記載	850100372	情報提供を行った年月日：（元号）yy “年” mm “月” dd “日”
		830100445	患者に抗悪性腫瘍剤を注射している保健医療機関名

乳幼児服薬指導加算

>> 服薬管理指導料またはかかりつけ薬剤師指導料に対し，6歳未満の乳幼児の処方箋受付時に家族へ所定の確認を行い，乳幼児に特有な事項について指導および記録を行ったときの加算

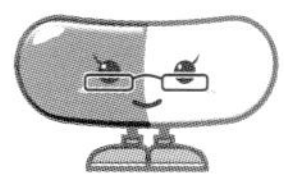

服薬管理指導料またはかかりつけ薬剤師指導料算定1回につき

12点 乳

解説

最近の調剤報酬改定では，小児に対する薬学管理の評価が行われています．その一部である本加算は，算定要件に変わりはありませんが，基礎となる管理指導料が，旧薬剤服用歴管理指導料から，服薬管理指導料またはかかりつけ薬剤師指導料に変わっています．処方箋を受け付けてから，乳幼児服薬指導加算を算定するまでの流れと，その算定要件を示します（**図1**）．

また，新型コロナウイルス感染症の流行が若年層に拡大したことにより，かかりつけ薬剤師指導料の算定要件を満たした場合は，この感染症に必要な予防を実践したうえで，乳幼児服薬指導加算の要件を満たせば算定できることになりました[*1]．

小児の服薬管理において持つべき視点

□算定要件の記録先の1つに，患者の持参するお薬手帳があるので，つとめて手帳を持参し活用する啓発を行う．

□小児薬用量の確認を怠らず，年齢，体重，服用可能な剤形の情報を記録するよう努める．

□医師に提言すべき情報の例

- 小児ではあるが体重が重く，小児用剤形では服用のボリュームが大きすぎる．
- 年齢は小児の範疇（14歳）で錠剤も服用できるにもかかわらず，大量の小児用剤形の薬が処方されている．

＊1：厚生労働省保険局医療課：新型コロナウイルス感染症に係る診療報酬上の臨時的な取扱いについて（その31），令和2年12月15日．

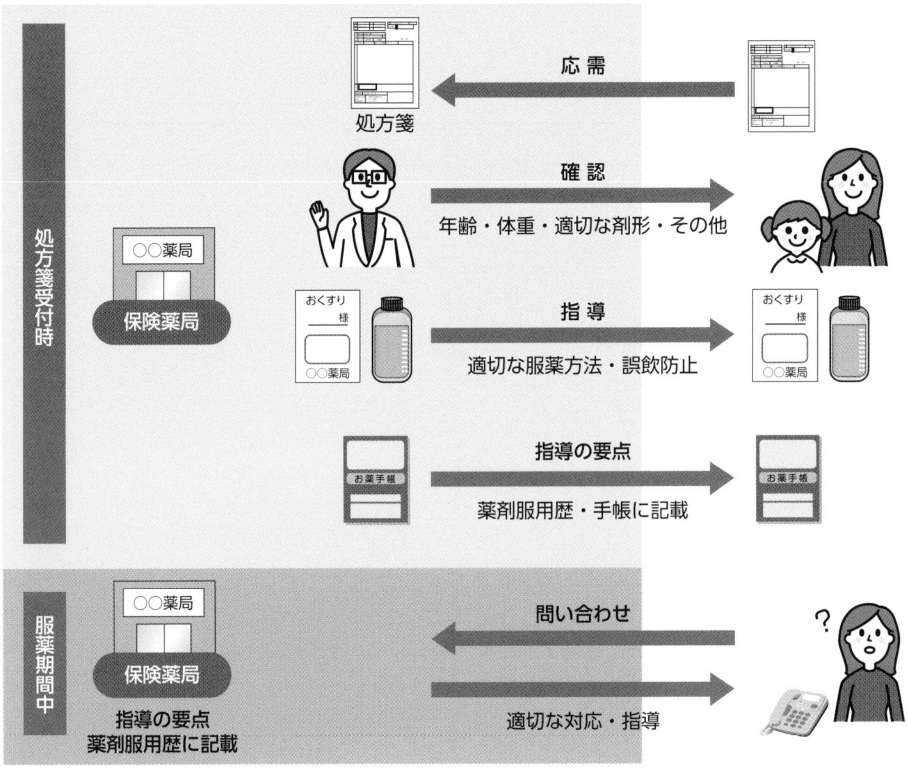

図1　乳幼児服薬指導加算の要件

- 小児用剤形の薬のフレーバーが複数処方されており，服用時に気分が悪くなる．
- 甘い小児用剤形と甘味飲料は異なることを子どもに納得させておらず，調剤した薬を子どもにねだられるまま持たせたため，誤飲事故があった．
- 坐薬をカットする方法と挿入方法，先端のみ使用し残った部分は廃棄することを知っているか，家族に確認する．

算定要件

□服薬管理指導料またはかかりつけ薬剤師指導料を算定していること．
□対象が6歳未満であること．
□服用に関して必要な指導を行う．
□指導の要点を薬剤服用歴および手帳に記載する．
□手帳を持参し忘れた患者には，要件とされる指導をシールに記載して渡せば算定は可能である．その場合は，次の来局時にシールが貼付されていることを確認する[*2]．

＊2：厚生労働省保険局医療課：疑義解釈資料の送付について（その1）調剤報酬点数表関係 問26，平成28年3月31日．

小児特定加算

>> 基本となる薬学管理料を算定したうえで，医療的ケア児とその家族に対して服薬状況を確認し，状態に合わせた調剤方法を検討・服薬指導を行った場合の加算

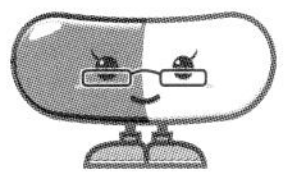

薬学管理料１回につき

▶（　）内は，加算の基本となる薬学管理料

（服薬管理指導料，かかりつけ薬剤師指導料，在宅患者オンライン薬剤管理指導料，在宅患者緊急オンライン薬剤管理指導料）

350点 小特

（在宅患者訪問薬剤管理指導料，在宅患者緊急訪問薬剤管理指導料，在宅患者緊急時等共同指導料）

450点 小特

解説

診療報酬上の「医療的ケア児」とは，児童福祉法第56条の6第2項に示される18歳未満の障害児を指します．障害児の定義は，同じ法律である児童福祉法第4条第2項において範囲が広くなっています．児童福祉法第56条の6第2項は，平成28年5月25日に改正され，「保健・医療・福祉などの連絡調整を行うための体制の整備」が明記されました．NICU（新生児集中治療管理室）に長期入院したあと，退院後に人工呼吸器や胃ろうなどを使用し，喀痰の吸引や経管栄養が必要な18歳未満の障害児に対し，在宅患者訪問薬剤管理指導が行われているケースも多くみられます．さらに，障害児の家族への負担が大きいことから，「医療的ケア児及びその家族に対する支援に関する法律（令和3年法律第81号　施行日：令和3年9月18日）」が施行され，法の整備が行われています．家族の就労を守るために，保育園（こども園を含む）などでは「看護師等（保健師，助産師，看護師，准看護師），喀痰吸引等を行うことができる保育士・保育教諭の配置」が，学校に在籍する医療的ケア児に対しては「保護者の付添いがなくても適切な医療的ケアその他の支援を受けられるようにするために，看護師等（保健師，助産師，看護師，准看護師）の配置」が責務として定められました．

今回の改定で算定要件として示されたように，胃ろうや服用が困難な小児への調剤方法を検討し，調剤を行うことに薬剤師の職能が期待されていると言えるでしょう．「小児の在宅医療に対する処方箋を応需したことがない」とあきらめるのではなく，薬局のまわりに，

このような医療的ケア児に対する診療を行っている医療機関を見つけ，まず状況を理解することに努めてみましょう．医師，看護師，作業療法士，社会福祉士などで多職種チーム医療を行っている医療機関も存在します．そのような医療に触れる機会をもつことで，逆に「薬局薬剤師はどのようなことができるか」を知ってもらえるのではないかと思います．

児童福祉法第56条の6第2項

地方公共団体は，人工呼吸器を装着している障害児その他の日常生活を営むために医療を要する状態にある障害児が，その心身の状況に応じた適切な保健，医療，福祉その他の各関連分野の支援を受けられるよう，保健，医療，福祉その他の各関連分野の支援を行う機関との連絡調整を行うための体制の整備に関し，必要な措置を講ずるように努めなければならない．

児童福祉法第4条第2項

障害児とは，身体に障害のある児童，知的障害のある児童，精神に障害のある児童（発達障害者支援法（平成十六年法律第百六十七号）第二条第二項に規定する発達障害児を含む．）又は治療方法が確立していない疾病その他の特殊の疾病であつて障害者の日常生活及び社会生活を総合的に支援するための法律（平成十七年法律第百二十三号）第四条第一項の政令で定めるものによる障害の程度が同項の厚生労働大臣が定める程度である児童をいう．

算定要件

- □患者が児童福祉法第56条の6第2項に示される18歳未満の障害児であること．
- □患者またはその家族などに服薬状況などを確認し，情報収集する．
- □患者の状態に合わせた必要な薬学的管理および指導を行う．
- □収集した情報を踏まえ，薬学的知見に基づき調剤方法を検討し，調剤を行う．
- □服用上の注意点や，適切な服用方法などについて服薬指導を行う．
- □本加算を算定した処方箋中の薬剤を服用している期間に，患者家族などから処方薬剤に係る問い合わせがあった場合，適切な対応および指導を行う．
- □指導の要点を薬剤服用歴および手帳に記載する．
- □乳幼児服薬指導加算とは併算定できない．

吸入薬指導加算

>> 喘息・COPDの患者に，練習用吸入器や笛を使った服薬指導をしたときに算定する加算

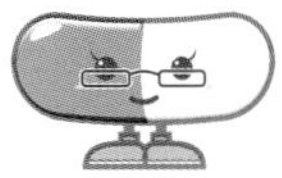

3月に1回限り

▶ **服薬管理指導料における加算**

30点 吸

解説

吸入薬の適切な使用は，治療効果を上げるとともに副作用の回避にもつながります．患者の背景や特性は，服薬管理指導を行ってきた記録から，薬局にも情報があります．この記録に基づき，吸入手技を文書や吸入用練習器などを用いてマンツーマンで指導することにより，治療効果を引き出し，副作用を未然に防ぐことが可能となります．

3月に1回の算定となっていますが，ほかの吸入薬について必要な指導を別途行ったときは，前回の加算算定の3月以内であっても算定が可能です．その場合は算定根拠を明らかにするため，**表1**に示すようにレセプト摘要欄に記載することが求められています．

表1　摘要欄記載事項

略 称	摘要欄記載事項	電算コード	内 容
吸	前回の吸入薬指導加算の算定から3月以内に再度算定する場合：当該期間の算定年月日（初回の場合は初回である旨），吸入薬の名称を全て記載	830100446	吸入薬の名称
		820100922	初回
		820101033	算定年月日：（元号）yy “年” mm “月” dd “日”
	吸入薬が処方されていない月に算定した場合：対象となる吸入薬の調剤年月日及び吸入薬の名称を記載	850100480	吸入薬の調剤年月日：（元号）yy “年” mm “月” dd “日”
		830100446	吸入薬の名称

算定前のアクション

□喘息または慢性閉塞性肺疾患（COPD）患者をリストアップする．

□処方頻度が高い吸入器をリストアップする．

□指導する薬剤師と患者が使用する以下の練習用機材を複数個そろえる．

- 噴霧型吸入器練習用機材（笛を含む）

- ドライパウダー用吸入器練習用機材（吸入確認用ハンカチを含む）
- ディスカストレーナー

算定要件

□喘息または慢性閉塞性肺疾患（COPD）患者である．
□吸入薬の投薬が行われている．
□基本的な薬剤服用歴の管理を行い，要件を満たした服薬管理指導料を算定している．
□医師から指導の求めがある．
□家族などから指導の求めがあり，その必要性がある場合（ただし，医師の了解が必要）．
□患者の同意を得ている．
□薬剤服用歴の記録に基づき，文書と練習用吸入器などを使用して指導を行う．
□文書（手帳可）により吸入指導の内容や吸入手技の理解度などを保険医療機関に対して情報提供し，文書などのコピーまたは内容の要点を薬剤服用歴に添付または記載する．
□「アレルギー総合ガイドライン」（一般社団法人日本アレルギー学会）などを参照し，指導を行っている．

算定できない場合

□かかりつけ薬剤師指導料，かかりつけ薬剤師包括管理料と併算定不可．
□保険医療機関へ情報提供したとき，服薬情報等提供料は算定不可．

算定事例

これまで吸入薬の効果が十分に出ていないことから，小児喘息患者の保護者が吸入薬の効果を疑っている．患児の吸入方法を吸入用練習器で実際に確認したところ，吸入後の息止めができていなかった．5～10秒の息こらえ（息止め）は吸入薬の肺内沈着率を増加させる[*1]との知見があるため，患児と保護者双方に，吸入後の息止めの意味と効果を指導した．保護者は「息止め」を知らず，ステロイドの副作用を怖れるあまり，吸入後のうがいに気をとられていたことがわかった．

算定後のアクション

□加算を算定した3月以降に以下の点を確認する．
- 吸入がうまくいかないときは，吸入補助器としてスペーサー（エアロチャンバー®など）の併用を医師に提案する．
- オルベスコ®を使用している患者の握力が弱く，十分に薬剤ボンベを押せず，薬液が減っていない場合，専用の噴霧補助具の使用を検討する．

＊1：一般社団法人日本アレルギー学会：小児における吸入指導．アレルギー総合ガイドライン2019，p150，株式会社協和企画，2019．

調剤後薬剤管理指導加算

>> 糖尿病患者がインスリン製剤を用いる際，服薬指導にとどまらず，薬学管理をトレースして副作用を防ぎ，受診勧奨することを評価した加算

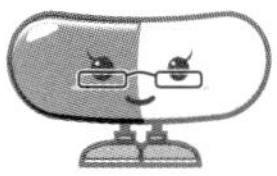

月１回まで

▶ **服薬管理指導料における加算**

60点 調後

解 説

慢性疾患では，調剤した後も医療多職種の連携によるフォローが必要となります．今回の改定は，地域支援体制加算の要件を満たした保険薬局が，糖尿病患者をフォローするために医療機関と連携し，治療に参画することを評価した加算です．令和２年に付与された点数から増点されて60点となっています．倍額に増点されたと言うことは，この業務が一層期待されていることがうかがえます．

糖尿病は国の重要疾患に位置づけられ，糖尿病と気づいていない人や予備軍も多いと指摘されています．また，適切な治療の継続も課題となっています．保険薬局が調剤した薬剤を服薬指導して交付するにとどまらず，服薬指導を行った薬学的管理をトレースして医師と情報や治療方針を共有し，副作用の情報を得たときは情報提供だけでなく，すみやかに受診勧奨を行うことが期待されています．なお，トレース方法として，電話またはビデオ通話による計画的な確認が原則であり，患者には電話などによる確認があることについて，あらかじめ了承を得ることが必要です．また，医療機関に情報提供した文書の写しまたは要点は，薬剤服用歴に添付するか記載が必要です．なお，電話などにより副作用の有無を確認し，保険医療機関に必要な情報を文書で提供しても，その後，患者が処方箋を持参したときでなければ算定することはできません．

そのほかの視点

- ☐シックディの服薬管理を理解しているか．
- ☐糖尿病で引き起こされる網膜症などの予防を目的に眼科を受診しているか．
- ☐皮膚を清潔にしているか．

□手足の手入れを欠かさず，手足の病変に注意しているか.

□歯周病に注意しているか.

□災害時に避難所で提供されることの多い標準的な食事のカロリーなどを知っているか.

算定要件

□地域支援体制加算を届出ている保険薬局であること.

□対象患者に当てはまるか.

- 新たにインスリン製剤またはスルホニル尿素系製剤を処方された糖尿病患者
- すでにインスリン製剤を使用中だが，新たにほかのインスリン製剤が処方された患者
- インスリン製剤の注射単位の変更またはスルホニル尿素系製剤の用法・用量の変更があった患者

□基本的な薬剤服用歴の管理を行い，要件を満たした服薬管理指導料を算定しているか.

□患者またはその家族や，保険医療機関などから指導の求めがあるか.

□患者の同意を得ているか.

□調剤後，電話などにより服用状況，体調の変化，副作用の有無について確認のうえ指導を行ったか.

□調剤後に電話で確認をした結果，保険医療機関に必要な情報を文書で提供したか.

□インスリン製剤の使用状況や，体調に変化を認めたときは医療機関に情報を提供し，受診勧奨を行っているか.

□保険医療機関に情報提供した後の処方箋受付か.

併算定できない点数

- 調剤後薬剤管理指導加算を算定時は，服薬情報等提供料１・２・３を算定できない
- かかりつけ薬剤師指導料またはかかりつけ薬剤師包括管理料
- 在宅患者訪問薬剤管理指導料（薬学管理計画とは別の疾病などによる臨時の処方箋の場合を除く）

レセプト略称と記載する際の注意点

本加算を算定したときは，レセプトの薬学管理料欄には，服薬管理指導料の回数の次に「調後」の略称と回数を記載します．レセプト摘要欄には，**表1**に示す内容を記載します.

表1　調剤後薬剤管理指導加算のレセプト摘要欄記載

略 称	摘要欄記載事項	電算コード	内 容
調後	インスリン製剤等を処方している保険医療機関の名称	850100373	情報提供を行った年月日：（元号）yy“年”mm“月”dd“日”
	当該保険医療機関に情報提供を行った年月日	830100447	インスリン製剤等を処方した保険医療機関名

第3章

在宅患者訪問薬剤管理

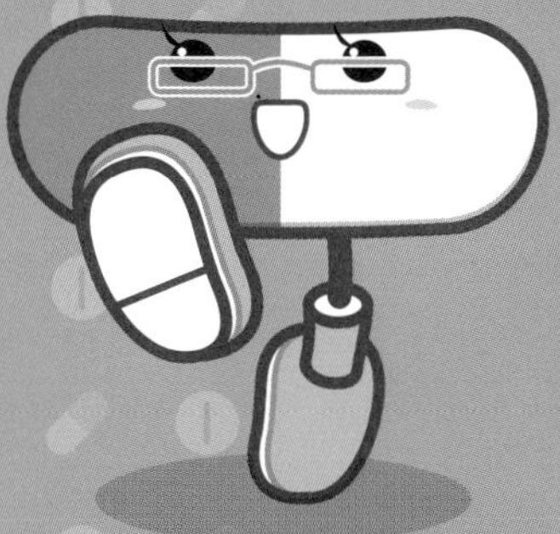

在宅患者訪問薬剤管理指導料/在宅患者オンライン薬剤管理指導料

» **在宅患者訪問薬剤管理指導料**：訪問診療を担う医師の指示により，通院が困難な在宅療養患者宅を訪問して行う薬学的管理指導料

» **在宅患者オンライン薬剤管理指導料**：訪問診療を担う医師の指示により，通院が困難な在宅療養患者に情報通信機器を介して行う薬学的管理指導料

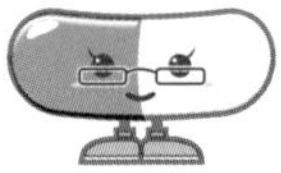

薬学管理料１回につき

▶ **在宅患者訪問薬剤管理指導料**　（　）内は在宅療養の条件

（単一建物診療患者が１人の場合）
650点 訪A

（単一建物診療患者が2人以上9人以下の場合）
320点 訪B

（10人以上の場合）
290点 訪C

（在宅療養に対する情報通信機器を用いた薬剤管理指導）
59点 在オ

在宅患者訪問薬剤管理指導料の解説

１ヵ月を単位として，同じ建物に居住する何人の患者に対して在宅患者訪問薬剤管理指導を行ったかにより点数が付与されます（**図1**）．移動コストがかかる小規模な住居，あるいは同一の建物に居住する少人数の患者を訪問する際は，同一建物診療患者１人と見なす点数となっています（**図2**）．この薬学管理料は，地域支援体制加算の求める実績の一つとなっています．

注意する点として，複数ユニットごとに訪問診療している医療機関が異なる場合のグループホームなどでは，どの点数で算定するか迷うことがありますが，施設はどのようなユニット構成か届出を出しているので，それを確認して判断します．関連する在宅協力薬局と距離制限，麻薬管理指導加算，在宅患者緊急訪問薬剤管理指導料，在宅患者緊急時等共同指導料，退院時共同指導料に変更はありません．

単一建物診療患者の人数とは
同じ建物内で在宅患者訪問薬剤管理指導を同一月に実施している患者の人数
ユニットとは
施設の居室をユニットに分け，少人数の小規模な家庭的な環境で共同生活を送る共同生活住居

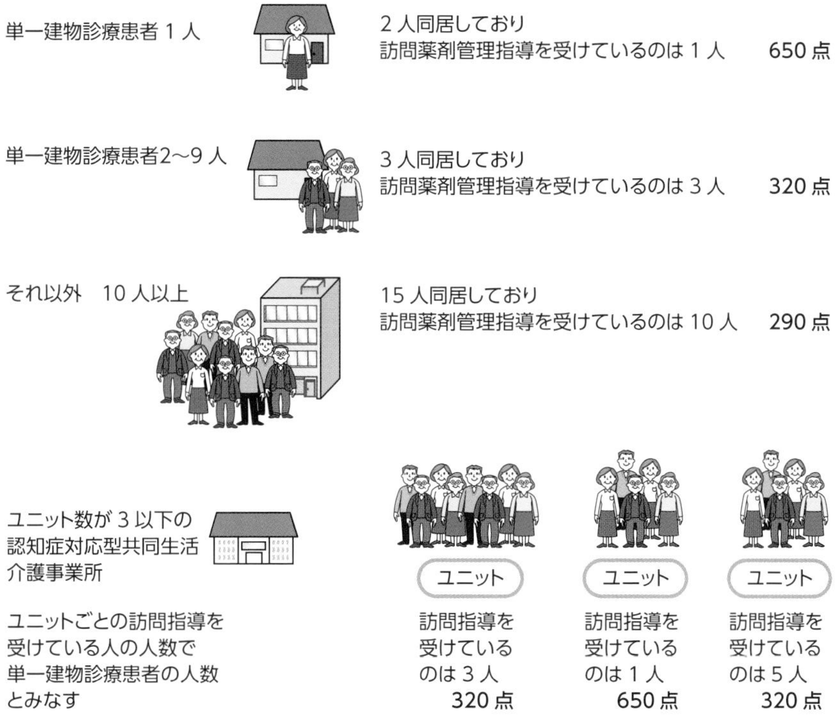
単一建物診療患者 1 人
2 人同居しており
訪問薬剤管理指導を受けているのは 1 人
650 点
単一建物診療患者2～9 人
3 人同居しており
訪問薬剤管理指導を受けているのは 3 人
320 点
それ以外　10 人以上
15 人同居しており
訪問薬剤管理指導を受けているのは 10 人
290 点
ユニット数が 3 以下の
認知症対応型共同生活
介護事業所
ユニットごとの訪問指導を
受けている人の人数で
単一建物診療患者の人数
とみなす
ユニット
訪問指導を
受けている
のは 3 人
320 点
ユニット
訪問指導を
受けている
のは 1 人
650 点
ユニット
訪問指導を
受けている
のは 5 人
320 点

図1　単一建物診療患者と点数

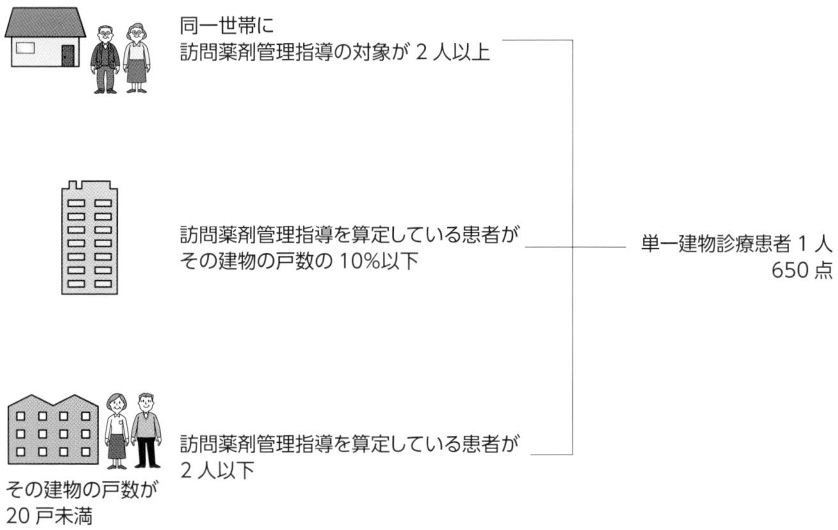

図2　単一建物診療患者 1 人とみなす場合

在宅療養を担っている医療機関の保険医と連携している他の保険医の求めにより，患者宅を訪問し薬学管理指導を行った場合は，在宅療養を担う保険医にも，必要と思われる内容を情報提供することとなりました．このとき，訪問指示を行った保険医は，在宅療養を担っている担当医に確認し，薬学的管理指導計画書に担当医ではない医師の氏名・医療機関名を記載します．担当医への確認は，訪問指導を行った後，その医師への情報提供後に行ってもよいとされています[*1]．

法に定められている調剤の場所

薬剤師法施行規則第13条には，薬剤師法第22条における厚生労働大臣の定める「調剤の場所」が示されています（**表1**）．

平成26年3月31日，薬剤師法第22条の「調剤の場所」に関して，薬剤師法施行規則の一部を改正する改正省令[*2]が発出されました．改正の趣旨は，在宅医療での実情に沿うもので，薬剤師が居宅でも残薬を確認し，疑義照会を行って薬剤料を減らすことができることを盛り込んでいます．

表1　薬剤師法施行規則第13条における調剤の場所

法 律	居室と定義されるもの
居 宅	参 考［同一建物に居住する患者の定義］ •老人福祉法：養護老人ホーム，軽費老人ホーム，有料老人ホーム，特別養護老人ホーム，マンション（サ高住※など） •介護保険法：短期入所生活介護，小規模多機能型居宅介護（指定地域密着型サービスの事業の人員，設備及び運営に関する基準第63条第5項に規定する宿泊サービスに限る），認知症対応型共同生活介護，介護予防短期入所生活介護，介護予防小規模多機能型居宅介護（指定地域密着型介護予防サービスの事業の人員，設備及び運営並びに指定地域密着型介護予防サービスに係る介護予防のための効果的な支援の方法に関する基準（平成18年厚生労働省令第36号）第44条第5項に規定する宿泊サービスに限る），介護予防認知症対応型共同生活介護
児童福祉法 （昭和22年法律第164号）	乳児院（第37条），母子生活支援施設（第38条），児童養護施設（第41条），知的障害児施設（第42条），盲ろうあ指導施設（第43条の2），肢体不自由児施設（第43条の2），児童自立支援施設（第44条）
生活保護法 （昭和25年法律第144号）	救護施設（第38条第2項），更生施設（第38条第3項）
売春防止法 （昭和31年律第118号）	婦人保護施設
老人福祉法 （昭和38年律第133号）	養護老人ホーム（第20条の4），特別養護老人ホーム（第20条の5），軽費老人ホーム（第20条の6）
障害者の日常生活及び社会生活を総合的に支援するための法律 （平成17年律第123号）	障害者支援施設（第5条第12項），福祉ホーム（第5条第22項）

※サービス付き高齢者向け住宅

＊1：厚生労働省保険局医療課：疑義解釈資料の送付について（その1）調剤報酬点数表関係 問36，令和4年3月31日．
＊2：薬剤師法施行規則の一部を改正する省令，平成26年厚生労働省令第48号．

薬剤師法第22条

調剤の場所

第22条　薬剤師は，医療を受ける者の居宅等(居宅その他の厚生労働省令で定める場所をいう．)において医師又は歯科医師が交付した処方せんにより，当該居宅等において調剤の業務のうち厚生労働省令で定めるものを行う場合を除き，薬局以外の場所で，販売又は授与の目的で調剤してはならない．ただし，病院若しくは診療所又は飼育動物診療施設(獣医療法(平成4年法律第46号)第2条第2項 に規定する診療施設をいい，往診のみによって獣医師に飼育動物の診療業務を行わせる者の住所を含む．以下この条において同じ．)の調剤所において，その病院若しくは診療所又は飼育動物診療施設で診療に従事する医師若しくは歯科医師又は獣医師の処方せんによって調剤する場合及び災害その他特殊の事由により薬剤師が薬局において調剤することができない場合その他の厚生労働省令で定める特別の事情がある場合は，この限りでない．

薬剤師法第22条改正に対する薬剤師法施行規則

居宅等において行うことのできる調剤の業務

第13条の2

1　薬剤師が，処方せん中に疑わしい点があるかどうかを確認する業務及び処方せん中に疑わしい点があるときは，その処方せんを交付した医師又は歯科医師に問い合わせて，その疑わしい点を確かめる業務

2　薬剤師が，処方せんを交付した医師又は歯科医師の同意を得て，当該処方せんに記載された医薬品の数量を減らして調剤する業務(調剤された薬剤の全部若しくは一部が不潔になり，若しくは変質若しくは変敗するおそれ，調剤された薬剤に異物が混入し，若しくは付着するおそれ又は調剤された薬剤が病原微生物その他疾病の原因となるものに汚染されるおそれがない場合に限る)

調剤の場所の特例に関する特別の事情

第13条の3

1　災害その他特殊の事由により薬剤師が薬局において調剤することができない場合

2　患者が負傷等により寝たきりの状態にあり，又は歩行が困難である場合，患者又は現にその看護に当たっている者が運搬することが困難な物が処方された場合その他これらに準ずる場合に，薬剤師が医療を受ける者の居宅等(第13条各号に掲げる場所をいう)を訪問して前条の業務を行う場合

在宅患者訪問薬剤管理指導料の算定要件

□通院が困難で在宅療養[*3]している患者か．

□薬局と患者居宅の距離が16km以内か．

□保険薬局の名称，所在地，在宅患者に対して訪問管理指導を行うことを地方厚生局に届出ているか．

□医師の訪問指示を受けているか．

□訪問前に薬学的管理指導計画を策定し，1月に1度見直したか．

□患者宅を訪問して，必要な薬学的管理指導を行ったか．

□訪問結果について，訪問指示をした保険医に情報提供したか．

□訪問結果について，介護専門員など関係他職種に必要な情報を提供したか．

＊3：保険医療機関または介護老人保健施設で療養を行っている患者以外の患者．

□在宅協力薬局がある場合は，代替する訪問指導があることについて患者の同意を得たか．
□薬剤服用歴に次の事項を記録したか．
- 訪問の実施日
- 訪問した薬剤師の氏名
- 処方医から提供された情報の要点
- 訪問して実施した薬学的管理指導の内容（薬剤の保管状況，服薬状況，残薬の状況，投薬後の併用薬剤，投薬後の併診，服薬中の体調変化，重複服用，相互作用などに関する確認，実施した服薬支援措置など）
- 処方医に提供した訪問結果に関する情報の要点
- 処方医以外の医療関係職種に提供した訪問結果に関する情報の要点
- 在宅協力薬局が訪問したときは，共有した訪問結果の要点

□訪A，訪B，訪C，在オ合わせて1週間あたり保険薬剤師1人につき月40回までの算定になっているか．
□患者1名につき，訪A，訪B，訪C，在オ合わせて月2回以上算定した場合，算定日の間隔は6日以上となっているか．
□患者1名につき，訪A，訪B，訪C，在オ合わせて末期悪性腫瘍・中心静脈栄養対象の訪問指導が週2回かつ月8回まで，それ以外の疾病では月4回までの範囲か．
□交通費は実費で患者負担としているか．

在宅患者オンライン薬剤管理指導料の解説

令和元年12月4日以降，薬機等法の改正により，外来患者へのオンライン服薬指導と在宅患者への通信機器を用いたオンライン服薬指導が認められました．その後，令和4年3月31日に改正省令が公布され，オンライン服薬指導の規定が改正されました．続いて令和4年9月30日には，在宅におけるオンライン服薬指導に対する薬機法施行規則第15条第2項の改正が発出され，服薬指導の場所や処方箋の規定が改正されています．**表2**に主な改正点を示します．9月の改正では，薬剤師がオンライン服薬指導を行う場所について，変更調剤に対応できるよう薬局にいる薬剤師と相互に連絡が取れるのであれば，薬局外からのオンライン服薬指導が可能となりました．患者側の通信環境は，患者の希望するデバイスやネットワークに対応できるよう配慮が求められています．薬剤師が用いる個人所有端末の業務利用については，一定の管理が必要とされ，「医療情報システムの安全管理に関するガイドライン 第5.2版」（令和4年3月）の6.9. 情報及び情報機器の持ち出し並びに外部利用について，B～Dを参照する必要があります．介護施設において，複数の患者が入居する居室で服薬指導を行う際，患者ごとのプライバシーへの配慮が求められています．オンライン実施要領の概要は**表2**にまとめました．なお，情報通信機器の運用費用，薬剤の配送料は，社会通念上妥当な額を実費徴収することができます．

表2 オンライン服薬指導の要点（改正点[*4]を含む）

実施方法	•初回でも薬剤師の判断により，オンライン（情報通信機器）服薬指導が可能
通信方法	•映像・音声による対応は可であるが，音声のみは不可
本人確認の手段	•薬剤師：薬剤師は顔写真付きの身分証明書，HPKIカードや薬剤師免許など •患者：保険証やマイナンバーカードなど
薬剤師に必要な知識・技能の確保	•情報通信機器の使用や情報セキュリティなどに関する知識が必要
薬剤の交付	•配送：温度管理など品質保持に注意が必要な薬品，早急に投与が必要な薬品，麻・向・覚原，放射性医薬品，毒・劇など厳格な管理が必要な薬品は，適正な配送方法を選択，または直接届ける，家族などに来局を求める •初診時の投与確認：処方した医師に，オンライン診療指針を遵守しているか確認する •麻・向の処方 •基礎疾患などの情報が把握できていない患者に特に安全管理が必要な薬品の処方 •基礎疾患などの情報が把握できていない患者に8日分以上の処方
服薬指導を受ける場所	•プライバシーが保たれる場所
服薬指導を行う場所	•患者の求めや患者に異議がない場合は薬局外
認められる代金決済	•配送業者による代金引換，銀行振込，クレジットカード決済，その他の電子決済
薬局内の掲示	•オンライン服薬指導の時間に関する事項（予約制など） •オンライン服薬指導の方法（使用可能なソフトウェア，アプリケーションなど） •薬剤の配送方法 •費用の支払方法（代金引換サービス，クレジットカード決済など）
処方箋の管理	•医療機関から処方箋原本を入手するまでの間は，ファクシミリやメールなどにより送付された情報を処方箋※とみなして調剤などを行う •処方箋原本をファクシミリやメールなどにより送付された処方箋情報とともに保管する

※薬剤師法 第23条～第27条，薬機法 第49条における処方箋

在宅患者オンライン薬剤管理指導料の算定要件

□訪問診療の実施に係る処方箋を交付された患者か．

□オンライン服薬指導の実施の可否を判断し，適切でないときはオンライン服薬指導を行わず，対面による診療を勧告しているか．

□訪問診療を行った医師に対して，オンライン服薬指導の結果を情報提供しているか．

□原則として手帳を用いて服用中の薬剤について確認をしているか．

□手帳から薬剤服用歴および服用中の医薬品などについて確認し，関係者が閲覧したときに一元的かつ継続的に確認ができるよう，手帳に情報を記載または添付したか．

□保険薬剤師1人につき最多週40回に限り算定しているか．

□患者1名につき，訪A，訪B，訪C，在オ合わせて月2回以上算定した場合，算定日の間隔は6日以上となっているか．

□患者1名につき，訪A，訪B，訪C，在オ合わせて末期悪性腫瘍・中心静脈栄養対象の訪問指導が週2回かつ月8回まで，それ以外の疾病では月4回までの範囲か．

□オンライン服薬指導は，患者のプライバシーが保たれる場所で行ったか．

□薬剤を配送したときは，受け取ったことを電話などにより確認したか．

＊4：薬生発0930第1号：オンライン服薬指導の実施要領について，令和4年9月30日．

レセプト略称と記載する際の注意点

レセプトの薬学管理料欄に，在宅患者訪問薬剤管理指導料「訪A」，「訪B」，「訪C」，「在オ」のいずれかの記号と回数をそれぞれ記載します．また，レセプトの摘要欄には，**表3**に示す内容の記載が必要です．

表3　レセプトの摘要欄記載事項

略称	摘要欄記載事項	電算コード	内容
訪A 訪B 訪C 在オ	調剤を行っていない月の算定：情報提供または訪問の対象となる調剤の年月日および投薬日数を記載	基本料・薬学管理料レコード「前回調剤年月日」	(元号) yy “年” mm “月” dd “日調剤”
			ddd” 日分投薬”
	月に2回以上算定した場合，訪問指導年月日・投薬日数を記載	850100378	訪問指導年月日： (元号) yy “年” mm “月” dd “日”
訪B 訪C	単一建物診療患者が2人以上の場合，その人数を記載	842100071	単一建物診療患者人数
訪A 訪B 訪C	• 1つの患家に同居する同一世帯の患者が2人以上いる場合 • 在宅患者訪問薬剤管理指導料を算定する患者数が，当該建築物の戸数の10%以下の場合 • 当該建築物の戸数が20戸未満で，算定対象患者が2人以下の場合 • ユニット数が3以下の認知症対応型共同生活介護事業所を単一建物診療患者の人数とみなす場合 いずれか該当するものを記載	820100103	同居する同一世帯の患者が2人以上
		820100371	訪問薬剤管理指導を行う患者数が当該建築物の戸数の10%以下
		820100372	当該建築物戸数が20戸未満で訪問薬剤管理指導を行う患者が2人以下
		820100094	ユニット数が3以下の認知症対応型共同生活介護事業所
	在宅基幹薬局に代わって在宅協力薬局が訪問薬剤管理指導を実施し算定した場合 在宅基幹薬局は当該訪問薬剤管理指導を実施した日付および在宅協力薬局名を記載	850100379	在宅基幹薬局…実施年月日： (元号) yy “年” mm “月” dd “日”
		830100448	在宅協力薬局名
	在宅基幹薬局に代わって在宅協力薬局が訪問薬剤管理指導(介護保険における居宅療養管理指導費・介護予防居宅療養管理指導費を含む)を実施した場合であって，処方箋が交付されていた場合 在宅協力薬局は当該訪問薬剤管理指導を実施した日付を記載	850100380	在宅協力薬局…実施年月日： (元号) yy “年” mm “月” dd “日”

在宅協力薬局と距離制限

>> **在宅基幹薬局**：在宅管理指導の指示により，その患者の訪問薬剤管理指導を主に行っている薬局で，麻薬小売業の免許を取得している薬局[*1]

>> **在宅協力薬局**：基幹薬局と連携しており在宅訪問を行う届出がなされている薬局で，麻薬小売業の免許を取得している薬局[*2]

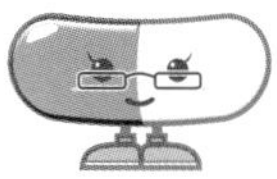

在宅医療における訪問薬剤管理指導はマンパワーを必要とします．薬剤師の数が少ない薬局では，在宅医療に取り組む意欲があっても，患者の居宅に行く際，薬剤師のやりくりに苦労しているケースが少なくありません．薬剤師が感染症に罹患したときのような緊急時に，あらかじめ連携している薬局が代わって，訪問薬剤管理指導を継続できるシステムです（**図1**，**2**）．

在宅協力薬局に関する事項

在宅協力薬局に業務を依頼できる算定要件を**表1**にまとめます．連携薬局である在宅協力薬局と合意に至って業務を代替したときは，薬学管理料は在宅基幹薬局が請求し，調剤を実際に行った場合は在宅協力薬局が請求を行います（**図2**，**表2**）．代替した業務の費用

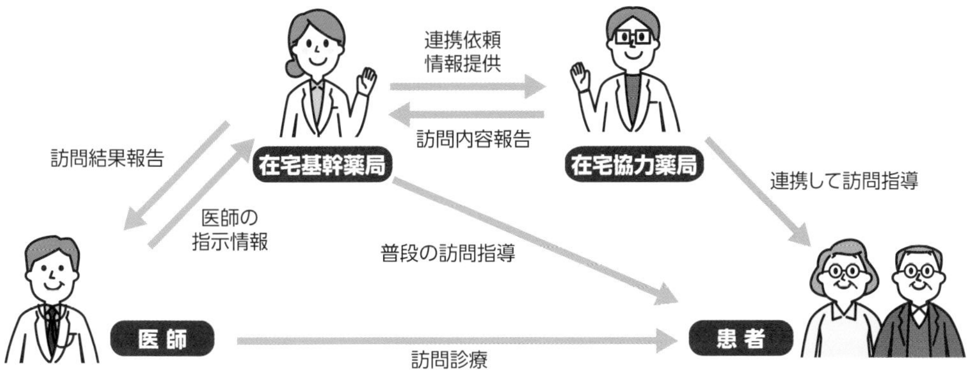

図1　在宅医療の連携

＊1：厚生労働省保健局医療課：疑義解釈資料の送付について（その1）在宅患者訪問薬剤管理指導料 問5，平成24年3月30日．

＊2：厚生労働省保健局医療課：疑義解釈資料の送付について（その1）在宅患者訪問薬剤管理指導料 問1・問5，平成24年3月30日．

①訪問指導を在宅協力薬局に依頼する場合

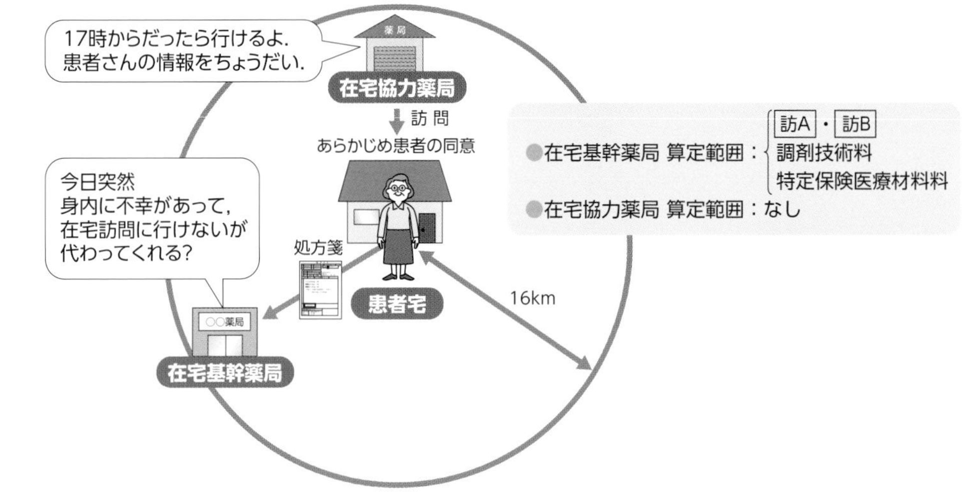

②訪問指導と調剤を在宅協力薬局に依頼する場合

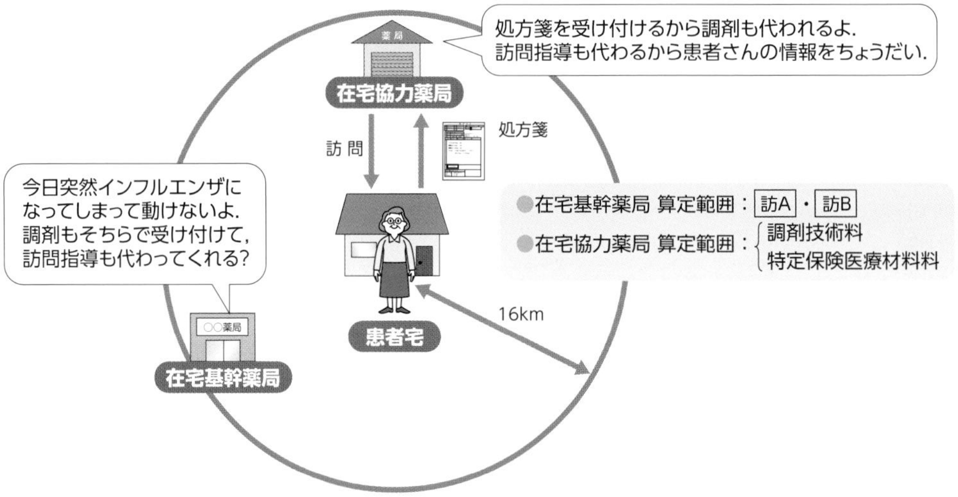

図2　在宅基幹薬局と在宅協力薬局の在宅医療における連携

表1　在宅協力薬局に関連した点数の算定要件

在宅協力薬局の位置	保険薬局と患者居宅の距離16km圏内に位置する
患者または家族の同意	やむを得ないときは在宅協力薬局が情報を共有し，業務を代替することに同意している
情報共有	• 在宅協力薬局と薬学的管理計画を共有 • 在宅協力薬局が訪問管理指導を実施したときは，薬剤服用歴に記録して在宅基幹薬局と記録内容を共有
麻薬小売業者免許	在宅基幹薬局，在宅協力薬局ともに必要
医師への報告	在宅基幹薬局が行う
費用の精算	在宅協力薬局が実施した実務に関する費用は合議して精算する

清算は，2つの薬局間であらかじめ話し合って，双方が合意した方法で行います．施設基準を満たした在宅患者調剤加算（→p.18）の算定では，調剤を実際に行った薬局での算定となっています．また，麻薬管理指導加算（→p.73）は，調剤を在宅協力薬局が行い在宅基幹薬局は依頼のみであっても，在宅基幹薬局が算定します．この理由は，麻薬管理指導加算が「訪問薬剤管理指導料」に対する加算であるためで，請求も在宅基幹薬局が行います．在宅医療に関する薬学管理料と，在宅協力薬局による訪問の代替，距離制限などについて**表3**にまとめました．訪問薬剤管理指導では，交通費は実費を患者が負担します．これらの要件は，在宅患者訪問薬剤管理指導料，在宅患者緊急訪問薬剤管理指導料に共通します．

表2　基幹薬局と在宅協力薬局の業務評価（薬局双方が在宅患者調剤加算の施設基準をとっている場合）

①在宅基幹薬局が処方箋を受付して調剤し，訪問を在宅協力薬局に依頼する場合

	その薬局の業務	医師または歯科医師への報告	薬歴の記載・情報共有	請求				
				[訪A]・[訪B] [緊訪]・[介]	[麻]	[在]※	調剤基本料 調剤技術料 薬剤料その他	レセプト摘要欄
在宅基幹薬局	調剤のみ	○	○	○	○	○	○	•訪問指導実施の日付 •在宅協力薬局名 •やむを得ない理由
在宅協力薬局	調剤なし 訪問指導	—	○	×	×	×	×	—

※在宅患者調剤加算

②在宅協力薬局が処方箋を受付して，調剤・訪問も在宅協力薬局に依頼する場合

	その薬局の業務	医師または歯科医師への報告	薬歴の記載・情報共有	請求				
				[訪A]・[訪B] [緊訪]・[介]	[麻]	[在]※	調剤基本料 調剤技術料 薬剤料その他	レセプト摘要欄
在宅基幹薬局	調剤なし	○	○	○	○	×	×	•訪問指導実施の日付 •在宅協力薬局名 •やむを得ない理由
在宅協力薬局	調剤と 訪問指導	—	○	×	×	○	○	訪問指導実施の日付

※在宅患者調剤加算

表3　在宅医療における薬学管理料

	在宅協力薬局による代替	患者居宅からの距離16km以内	麻薬管理指導加算	交通費
在宅患者訪問薬剤管理指導料	○	○	○	実費患者負担
在宅患者緊急訪問薬剤管理指導料	○	○	○	実費患者負担
在宅患者緊急等共同指導料	—	○	○	—
退院時共同指導料	—	—	—	—
介護予防居宅療養管理指導費	○	—	○（特薬）	実費患者負担※
居宅療養管理指導費	○	—	○（特薬）	実費患者負担※

※居宅療養管理指導費に伴う交通費は実費を徴収してよいと，老企第36号（平成12年3月1日）に明記されている．国税局では，「居宅サービスの利用者負担の交通費は消費税課税の対象となる」としている．

なぜ介護報酬には16kmの距離制限がないのか

保険薬局と患者の居宅が16km以内の圏内にあれば，在宅患者訪問薬剤管理指導の対象となります．この圏外に位置する場合は，請求は認められません．ただし，16km以内の圏内に在宅患者訪問薬剤管理指導を行う保険薬局がないなど，特殊な事情がある場合は認められます．在宅協力薬局もその圏内にあることが要件です．距離が16kmとなっているのは，医科の往診（訪問診療）の規定*3が基になっていることがあげられます．医科では，特殊な事情と認められない限り，16km圏外への往診は往診料の保険請求が認められず，患者負担となっています．

一方，介護保険の居宅療養管理指導（介護予防居宅療養管理指導）では，在宅協力薬局による業務の代替については認められていますが，16km圏内という距離制限は規定されていません．

*3：厚生労働省告示第57号：「医科診療報酬点数表に関する事項」の第1章特掲診療料，第2部在宅医療，第1節 在宅患者診療・指導料　C000往診料，平成26年3月5日．

在宅患者緊急訪問薬剤管理指導料1・2/在宅患者緊急オンライン薬剤管理指導料

≫ **在宅患者緊急訪問薬剤管理指導料1・2**：在宅療養を担う医師の求めにより，容態が急変した患者宅を訪問して行う薬学的管理指導料

≫ **在宅患者緊急オンライン薬剤管理指導料**：在宅療養の計画対象である疾患について急変が生じ，医師の指示により，通院が困難な患者に情報通信機器を介して行う薬学的管理指導料

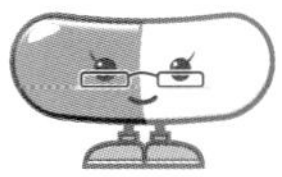

薬学管理料１回につき

（　）内は在宅療養の条件

▶ **在宅患者緊急訪問薬剤管理指導料１**
（計画的な訪問薬剤管理指導の対象となる疾患の急変に伴う場合）
500点 緊訪A

▶ **在宅患者緊急訪問薬剤管理指導料２**
（計画的な訪問薬剤管理指導の対象以外の疾患の急変に伴う場合）
200点 緊訪B

▶ **在宅患者緊急オンライン薬剤管理指導料**
（在宅療養患者の急変に対して情報通信機器を用いた薬剤管理指導をした場合）
59点 緊訪オ

在宅患者緊急訪問薬剤管理指導料1・2/在宅患者緊急オンライン薬剤管理指導料の解説

保険薬局の行う在宅医療において，あらかじめ薬学的管理計画を立てていても，患者の容態が急変し，処方の変更や追加が必要となり，それに伴う服薬指導を要請されることがあります．このような緊急時に，訪問診療をしている医師の要請で薬剤師が緊急に患者宅に赴いて服薬指導したときの管理指導料です．

管理指導の対象となった疾患について急変が生じ，要件を満たしたときは，在宅患者緊急訪問薬剤管理指導料１を算定することができます．このとき実施される管理指導は，定期的な処方との違いを踏まえたうえで，患者の容態の急変に伴う処方内容について行われ，その内容は，次の定期的な訪問薬剤管理指導の計画立案に反映されます．

対象ではない疾患が急変したときに，保険医からの要請で緊急に患者宅を訪問し，臨時薬などの服薬指導を行い，保険医に情報提供した場合は在宅患者緊急訪問薬剤管理指導

料2を算定します.

訪問後，薬剤服用歴に要件とされる事項を記載し，医師には文書で訪問薬剤管理指導の結果を報告します．一方，薬局と患者居宅の距離は16km以内であることが必要で，この距離を超えた場合は保険診療として認められません．患者の希望で16kmを超えた場合は，在宅患者緊急訪問薬剤管理指導料は患者負担となります．算定には上限があり，在宅患者緊急訪問薬剤管理指導料1・2・在宅患者緊急オンライン薬剤管理指導料をあわせて月4回まで認められています．また，同意を得ていれば在宅協力薬局が緊急訪問薬剤管理指導を行うことができます．併算定できる加算を**表1**に示します.

表1　在宅患者緊急訪問薬剤管理指導料/在宅患者緊急オンライン薬剤管理指導料と加算

加算名	在宅患者緊急訪問薬剤管理指導料	在宅患者緊急オンライン薬剤管理指導料
調剤管理加算	3点	3点
医療情報・システム基盤整備体制充実加算1	3点	3点
医療情報・システム基盤整備体制充実加算2	1点	1点
在宅　麻薬管理指導加算	100点	外来として　22点
在宅患者医療用麻薬持続注射療法加算	250点	不可
在宅　乳幼児加算	100点	外来として　12点
在宅　小児特定加算	450点	350点
在宅中心静脈栄養法加算	150点	不可
外来服薬支援料1	不可	不可
外来服薬支援料2	185点	185点
	7日分につき　34点	7日分につき　34点
	43日以上　240点	43日以上　240点
服用薬剤調整支援料1	125点	125点
服用薬剤調整支援料2	解消実績あり　110点	解消実績あり　110点
	それ以外　90点	それ以外　90点
服薬情報等提供料1・2・3	不可	不可
在宅患者重複投薬・相互作用等防止管理料	残薬調整以外　40点	残薬調整以外　40点
	残薬調整　30点	残薬調整　30点
経管投薬支援料	100点	100点

在宅患者緊急訪問薬剤管理指導料の算定要件

□通院が困難で在宅療養している患者か.

□薬局と患者居宅の距離が16km以内か.

□保険薬局の名称，所在地，在宅患者に対して訪問管理指導を行うことを地方厚生局に届出ているか.

□在宅療養を担う医師もしくはその医療機関と連携する他の医療機関の医師の訪問指示を受けているか.

□在宅患者緊急訪問薬剤管理指導料1：管理指導計画を立てている疾患が急変し，それに伴う必要な薬学管理指導を行ったか.

□在宅患者緊急訪問薬剤管理指導料2：管理指導計画の対象以外の疾患により容態が急変し，それに伴う必要な薬学管理指導を行ったか．

□緊訪A，緊訪Bに該当し，情報通信機器を用いて薬学的管理指導を行った場合は緊訪オとして算定したか．

□訪問結果について，在宅療養を担当する医療機関と連携する他の医療機関の要請を行った医師に文書で情報提供したか．

□他の医療機関からの要請により緊急に訪問した内容は，在宅療養を担当する医師にも文書で情報提供したか．

□他の医療機関の医師からの要請を受けた場合は，担当医に確認し，薬学的管理指導計画書などにその医師の氏名と医療機関名を記載したか．

□薬剤服用歴に次の事項を記録したか．

- 訪問の実施日・訪問した薬剤師の氏名
- 医師から緊急要請があった日付，要請の内容，要請により訪問した旨
- 訪問して実施した薬学的管理指導の内容（服薬状況，“副作用”・相互作用に関する確認など）
- 処方医に提供した訪問結果に関する情報の要点

□交通費は実費で患者負担としているか．

参考　**“副作用”の文言使用について**

令和4年の改訂より，「患者の服用中の体調変化（副作用が疑われる症状など）」という表現が多用されている．

レセプト略称と記載する際の注意点

レセプトの薬学管理料欄に，「緊訪A」，「緊訪B」，「緊訪オ」のいずれかの記号と回数をそれぞれ記載します．また，レセプトの摘要欄には，**表2**に示す内容の記載が必要です．

表2　レセプトの摘要欄記載事項

略称	摘要欄記載事項	電算コード	内容
緊訪A 緊訪B 緊訪オ	調剤を行っていない月の算定：情報提供または訪問の対象となる調剤の年月日および投薬日数を記載	基本料・薬学管理料レコード「前回調剤年月日」	（元号）yy“年”mm“月”dd“日調剤”
			ddd“日分投薬”
	在宅基幹薬局に代わって在宅協力薬局が訪問薬剤管理指導を実施し算定した場合，在宅基幹薬局は当該訪問薬剤管理指導を実施した日付および在宅協力薬局名を記載	850100380	在宅基幹薬局…実施年月日：（元号）yy“年”mm“月”dd“日”
		830100449	在宅協力薬局名
	在宅基幹薬局に代わって在宅協力薬局が訪問薬剤管理指導（介護保険における居宅療養管理指導・介護予防居宅療養管理指導を含む）を実施しており，処方箋が交付されていた場合，在宅協力薬局は当該訪問薬剤管理指導を実施した日付を記載	850100382	在宅協力薬局…実施年月日：（元号）yy“年”mm“月”dd“日”

在宅患者緊急時等共同指導料

>> 在宅療養患者の容態急変や診療方針変更時に，医師の求めにより医療関係職種がカンファレンスを行い，その結果をもとに薬学的管理指導を行ったときの薬学管理料

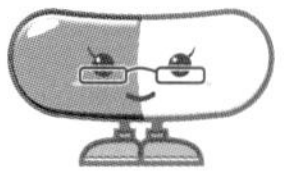

カンファレンスに基づく薬学的管理指導１回につき

（月２回まで）

700点 緊共

解説

在宅で療養中の患者は，保険薬局だけでなく，訪問診療や訪問看護などに携わる多職種に支えられています．患者の容態が急変したり，診療方針の変更があるときに，患者の在宅療養を担う医師やその医療機関と連携する他の医療機関の医師の求めにより，関係する医療関係の各職種（訪問診療をしている保険医・歯科医師，訪問看護ステーションの看護師，保健師，助産師，理学療法士，作業療法士もしくは言語聴覚士，介護支援専門店または相談支援専門員）が共同でカンファレンスを行い，情報を共有して方針を立てることを評価しています．薬局薬剤師は，カンファレンスの結果を薬剤管理指導計画に反映させ，患者宅を訪問して管理指導を行ったうえで算定することができます．この算定は月に2回まで認められており，カンファレンスを行った日以外に薬学的管理指導を行う場合は，カンファレンスを行った日からすみやかに指導を行うことが求められています．

また，保険薬局の保険薬剤師が，ビデオ通話が可能な機器を用いてカンファレンスに参加することができるとされていますが，１名以上は患者宅に赴いていることが条件とされています．ビデオ通話を利用する際は，患者の個人情報をビデオ通話画面上で共有するため，患者の同意が必要です．「医療情報システムの安全管理に関するガイドライン」（厚生労働省）に対応することが求められています．

別添3　調剤報酬点数表に関する事項

区分15の3　在宅患者緊急時等共同指導料

(4)当該カンファレンスは，保険薬局の保険薬剤師が，ビデオ通話が可能な機器を用いて参加することができる．ただし，当該患者に対する診療等を行う医療関係職種等の1者以上は，患家に赴きカンファレンスを行っていること．

(5) (4)において，患者の個人情報を当該ビデオ通話の画面上で共有する際は，患者の同意を得ていること．また，保険医療機関の電子カルテなどを含む医療情報システムと共通のネットワーク上の端末においてカンファレンスを実施する場合には，厚生労働省「医療情報システムの安全管理に関するガイドライン」に対応していること．

在宅患者緊急時等共同指導料を算定した場合，在宅患者訪問薬剤管理指導料は算定できません．一方，情報通信機器を用いて薬剤管理指導を行った場合は，在宅患者オンライン薬剤管理指導料を算定し，在宅患者緊急時等共同指導料は算定できません．併算定できる加算を**表1**に示します．

表1　在宅患者緊急時等共同指導料の加算

加算名	在宅患者緊急時共同指導料
調剤管理加算	3点
医療情報・システム基盤整備体制充実加算1	3点
医療情報・システム基盤整備体制充実加算2	1点
在宅　　麻薬管理指導加算	100点
在宅患者医療用麻薬持続注射療法加算	250点
在宅　　乳幼児加算	100点
在宅　　小児特定加算	350点
在宅中心静脈栄養法加算	150点
外来服薬支援料1	不可
外来服薬支援料2	185点
	7日分につき　34点
	43日以上　240点
服用薬剤調整支援料1	125点
服用薬剤調整支援料2	解消実績あり　110点
	それ以外　90点
服薬情報等提供料1・2・3	不可
在宅患者重複投薬・相互作用等防止管理料	残薬調整以外　40点
	残薬調整　30点
経管投薬支援料	100点

算定要件

☐在宅療養を担う医師もしくはその医療機関と連携する他の医療機関の医師の求めにより，関係医療職種と共同で行われるカンファレンスに参加しているか．

☐在宅療養を担う医師の求めにより，患者宅を訪問して管理指導を行った場合は，在宅療養を担う医師に文書で情報提供をしたか．

□カンファレンス結果に基づく薬学管理指導を行ったか.

□在宅療養を担当する医療機関と連携する他の医療機関の医師の求めにより，患者宅を訪問して管理指導を行った場合は，訪問結果について文書で情報提供をしたか.

□他の医療機関の医師の要請を受けた場合は，担当医に確認し，薬学的管理指導計画書などにその医師の氏名と医療機関名を記載したか.

□薬剤服用歴に次の事項を記録したか.

- 調剤管理料に規定されている薬剤服用歴必要事項
- カンファレンスおよび薬学的管理指導の実施日
- 薬学的管理指導を行った薬剤師の氏名
- カンファレンスに参加した他医療関係職種などの氏名
- 緊急に医師からの要請があり，他医療関係職種と共同で行ったカンファレンスの結果をもとに，患者宅を訪問し薬学的管理指導をした旨およびその理由
- 患者宅を訪問して，カンファレンスの結果をもとに実施した薬学的管理指導の内容（服薬状況，“副作用”（→p.101）・相互作用に関する確認など）
- 処方医に提供した訪問結果に関する情報の要点

□交通費は実費の患者負担としているか.

レセプト略称と記載する際の注意点

レセプトの薬学管理料欄に，「緊共」略称と回数をそれぞれ記載します．また，レセプトの摘要欄には，**表2**に示す内容の記載が必要です.

表2　レセプトの摘要欄記載事項

略称	摘要欄記載事項	電算コード	内容
緊共	調剤を行っていない月の算定：情報提供または訪問の対象となる調剤の年月日および投薬日数を記載	基本料・薬学管理料レコード「前回調剤年月日」	(元号) yy “年” mm “月” dd “日調剤”
			ddd “日分投薬”

経管投薬支援料

>> 胃ろうもしくは腸ろうによる経管（経鼻）投薬を行っている患者への簡易懸濁法による投薬について行った支援に対する評価点数

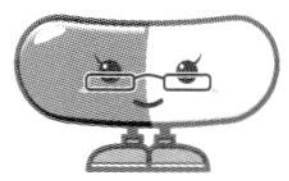

1回に限り

（患者1人につき複数回支援を行っても1回のみ）

100点 経

解説

経口による食事摂取ができない患者や，誤嚥性肺炎が危惧される患者では，腹部に造設した胃ろうや，経鼻からカテーテルを挿入して栄養分を摂取できるようにする管理法があります．このような状態の患者は，食事だけでなく，内服薬の服用にも支障が生じます．錠剤粉砕やカプセル開封による調剤（→p.17）をあらかじめ薬局で交付して，散薬となった薬を経管で与薬すると，チューブ閉塞や品質変化が起きると指摘されてきました．簡易懸濁法は，医薬品を加工せず交付し，与薬時に温湯（55℃）に懸濁して経管投与することにより，配合変化などの品質にかかわる問題が減少するメリットがあります．

一方，直接胃ろうから与薬を行う介護者（家族やヘルパーなど）には，簡易懸濁法を初めて行う場合など，懸濁方法や必要な器具およびその注意点などの情報が必要となります．

この支援料は，患者の調剤を実際に行った保険薬局が算定できます．また，在宅患者訪問薬剤管理指導料，居宅療養管理指導費または介護予防居宅療養管理指導費を算定していない患者であっても，この支援料の算定要件を満たせば算定することができます[*1]．

算定要件

- □簡易懸濁法に対する支援を行ったか．
- □簡易懸濁法に適した薬剤を選択したか．
- □家族または介助者に対して，簡易懸濁法による経管（経鼻）投薬の指導をしたか．
- □必要に応じて保険医療機関に服薬状況，家族または介助者の理解度を情報提供したか．
- □患者の同意を得たか．

＊1：厚生労働省保険局医療課：疑義解釈資料の送付について（その1）経管投薬支援料 問21，令和2年3月31日．

□保険医療機関から求めがあったか.
□家族や介護者から求めがあり，服薬支援に医師の了解を得たか.

併算定の可否

表1　経管投薬支援料と薬学管理料の併算定

薬学管理料	備考
服薬情報等提供料1，2または3[*2]	患者の服薬情報を保険医療機関に情報提供した場合で，服薬情報等提供料1～3の要件を満たした場合
服薬管理指導料	―
服薬管理指導料	手帳減算に該当する場合
	かかりつけ薬剤師と連携する他の薬剤師が対応した場合
かかりつけ薬剤師指導料	―
かかりつけ薬剤師包括管理料	―
在宅患者訪問薬剤管理指導料	同一月内でも患者ごとに1回のみ
在宅患者オンライン薬剤管理指導料	―
在宅患者緊急訪問薬剤管理指導料	―
在宅患者緊急オンライン薬剤管理指導料	―
在宅患者緊急時等共同指導料	―

簡易懸濁を検討する例

ベラプロストナトリウム錠の投与

- 強い刺激性があるため，錠剤粉砕は不可
- 簡易懸濁に要する時間などは，銘柄ごとに条件が異なるが，経管であれば可能
- 投与経路を考慮して加工を考える

レセプト略称と記載する際の注意点

本支援料を算定したときは，レセプトの薬学管理料欄には，「経」の略称と回数を記載します．経管投薬支援料のみの算定を行った場合は，「件数」は1件，「受付回数」は0件としてレセプトを作成します.

＊2：厚生労働省保険局医療課：疑義解釈資料の送付について（その1）経管投薬支援料 問20，令和2年3月31日.

退院時共同指導料

>> 退院後に在宅療養となる患者が在宅医療で用いる薬剤の説明や指導を医療関係多職種共同で行い，文書で情報提供したときの薬学管理料

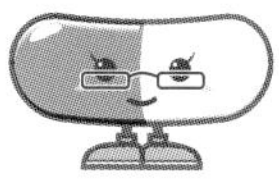

入院中１回につき月１回（厚生労働大臣の定める疾病の場合は２回）まで

600点 退共

解説

退院後に在宅療養へ移行する患者について，入院先の多職種連携のもとで薬局の立場から，退院後に必要な医薬品に関する説明や指導を行うことを評価する点数です．退院するときに連携する医療関係職種から情報を得て，在宅訪問する患者の薬学的管理計画に反映させることが，在宅療養を支える第一歩になると位置づけられます．入院中１回に限った指導料ですが，厚生労働大臣が定める疾病の場合は，月２回までの算定が可能となります．

算定要件

- □退院後[*1]に在宅での療養を行う患者が対象か．
- □退院後に在宅患者の訪問薬剤管理指導を担う薬局として，入院[*2]先で医療関係職種と共同して退院後の薬剤の説明および指導を行い，文書で情報提供したか．
- □算定回数は入院中に１回までの算定としたか．
- □厚生労働大臣が定める疾病の場合は，入院中に２回までの算定としたか．
- □保険医療機関に入院中で，退院後に在宅において療養を行う患者家族，患者の看護を担当する者に指導しても算定できる．
- □保険薬剤師が患者の同意を得て，ビデオ通話が可能な機器を用いて共同指導しても算定できる．
- □ビデオ通話を使用するにあたり，「医療情報システムの安全管理に関するガイドライン」（厚生労働省）に対応しているか．

＊1：入院した医療機関と別の保険医療機関，社会福祉施設，介護老人保健施設，介護老人福祉施設に入院もしくは入所する患者，または死亡退院した患者は対象外．

＊2：医科点数表の第1章第2部通則5に定める入院期間が通算される入院のこと．

□入院先の医師，看護師，保健師，助産師，准看護師，薬剤師，管理栄養士，理学療法士，作業療法士，言語聴覚士もしくは社会福祉士と共同して指導を行ったか．
□保険医療機関入院中に指導した要点を薬剤服用歴に記録したか．
□患者または家族に提供した文書の写しを薬剤服用歴に添付し，保存したか．

厚生労働大臣が定める疾病（別表第三の一の三に掲げる患者）
厚生労働省告示第56号（令和4年3月4日）---------月2回まで算定可能な疾患

一　末期の悪性腫瘍の患者（在宅がん医療総合診療料を算定している患者を除く）
二　(1)であって，(2)又は(3)の状態である患者
(1)在宅自己腹膜灌流指導管理，在宅血液透析指導管理，在宅酸素療法指導管理，在宅中心静脈栄養法指導管理，在宅成分栄養経管栄養法指導管理，在宅人工呼吸指導管理，在宅悪性腫瘍患者指導管理，在宅自己疼痛管理指導管理，在宅肺高血圧症患者指導管理又は在宅気管切開患者指導管理を受けている状態にある者
(2)ドレーンチューブ又は留置カテーテルを使用している状態
(3)人工肛門又は人工膀胱を設置している状態
三　在宅での療養を行っている患者であって，高度な指導管理を必要とするもの

レセプト略称と記載する際の注意点

退院時共同指導料のレセプトは，処方箋調剤のレセプトとは別に，単独で作成することが記載要領に定められています．退院時共同指導ごとに件数としては1回，処方箋受付回数は「0回」として取り扱います．レセプトの薬学管理料欄に，「退共」略称と回数をそれぞれ記載します．保険医氏名欄には，医師名は記載しません．また，レセプトの摘要欄には，**表1**に示す内容の記載が必要です．

表1　レセプトの摘要欄記載事項

略称	摘要欄記載事項	電算コード	内容
退共	指導年月日，共同して指導を行った患者が入院する保険医療機関の保険医等の氏名および保険医療機関の名称ならびに退院後の在宅医療を担う保険医療機関の名称を記載	850100385	指導年月日：(元号) yy “年” mm “月” dd “日”
		830100450	患者が入院している保険医療機関の保険医等の氏名
		830100451	患者が入院している保険医療機関名
		830100452	退院後の在宅医療を担う保険医療機関名

在宅患者
医療用麻薬持続注射療法加算

≫在宅患者訪問薬剤管理指導において，注入ポンプなどを使用した医療用麻薬持続注射療法を行っている患者（家族など）に対して薬学的管理・指導を行った場合の加算

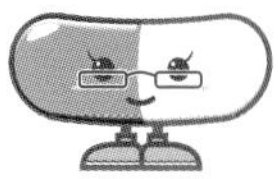

処方箋受付１回につき

▶**医療用麻薬持続注射療法加算**

250点 医麻

解 説

在宅で医療用麻薬持続注射療法が行われている患者に対して，PCA (Patient Controlled Analgesia) などの注入ホンプによる麻薬の使用や，在宅での療養状況に応じた薬学的管理および指導を行ったことに対する評価です．地域で開催される在宅医療連携会議において，医薬品だけでなく医療材料を提供する役割を担い情報を共有することは，今後の薬局薬剤師の職能として重要です．この加算は，今後の薬剤師の職務の道筋を指し示していると言えるでしょう．在宅医療で用いられる医療機器の分野でも，知識と経験を重ね，積極的に関与していくことなくして，調剤報酬や介護報酬での評価はありません．そのため，この加算を算定するためには高度管理医療機器に対する知識や手技だけでなく，がん末期における疼痛コントロールへの薬学的基礎力が求められています．そこに薬剤師が在宅多職種連携に加わる意味があるのではないでしょうか．

施設基準

- ☐麻薬及び向精神薬取締法第３条の規定による麻薬小売業者の免許を取得し，必要な指導を行うことができる．
- ☐医薬品医療機器等法第39条第１項の規定による高度管理医療機器の販売業の許可を受けていること．
- ☐届出は，別添２の様式89を用いる．

算定要件

□在宅患者緊急訪問薬剤管理指導料が算定されていること.

□在宅患者緊急訪問薬剤管理指導料の要件を満たす記載事項に加えて，次の事項について薬剤服用歴への記載が必要.

(イ) 麻薬に係る薬学的管理指導の内容	麻薬の保管管理状況，投与状況，残液の状況，併用薬剤，疼痛緩和等の状況，麻薬の継続または増量投与による患者の服薬中の体調の変化(副作用が疑われる症状など)の有無について確認
(ロ) 訪問に際して行った患者またはその家族等への指導の要点	麻薬に係る服薬指導，残液の適切な取扱方法も含めた保管管理の指導等
(ハ) 処方医に対して提供した訪問結果に関する情報	麻薬の投与状況，疼痛緩和および患者の服薬中の体調変化(副作用が疑われる症状など)，服薬指導の要点等に関する事項を含んだ内容の要点
(ニ) 患者またはその家族等から返納された麻薬の廃棄に関する事項	麻薬廃棄届の写しを薬剤服用歴等に添付

□処方医に必要な情報提供を行ったか.

□必要に応じて処方医以外の医療関係職種に対しても，麻薬の投与状況，残液状況，保管状況，残液の適切な取扱方法も含めた保管取扱い上の注意などについて情報提供する.

□麻薬の投与に使用している高度管理医療機器について，保健衛生上の危害の発生防止に必要な措置を講じたか.

□処方箋受付がない場合(在宅患者訪問薬剤管理指導料と同様)も，算定は可能*1.

□麻薬管理指導加算を算定している場合は算定できない.

レセプト略称と記載する際の注意点

在宅患者医療用麻薬持続注射療法加算は，レセプトの薬学管理料欄に，在宅患者薬剤管理指導料の次に「医麻」の記号と回数をそれぞれ記載します.

＊1：厚生労働省保険局医療課：疑義解釈資料の送付について(その1)調剤報酬点数表関係 問40, 令和4年3月31日.

在宅中心静脈栄養法加算

>> 在宅において中心静脈栄養法を行っているとき，投与・保管の状況，配合変化の有無について確認し，必要な薬学的管理・指導を行った場合の加算

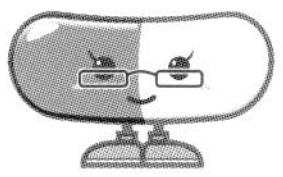

加算の基礎となる薬学管理料算定１回につき

▶ 在宅患者訪問薬剤管理指導料 （→p.88）

▶ 在宅患者緊急訪問薬剤管理指導料 （→p.99）

▶ 在宅患者緊急時等共同指導料 （→p.102）

150点 中静

解説

中心静脈栄養法（Total Parental Nutrition：TPN）とは，患者が食事をとれない状態が１週間以上続く場合に，鎖骨下静脈からカテーテルを挿入し，先端部を上大静脈に留置して栄養を補給することを指します．高カロリー輸液とも呼ばれ，糖液や電解質などを含む糖液製剤が使用されています．高カロリー輸液を投与している間に，血液のpHが酸性に傾くアシドーシスを起こすことが報告されており，ビタミンB_1の不足によって起こすことが添付文書において警告されています．持続点滴をしている間に，過度の高血糖，高浸透圧利尿，口渇が発現していないか，意識障害，血圧低下，けいれん，呼吸障害にも注意し，薬学的観点から医師をはじめとする医療関係職種に指導を行うことは，適正使用上，薬剤師の重要な役割となります．

調剤報酬点数表において「在宅中心静脈栄養法用輸液（高カロリー輸液）」は「注射薬」として認められており，ビタミン剤や高カロリー輸液用微量元素製剤および血液凝固阻止剤を投与することができます．また，処方医や保険薬剤師の医学薬学的判断で「注射薬」として認められているものの中から添加して投与することも認められています．

算定要件

☐患者宅を訪問して，患者の状態や投与環境などを確認したか．

☐保管方法や配合変化防止について薬学的管理指導を行ったか．

☐処方医に必要と判断される情報提供を行ったか．

□２種以上の注射薬が同時に投与される場合には，医療関係職種にも，注射薬の配合変化に対する留意点や，輸液バッグの遮光について情報を提供したか.

□在宅患者訪問薬剤管理指導料，在宅患者緊急訪問薬剤管理指導料，在宅患者緊急時等共同指導料のいずれかが算定されていなければ，在宅中心静脈栄養法加算は算定できない.

□薬剤服用歴に，在宅患者訪問薬剤管理指導料に求められる記載事項（→p.88）に加えて**表1**に示す事項を記載したか.

□薬局と患者宅の距離が16km以内か.

□薬学管理指導に要した交通費は患者の実費負担としたか.

表1　在宅中心静脈栄養法加算における薬剤服用歴記載義務事項

	薬剤服用歴に記載すべき事項
(イ)	実施した在宅中心静脈栄養法に係る薬学的管理指導の内容： 輸液製剤の投与状況，保管管理状況，残薬の状況，栄養状態等の状況， 輸液製剤による患者の体調の変化の有無，薬剤の配合変化の有無
(ロ)	患者または家族に対する輸液製剤に係る服薬指導，適切な保管方法の指導などの要点
(ハ)	処方医および医療関係職種に提供した内容： 訪問結果，輸液製剤の保管管理に関する情報の要点 輸液製剤の投与状況，栄養状態および患者の服薬中の体調の変化等の状況，服薬指導の要点等に関する事項

レセプト略称と記載する際の注意点

在宅中心静脈栄養法加算は，レセプトの薬学管理料欄に，在宅患者訪問薬剤管理指導料，在宅患者緊急訪問薬剤管理指導料，在宅患者緊急時等共同指導料いずれかの薬学管理料の回数の次に「中静」の記号と回数をそれぞれ記載します.

参考

介護報酬

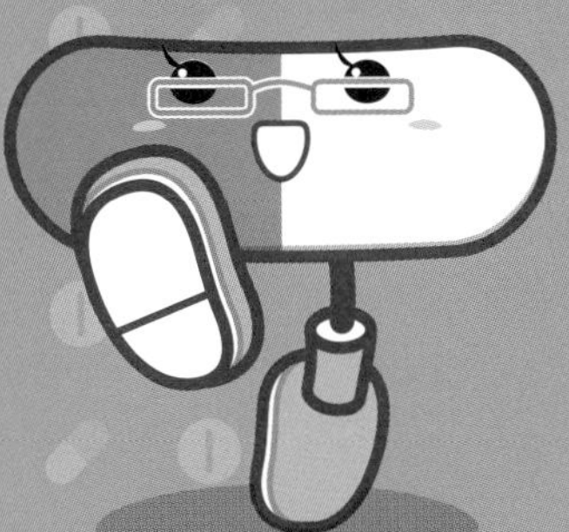

居宅療養管理指導費／介護予防居宅療養管理指導費／麻薬管理指導加算

≫在宅療養患者に対して訪問診療を担う医師の指示により，通院が困難な患者宅を訪問して行う介護保険の薬学的管理指導費

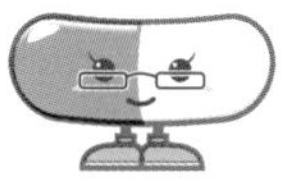

1回につき

（　）内は在宅管理指導の条件

▶居宅療養管理指導費〔介護度1以上〕/介護予防管理指導費〔要支援1・2〕

（単一建物診療患者が1人の場合）
517単位

（10人以上の場合）
341単位

（単一建物診療患者が2人以上9人以下の場合）
378単位

（情報通信機器を用いた服薬指導
1月1回限り　※居宅療養管理指導と同日不可）
45点

居宅療養管理指導費／介護予防居宅療養管理指導費の解説

令和3年4月に介護報酬の改定が行われました．介護報酬において保険薬局が請求できるのは，居宅療養管理指導費もしくは介護予防居宅療養管理指導費と麻薬の管理指導（特薬）に限定されています（**表1**）が，単位数が見直されただけでなく，情報通信機器を用いた服薬指導が初めて認められました．居宅療養管理指導費および介護予防居宅療養管理指導費は，医療保険と同様の条件による単一建物診療患者の人数に応じた評価（→p.88）となっています．介護報酬は自治体によって差異のある合成単位として算定されますが，居宅療養管理指導は1単位10点と規定されています．改定された単位数とサービスコードを**表1**に示します．単一建物診療患者において，住民票の住所と実際の居住場所が異なるときは，実際の居住場所で単一建物診療患者の人数を判断します[*1]．また，月の途中で単

＊1：厚生労働省老健局老人保健課：平成30年度介護報酬改定に関するQ&A（Vol.3）問6，平成30年4月13日．
＊2：厚生労働省老健局高齢者支援課，振興課，老人保健課：平成30年度介護報酬改定に関するQ&A（Vol.4）問4，平成30年5月29日．

一建物診療患者の人数が変更となったときの区分について，厚生労働省老健局から発出[*2]されているQ&Aの内容を**表2**にまとめました．

表1　薬局の薬剤師が行う居宅療養管理指導サービスコード表

サービスコード		サービス内容略称	算定項目			合成単位数
種類	項目					
31	1223	薬剤師居宅療養Ⅱ1	(一) 単一建物居住者が1人の場合	がん末期の患者・中心静脈栄養患者以外の場合(月4回限度)	―	517
34		予防薬剤師居宅療養Ⅱ1				517
31	1224	薬剤師居宅療養Ⅱ1・特薬			特別な薬剤の場合	617
34		予防薬剤師居宅療養Ⅱ1・特薬				617
31	1255	薬剤師居宅療養Ⅱ2		がん末期の患者・中心静脈栄養患者の場合(月8回限度)	―	517
34		予防薬剤師居宅療養Ⅱ2				517
31	1256	薬剤師居宅療養Ⅱ2・特薬			特別な薬剤の場合	617
34		予防薬剤師居宅療養Ⅱ2・特薬				617
31	1225	薬剤師居宅療養Ⅱ3	(二) 単一建物居住者が2人以上9人以下の場合	がん末期の患者・中心静脈栄養患者以外の場合(月4回限度)	―	378
34		予防薬剤師居宅療養Ⅱ3				378
31	1226	薬剤師居宅療養Ⅱ3・特薬			特別な薬剤の場合	478
34		予防薬剤師居宅療養Ⅱ3・特薬				478
31	1253	薬剤師居宅療養Ⅱ4		がん末期の患者・中心静脈栄養患者の場合(月8回限度)	―	378
34		予防薬剤師居宅療養Ⅱ4				378
31	1254	薬剤師居宅療養Ⅱ4・特薬			特別な薬剤の場合	478
34		予防薬剤師居宅療養Ⅱ4・特薬				478
31	1273	薬剤師居宅療養Ⅱ5	(三) (一)・(二) 以外の場合	がん末期の患者・中心静脈栄養患者以外の場合(月4回限度)	―	341
34		予防薬剤師居宅療養Ⅱ5				341
31	1274	薬剤師居宅療養Ⅱ5・特薬			特別な薬剤の場合	441
34		予防薬剤師居宅療養Ⅱ5・特薬				441
31	1275	薬剤師居宅療養Ⅱ6		がん末期の患者・中心静脈栄養患者の場合(月8回限度)	―	341
34		予防薬剤師居宅療養Ⅱ6				341
31	1276	薬剤師居宅療養Ⅱ6・特薬			特別な薬剤の場合	441
34		予防薬剤師居宅療養Ⅱ6・特薬				441
31	1257	薬剤師居宅療養Ⅱ7	(四) 情報通信機器を用いて行う場合(月1回限度)			45
34	1257	予防薬剤師居宅療養Ⅱ7	(四) 情報通信機器を用いて行う場合(月1回限度)			45

サービスコードの種類　31：居宅療養管理指導　34：介護予防居宅療養管理指導

表2　月の途中で単一建物診療患者の人数が変更となったときの区分

単一建物診療患者の人数が減少	
当月に居宅療養管理指導を実施する当初の予定の人数に応じた区分で算定	
単一建物診療患者の人数が増加	
当月に居宅療養管理指導を実施する予定の利用者	当初の予定の人数に応じた区分で算定
当月に転居してきた利用者	転居してきた利用者を加えた人数により応じた区分で算定

実施した管理指導の内容は，薬剤服用歴に記録します．薬剤服用歴の記録については，服薬管理指導料の記録すべき事項（→p.30 **表2**）を参考にし，薬学的な管理に必要な患者の生活像や，継続的な薬学管理および指導の留意点を記録することが求められています．

令和4年12月現在，居宅で療養する患者に対する調剤報酬と介護報酬では，**表3**に示す差異が生じています．介護保険を利用するには，市町村に申し込み，要介護認定を受けます．それをもとに居宅介護支援事業者の介護支援専門員や，市町村が設置主体となる地域包括支援センターの主任介護支援専門員にケアプランの作成を依頼します．薬局薬剤師は，介護支援専門員と連携する必要がありますので，必ず情報提供，共有を行います．また，離島や中山間地域における居宅療養管理指導に対する加算が新設されましたが，介護報酬が対象となっています（→p.123）．

表3　在宅患者訪問薬剤管理指導料と（介護予防）居宅療養管理指導費との差異

	在宅患者訪問薬剤管理指導料	（介護予防）居宅療養管理指導費
在宅協力薬局における薬局と患者宅の距離制限	16Km圏内	なし
医師への情報提供	指示を行った医師に対して訪問結果を提供	指示を行った医師に対して訪問結果を提供
介護支援専門員（ケアマネージャー）への情報提供	なし	居宅療養管理指導の都度提供義務あり
他職種への情報提供	必要に応じて提供	必要に応じて提供
特別地域加算，中山間地域等小規模事業所加算，中山間地域等居住者サービス提供加算	なし	条件を満たせば算定可

居宅療養管理指導の薬学管理料を算定するには，処方箋や口頭などによる医師の指示が必要です．指示の出し方として，医師と薬局薬剤師がサービス担当者会議に参加する場合には，医師から薬局薬剤師が行う居宅療養管理指導の必要性を提案する方法があり，サービス担当者会議に参加が困難な場合や開催されない場合には，文書（メールやFAXでも可）により薬局薬剤師に対して情報提供を行う方法があります．いずれも医師の指示として取り扱ってかまわないとされています．利用者が要介護認定を受けていること，認定期間であることを確認したうえで，利用者と契約を取り交わします．また，訪問前に，医師から提供された情報をもとに薬学的管理計画書を策定しなければなりません．事前に必要な書類を**表4**に示します．ほかの保険薬局や医療機関の薬剤師が居宅療養管理指導をしているときは，算定することはできません．訪問の間隔日数は，6日以上あけることとされています．なお，医師の配置が義務付けられている施設に入所している患者に対し，居宅療養管理指導を行うことはできません．情報通信機器による服薬指導も新設されましたが，算定には上限があり月1回に限り認められるため，上限に注意します．運用にあたっては，調剤報酬のオンライン服薬指導を参考とし，プライバシーへの配慮や「医療情報システムの安全管理に関するガイドライン」を参考としましょう．

居宅療養管理指導費（介護予防居宅療養管理指導費）の算定要件である，薬剤服用歴管理指導における薬剤服用歴の記録に必要な事項を**表5**に示します．訪問後，医師に訪問結果を文書で報告するだけではなく，ケアマネージャーがケアプランを立てている場合は，ケアマネージャーへの訪問結果報告書も必要となります．これらの記録をもとに薬学的管理計画を見直し，その次の居宅療養管理指導に備えます．

薬剤師の指導範囲

薬剤師法施行規則第13条の3（調剤の場所の特例に関する特別の事情）の2に「患者が負傷等により寝たきりの状態にあり，又は歩行が困難である場合，患者又は現にその看護に当たっている者が運搬することが困難な物が処方された場合その他これらに準ずる場合に，薬剤師が医療を受ける者の居宅等（第13条各号に掲げる場所をいう）を訪問して前条の業務を行う場合」と明記されています．

「薬剤の使用方法に関する実技指導の取り扱いについて」*3により，薬剤師が実施できる服薬指導の範囲が明確になりました．「薬剤師が，調剤された外用薬の貼付，塗布，又は噴射に関し，医学的な判断や技術を伴わない範囲での実技指導を行うこと」は，診療の補助に該当しない行為とされ，薬剤師が服薬指導の一環として行うことができます．これに伴い，褥瘡治療における外用薬の実技指導も適法と解釈されています．

居宅療養管理指導費/介護予防居宅療養管理指導費の算定要件

□医師または歯科医師から居宅療養に関する指示を受けたか．
□居宅療養管理指導を行ううえで必要な書類をそろえたか（**表4**）．
□居宅療養管理指導費/介護予防居宅療養管理指導費が在宅患者訪問薬剤管理指導料に優先しているか．
□介護認定を受けているのに在宅患者訪問薬剤管理指導料を算定していないか．
□利用者が介護度の認定審査を受けているか，介護保険被保険者証を確認したか．
□利用者との間に居宅療養管理指導費などの契約を締結したか．
□単一建物や居住人数などの条件に合う単位を算定したか．
□月4回を限度（悪性腫瘍：週2回かつ月8回を限度）とし，6日以上あけて算定しているか．
□薬剤服用歴に関する算定要件（**表5**参照）を満たしているか．
□ケアプランなどについて，介護支援専門員との連携をしているか．
□居宅療養管理指導の指示を行った医師または歯科医師，介護支援専門員などへ訪問結果に関する情報を提供したか．

＊3：医政医発0319第2号，薬食総発0319第2号：薬剤の使用方法に関する実技指導の取り扱いについて，平成26年3月19日．

表4　居宅療養管理指導に必要な書類

必要書類	備 考
薬局内掲示物： ①指定居宅療養管理指導事業者運営規程の概要 ②介護サービス提供事業者としての掲示 （営業時間，料金など） ③訪問薬剤管理指導の届出を行っていること	•③は医療保険で必要な届出（地方厚生局） •介護保険は，保険薬局の指定を受けていれば「みなし指定」で指定介護サービス事業所となっている
取り交わす書類： ①重要事項説明書 ②契約書	•利用者の同意と薬局からの説明が必要 •書類は保険薬局と利用者が各1通を所持
フォーマットを作成しておく書類： ①訪問記録簿（薬剤服用歴で代替可能） ②医師への報告書（写しの保管） ③ケアマネジャーへの報告書（写しの保管） ④身分を証明するもの ⑤指定居宅療養管理指導事業者運営規程 ⑥薬学的管理計画書 ⑦居宅療養管理指導の領収書 ⑧訪問薬剤管理指導依頼書・情報提供書（写しの保管）	•記載した書類，写しは保管する •運営規程は備え付けておく •管理計画は月に1回以上見直しが必要
その他：個人情報使用同意書	•交わしておくことが望ましい

表5　居宅療養管理指導費（介護予防居宅療養管理指導費）の算定に必要な薬剤服用歴記載事項

記載事項	
利用者について	利用者氏名，生年月日，性別，介護保険の被保険者証の番号，住所，必要に応じて緊急時の連絡先など
処方について	処方した医療機関名および処方医氏名，処方日，処方内容
調剤について	調剤日，処方内容に関する照会の要点など
利用者情報について	利用者の体質，アレルギー歴，副作用歴など
相談事項の要点	利用者またはその家族から
服薬状況	—
利用者の服薬中の体調変化	—
併用薬の情報	一般用医薬品，医薬部外品，健康食品を含む
合併症の有無	—
他科受診の有無	—
副作用が疑われる症状の有無	—
飲食物の摂取状況	現に利用者が服用している薬剤と相互作用が認められているものに限る
服薬指導の要点	—
訪問の実施日，訪問した薬剤師の氏名	—
処方医から提供された情報の要点	—
訪問に際して実施した薬学的管理の内容	薬剤の保管状況，服薬状況，残薬の状況，投薬後の併用薬剤，投薬後の併診，副作用，重複服用・相互作用の確認，実施した服薬支援措置など
処方医に対して提供した訪問結果に関する情報の要点	—
処方医以外の医療関係職種から提供された情報の要点	—
処方医以外の医療関係職種に対して提供した訪問結果に関する指導の要点	—

麻薬管理指導加算―特別な薬剤

「特別な薬剤」とは，「特薬」と略され，疼痛緩和のために別に厚生労働大臣が定める特別な薬剤を指します．「特薬」として100単位を居宅療養管理指導費・介護予防居宅療養管理指導費に加算することができます．この麻薬管理指導加算は，在宅医療の指導管理料に加えて，麻薬の特性に基づいた確認・指導を評価するものです．

特薬の算定条件

☐居宅療養管理指導費または介護予防居宅療養管理指導費を算定したか．
☐服薬状況，残薬状況，保管状況，鎮痛効果や副作用の有無を確認したか．
☐残薬の取扱い・保管管理に必要な指導をしたか．
☐麻薬の効果や副作用の有無を確認したか．
☐処方医に必要な情報提供を行ったか．
☐患者・家族への指導内容，処方医への情報提供内容について，薬剤服用歴に記録したか．
☐麻薬を廃棄したときは，廃棄届などの写しを薬剤服用歴とともに保存したか．
☐情報通信機器を用いたオンライン服薬指導を行った場合に算定していないか．

介護老人保健施設入所者に対する処方箋交付禁止の例外

介護老人保健施設（老健）は療養室，診察室，機能訓練室などを備え，医師，看護師，理学療法士，介護支援専門員などが，入所者にリハビリテーションを中心とした医療サービスを提供して在宅復帰を図る施設です．要介護認定を受けている人が入所します．入所中の医療は施設内で行われますが，「高齢者の医療の確保に関する法律の規定による療養の給付等の取り扱い及び担当に関する基準」に規定があり，保険薬局に対する処方箋の交付は禁止されています．この「別に厚生労働大臣が定める場合」については，従来から抗悪性腫瘍剤などは医療保険で請求することが認められていることに基づき改正が行われており，**表6**に示す薬剤については，処方箋を交付できることになっています．保険薬局で介護老人保健施設の処方箋を取り扱うときは，この点に注意します．

緊急に医療処置などが必要となった場合，その費用について医療保険から給付をする*4ことが認められています．中華人民共和国を始めに2019年12月からCOVID-19の感染が世界的に拡大し，2020年1月には日本でも感染が拡大し始めました．同年2月に感染症法の指定感染症（2類相当）となり，公費によるワクチン接種が続けられているものの，ウイルスは変異を繰り返しながら，2022年11月には第8波の感染拡大期を迎えています．介護老人保健施設では，治療に要する薬剤費用は介護報酬に包括され，**表6**の薬剤のみ例外とされていましたが，高齢者施設での度重なるクラスター発生を踏まえて，COVID-19

*4：保医発0304第1号：診療報酬の算定方法の一部改正に伴う実施上の留意事項について，令和4年3月4日．

の治療薬は別途算定することが可能になりました．COVID-19の治療薬には，点滴静注や経口薬がありますが，「抗ウイルス薬（B型肝炎またはC型肝炎の効能・効果を有するもの，および後天性免疫不全症候群またはHIV感染症の効能・効果を有するものに限定）」とみなして，認めることとなりました．新たに承認される薬もありますが，介護老人保健施設は保険医療機関でないため，協力病院などの協力を得て投与が行われるよう，通知が発出されています[*5]．

高齢者の医療の確保に関する法律の規定による療養の給付等の取り扱い及び担当に関する基準（令和4年3月4日厚生労働省告示第52号）

四　処方箋の交付

イ　処方箋の使用期間は，交付の日を含めて四日以内とする．ただし，長期の旅行等特殊の事情があると認められる場合は，この限りでない．

ロ　“イ”の規定にかかわらず，リフィル処方箋の二回目以降の使用期間は，直近の当該リフィル処方箋の使用による前号への必要期間が終了する日の前後七日以内とする．

ハ　施設入所者に対しては，別に厚生労働大臣が定める場合を除き，健康保険法第63条第3項第1号に規定する保険薬局（以下「保険薬局」という．）における薬剤又は治療材料の支給を目的とする処方箋を交付してはならない．

ニ　“イ”から“ハ”までによるほか，処方箋の交付に関しては，前号に定める投薬の例による．ただし，当該処方箋がリフィル処方箋である場合における同号の規定の適用については，同号“へ”中「投薬量」とあるのは，「リフィル処方箋の一回の使用による投薬量及び当該リフィル処方箋の複数回の使用による合計の投薬量」とし，同号“へ”後段の規定は，適用しない．

表6　介護老人保健施設の処方箋交付の禁止の例外※

- 悪性新生物に罹患している患者に対しての抗悪性腫瘍剤（注射薬を除く）
- 疼痛コントロールのための医療用麻薬
- B型肝炎またはC型肝炎，後天性免疫不全症候群またはHIV感染症のための抗ウイルス剤
- B型肝炎またはC型肝炎のためのインターフェロン製剤
- 血友病の治療のための血液凝固因子製剤および血液凝固因子抗体迂回活性複合体
- 自己連続携行式腹膜灌流に用いる薬剤
- 保険薬局で支給できることが認められている特定保険医療材料
- 在宅血液透析または在宅腹膜灌流のためのエリスロポエチン
- 在宅血液透析または在宅腹膜灌流のためのダルベポエチン
- 在宅血液透析のための人工腎臓用透析液
- 在宅血液透析のための血液凝固阻止剤
- 在宅血液透析のための生理食塩水

※「療担規則及び薬担規則並びに療担基準に基づき厚生労働大臣が定める掲示事項等」及び「保険外併用療養費に係る厚生労働大臣が定める医薬品等の実施上の留意事項について」の一部改正について第11（保医発0304第5号令和4年3月4日）

＊5：厚生労働省老健局老人保健課，医政局医事課，保険局医療課，新型コロナウイルス感染症対策推進本部：新型コロナウイルス感染症における経口抗ウイルス薬（ラゲブリオ®カプセル）の介護老人保健施設等での円滑な投与について，令和4年10月14日．

介護給付費明細書の提出

平成30年4月より，介護給付費の請求は原則として伝送（インターネット請求）または電子媒体による請求となりました．毎月1～10日にインターネット請求を行うこととされていますが，薬局所在地の都道府県にある国民健康保険団体連合会に，インターネット請求の申込み，実施要領，電子証明書などの必要書類を確認しましょう．**図1**に記載例を示します．

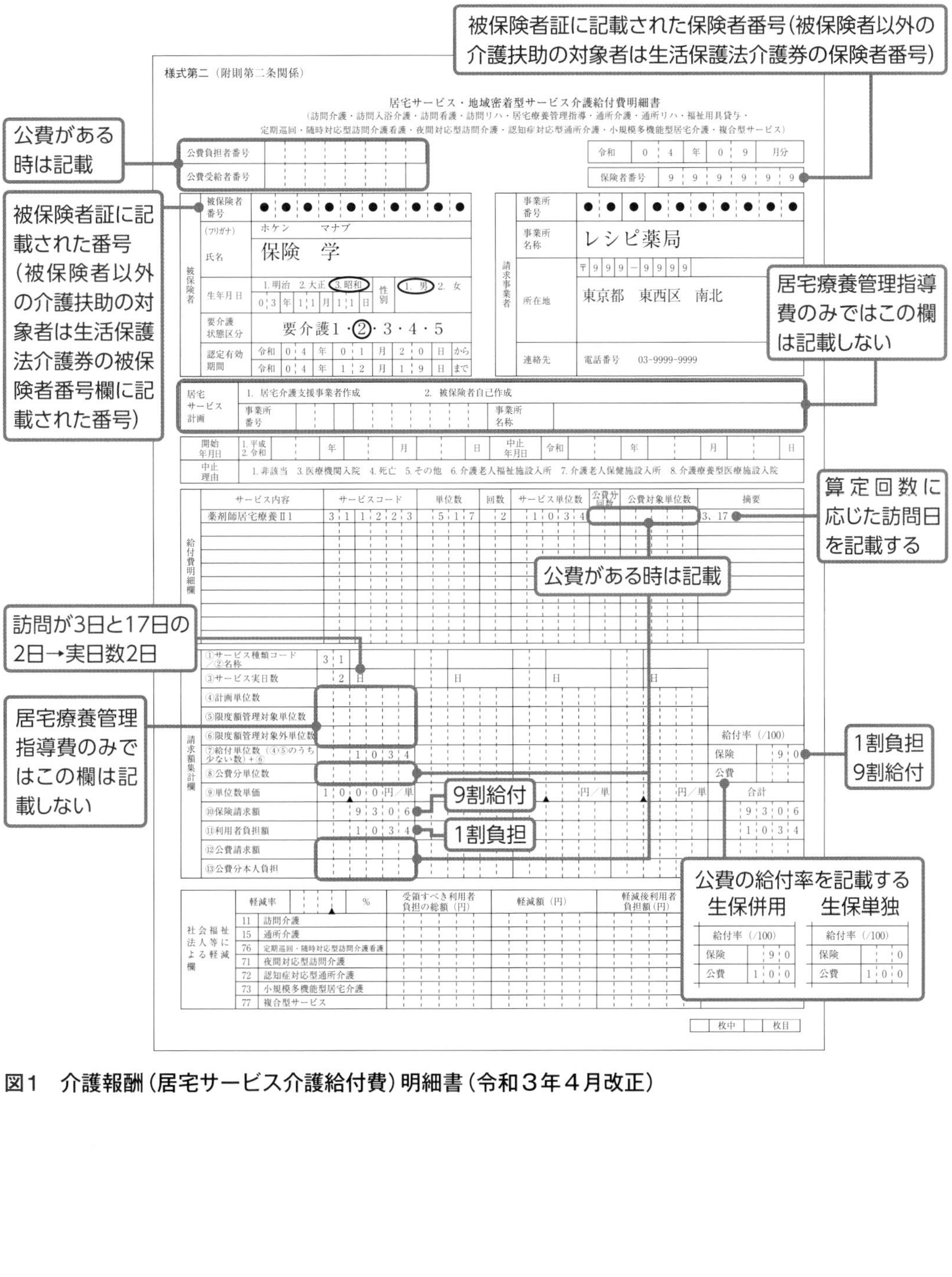

図1　介護報酬（居宅サービス介護給付費）明細書（令和3年4月改正）

居宅療養管理指導費/介護予防居宅療養管理指導費の一部負担金

介護保険の利用者の一部負担金は，所得と年齢に応じて，**表7**に示す区分に分かれています．利用者が所持する「介護保険負担割合証」を確認します．

なお，厚生労働省は令和6年に予定されている介護保険制度見直しの方針として，高齢者の間で収入に応じて保険料を負担する「応能負担」を強化する審議を令和4年内に行うとしていました．一方，医療保険の後期高齢者の一部負担の割合が令和4年10月に改正され，一部の後期高齢者の負担割合が引き上げられたばかりであることから，令和4年内の審議を取りやめることとなりました．原案では，一定の所得（年収340万円以上）がある高齢者の保険料を引き上げ，低所得（年収80万円以下）の高齢者の保険料を引き下げる方向が示されています．今後の動向に注意しましょう．

表7　介護保険の自己負担割合

負担割合	年 齢	本人の所得額	本人を含めた同一世帯65歳以上の年金収入＋前年の所得金額の合計		
3割	65歳以上	220万円以上	1人の場合	340万円以上	
			2人以上の場合	合計463万円以上	
2割	65歳以上	160万円以上	1人の場合	280万円以上	本人の所得額，年金などの世帯合計額が3割に該当しない
			2人以上の場合	合計346万円以上	
1割	64歳以下	3割負担，2割負担に該当しない場合			

特別地域加算/中山間地域等小規模事業所加算/中山間地域等居住者サービス提供加算

▶特別地域加算

所定単位の**15%**

▶中山間地域等における小規模事業所加算

所定単位の**10%**

▶中山間地域等に居住する者へのサービス提供加算

所定単位の**5%**

「通常の事業の実施区域内」で整理する加算の解説

離島や中山間地域の要支援・要介護者に対する訪問介護などの提供を促進するために，(介護予防)居宅療養管理指導における特別地域加算，中山間地域等における小規模事業所加算，中山間地域等に居住する者へのサービス提供加算が規定されています．中山間地域等に居住する者へのサービス提供加算では，ほかの訪問系サービスと同様に，通常の事業の実施地域を運営規程に定めることが求められています．

❶ 特別地域加算

指定サービス事業所である保険薬局の所在地が，特別地域に当たるかどうかを確認して，該当する場合は「介護給付費算定に係る体制等届出書」を都道府県知事(政令市・中核市は市長)に提出します．所在地による加算ですので，事業所の規模に関係なく所定単位の15%を加算として算定することができます(**図1**)．保険薬局が行う(介護予防)居宅療養管理指導費に基づき算定します．**図2**に示すように，「通常の事業の実施地域外」に対して行う場合は，移動費用の評価である中山間地域等に居住する者へのサービス提供加算を併算定できます．

特別地域加算の算定要件

□利用者に居宅療養管理指導費(介護予防居宅療養管理指導費)を算定しているか．

□特別地域の対象となる地域に事業所(薬局)があるか．

特別地域加算：特別（介護予防）居宅療養管理指導加算
小規模事業所加算：中山間地域等における小規模事業所加算
サービス提供加算：中山間地域等に居住する者へのサービス提供加算

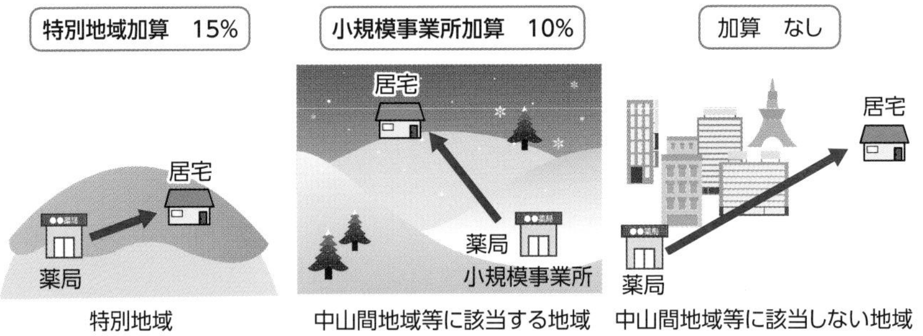

図1　居宅介護支援先が「通常の事業の実施区域内の場合」における加算

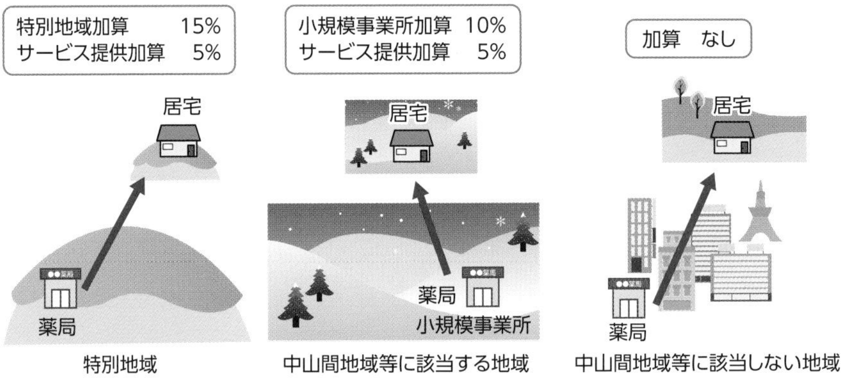

図2　居宅介護支援先が「通常の事業の実施区域外の場合」における加算

❷ 中山間地域等小規模事業所加算

指定サービス事業所である保険薬局が，特別地域加算対象地域を除いた都道府県内に所在する場合に対象となります．主として，豪雪地帯や過疎地域において，小規模事業所が居宅サービスを行うことに対する評価です．たとえば，北海道は札幌市を除く全域が対象地域となっています．小規模事業所であるかどうかは，**表1**を用いて判断します．前年度（3月を除く）または直近3ヵ月の平均延べ取扱件数において，居宅療養管理指導費では1月に50回以下か，介護予防居宅療養管理指導費では1月に5回以下かどうかを基準として判断します．体制が変わり，加算を算定できない状況になったときは，加算が算定されなくなった事実が発生した日から算定を取りやめ，すみやかに届出を行います．届出を行わずに請求をした場合は，不正請求となります．支払われた介護給付費は不当利得となるため返還措置となり，悪質と認められた場合は指定の取り消しに繋がりかねませんので留意します．

表1　中山間地域等における事業所規模算定表～居宅療養管理指導

前年事業実績が6ヵ月以上ある事業所	延べ訪問回数の合計/実績月数
前年事業実績が6ヵ月に満たない事業所	延べ訪問回数の合計/3 ※届出日の属する月の前3ヵ月の1ヵ月あたりの平均延べ訪問回数
新規事業所	

中山間地域等小規模事業所加算の算定要件

- ☐対象となる地域に事業所（薬局）があるか．
- ☐居宅療養管理指導費（介護予防居宅療養管理指導費）の算定回数が1月50回以下か．
- ☐都道府県知事（政令市・中核市は市長）に届出を提出したか．
- ☐よく説明をしたうえで利用者の同意を得たか．

❸ 中山間地域等居住者サービス提供加算

特別地域や中山間地域に居住している人へ，「通常の事業の実施地域」を越えて（**図3，4**）居宅サービスを提供する際の移動費用に対して評価した加算です．このため，利用者から別途交通費を徴収することはできません．「通常の事業の実施地域」内でのサービス提供では，加算対象とはなりません．届出は不要であり，あくまで「利用者の住所地」で判断されるので，事業所の規模にも関係なく算定できる加算です．

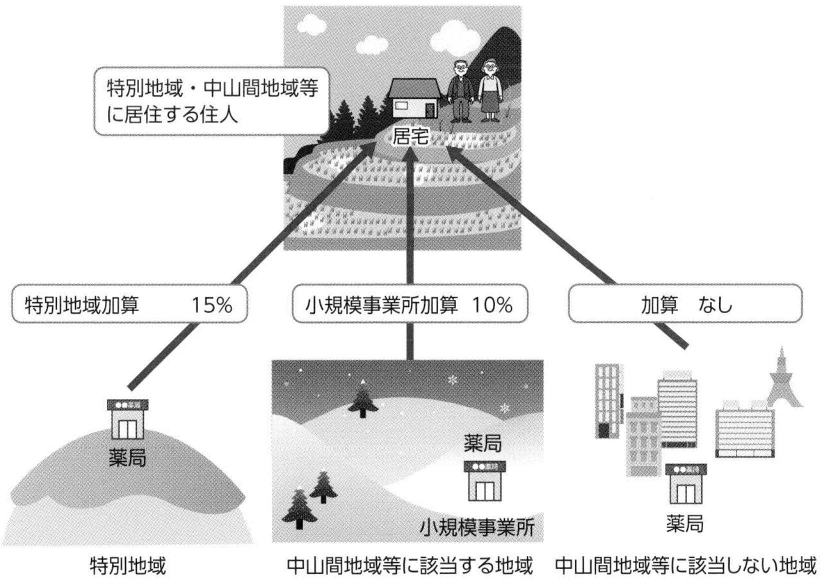

図3　特別地域・中山間地域等に居住する住人が「通常の事業の実施区域内の場合」における加算

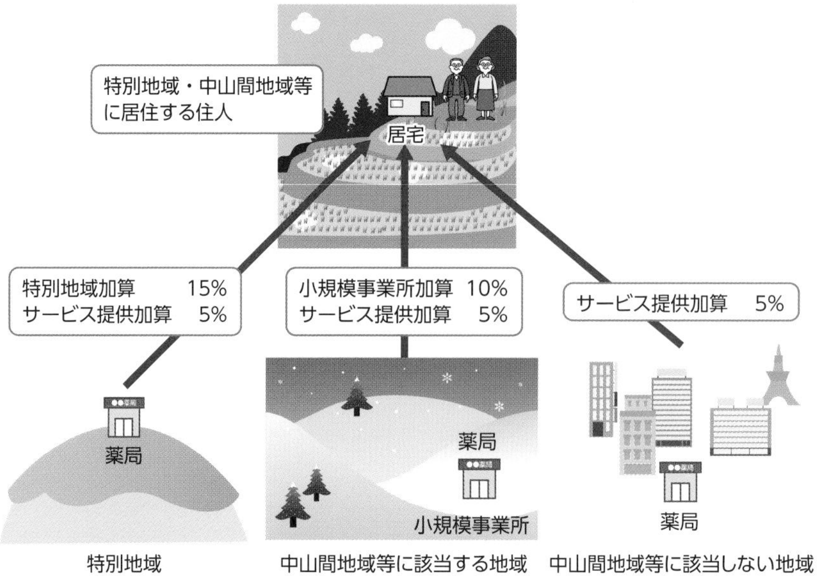

図4　特別地域・中山間地域等に居住する住人が「通常の事業の実施区域外の場合」における加算

中山間地域等居住者サービス提供加算の算定要件

□利用者が特別地域加算・中山間地域等における小規模事業所加算の対象となる地域に居住しているか.

□移動費（交通費など）と二重に加算していないことを確認したか.

介護給付費明細書の提出

介護給付費明細書に該当する加算を記載して，国民健康保険団体連合会に請求します.サービスコードを**表2**に示します.

表2　加算とサービスコード

サービスコード		サービス内容略称	算定項目	合成単位数
種類	項目			
31	8000	特別地域居宅療養管理指導加算	特別地域居宅療養管理指導加算	所定単位数の15%加算
34		予防特別地域居宅療養管理指導加算	特別地域介護予防居宅療養管理指導加算	
31	8100	居宅療養小規模事業所加算	中山間地域等小規模事業所加算	所定単位数の10%加算
34		予防居宅療養小規模事業所加算		
31	8110	居宅療養中山間地域等提供加算	中山間地域等居住者サービス提供加算	所定単位数の5%加算
34		予防居宅療養中山間地域等提供加算		

サービスコードの種類　31：居宅療養管理指導　34：介護予防居宅療養管理指導

定 義

❶ 特別地域（介護予防）居宅療養管理指導加算（特別地域加算）

項目	概要
届出先	都道府県知事，政令市・中核市は市長
特別地域加算	特別地域の対象となる1～5の地域に事業所がある場合に所定単位の15％を加算として算定でき，6は厚生労働大臣が定めた地域に指定居宅療養管理事業所がある場合に算定できる．
特別地域加算の対象地域	1. 離島振興法（昭和28年法律第72号）第2条第1項の規定により指定された離島振興対策実施地域 2. 奄美群島振興開発特別措置法（昭和29年法律第189号）第1条に規定する奄美群島 3. 山村振興法（昭和40年法律第64号）第7条第1項の規定により指定された振興山村 4. 小笠原諸島振興開発特別措置法（昭和44年法律第79号）第4条第1項に規定する小笠原諸島 5. 沖縄振興特別措置法（平成14年法律第14号）第3条第3号に規定する離島
特別地域加算の対象地域	6. 豪雪地帯対策特別措置法（昭和37年法律第73号）第2条第1項の規定により指定された豪雪地帯及び同条第2項の規定により指定された特別豪雪地帯，辺地に係る公共的施設の総合整備のための財政上の特別措置等に関する法律（昭和37年法律第88号）第2条第1項に規定する辺地，過疎地域自立促進特別措置法（平成12年法律第15号）第2条第1項に規定する過疎地域その他の地域のうち，人口密度が希薄であること，交通が不便であること等の理由により，介護保険法（平成9年法律第123号）第41条第1項に規定する指定居宅サービス及び同法第42条第1項第2号に規定する基準該当居宅サービス並びに同法第46条第1項に規定する指定居宅介護支援及び同法第47条第1項第1号に規定する基準該当居宅介護支援並びに同法第53条第1項に規定する指定介護予防サービス及び同法第54条第1項第2号に規定する基準該当介護予防サービスの確保が著しく困難であると認められる地域であって，厚生労働大臣が別に定めるもの
6の厚生労働大臣が別に定める地域がない都府県	青森県，茨城県，群馬県，埼玉県，千葉県，東京都，神奈川県，富山県，福井県，岐阜県，三重県，滋賀県，京都府，大阪府，奈良県，香川県，愛媛県，長崎県，沖縄県

❷ 中山間地域等小規模事業所加算

項目	概要
届出先	都道府県知事，政令市・中核市は市長に体制状況等一覧の届出が必要
中山間地域等 小規模事業所加算	施設基準を満たし，1単位の級地区分が10円，イ～ホの地域から特別地域加算の対象地域を除いた地域に事業所がある場合に所定単位の10％を加算として算定でき，6は厚生労働大臣が定めた地域に指定居宅療養管理事業所がある場合に算定できる．
施設基準	薬剤師が行う指定居宅療養管理指導の場合：一月あたり延べ訪問回数が50回以下の指定（介護予防）居宅療養管理事業所
利用者への説明	事前に説明を行い，同意を得てサービスを行う
対象地域	イ 豪雪地帯対策特別措置法（昭和37年法律第73号）第2条第1項の規定により指定された豪雪地帯及び同条第2項の規定により指定された特別豪雪地帯 ロ 辺地に係る公共的施設の総合整備のための財政上の特別措置等に関する法律（昭和37年法律第88号）第2条第1項に規定する辺地 ハ 半島振興法（昭和60年法律第63号）第2条第1項の規定により指定された半島振興対策実施地域 ニ 特定農山村地域における農林業等の活性化のための基盤整備の促進に関する法律（平成5年法律第72号）第2条第1項に規定する特定農山村地域 ホ 過疎地域自立促進特別措置法（平成12年法律第15号）第2条第1項に規定する過疎地域

❸ 中山間地域等居住者サービス提供加算

項目	概要
届出先	届出は不要
中山間地域等 居住者サービス 提供加算	特別地域加算と中山間地域等小規模事業所加算の対象となる地域に居住する利用者に通常の事業の実施地域を越えてサービスを提供した場合，移動費用として所定単位の5%を加算として算定できる．サービス事業所の所在地に制限はない．
併算定の可否	特別地域加算，中山間地域等小規模事業所加算との併算定可能
交通費	移動費用の評価であるため，交通費（含有料道路代・駐車場代）徴収不可． 加算を算定せず，客観的な規定を設けて交通費を徴収することを運営規程で定めることができる．
支給限度額管理	対象外

II 保険用語集

保険調剤の世界で，慣用されている言葉や略語，調べにくい言葉を中心に用語の「よみ」と「意味」をまとめています．本書の各章では，令和４年度調剤報酬改定をもとに解説していますので，歴史的背景など各章で取り上げなかった事柄もこの用語集で説明しました．国語辞典の意味とは異なるものもあります．

あ行

後算定 あとさんてい

保険薬局及び保険薬剤師療養担当規則により，処方箋を受け付けた場合，後発医薬品への変更，残薬の確認，薬剤服用歴に基づいた処方監査，疑義照会を行った後，調剤し服薬指導などを行って調剤した薬を交付するが，交付した後でなければ，薬剤選択をはじめ指導管理料などの算定の有無が確定しないので，調剤報酬の算定は保険調剤の流れから最後に行う．これを後算定という．

アドバンス・ケア・プランニング（ACP） あどばんすけあぷらんにんぐ

人生の最終段階における医療とケアについて本人と家族などが医療チームと繰り返し話し合う取り組みで，愛称として「人生会議」と呼称している．

1調剤行為 いちちょうざいこうい

実際に行った調剤行為の単位．同一用法であっても，調剤数量（日数）が異なるものは，別の調剤行為として取り扱う．

医療機器 いりょうきき

医薬品医療機器等法第２条第４項における「医療機器」とは，「人若しくは動物の疾病の診断，治療若しくは予防に使用されること，又は人若しくは動物の身体の構造若しくは機能に影響を及ぼすことが目的とされている機械器具等であって，政令で定めるもの」をいう．

note 改正により「医療用具」→「医療機器」となった．また，医薬品医療機器等法では，医療機器のリスクに応じた安全対策を講じるため，医療機器を高度管理医療機器，管理医療機器，一般医療機器の３種類に分類している．

衛生材料 えいせいざいりょう

ガーゼ，脱脂綿，包帯など療養生活に必要な資材．衛生材料の支給とその費用は本来医療機関が提供するものだが，保険薬局の購入費用をもとに，保険薬局に対し医療機関の支払う価格を両者の合議で決めることができる．

HPKI (Healthcare Public Key Infrastructure) カード

えいちぴーけーあいかーど

電子薬剤師資格証として国家資格を電子的に証明できるカードで，電子処方箋の調剤に必須となる．薬剤師の場合は，日本薬剤師会認証局とMEDIS (Medical Information System Development Center：一般財団法人 医療情報システム開発センター) の電子認証局が電子証明書の発行を行っている．カードを所持する人が本体のカードを補完する位置づけの2ndキー (HPKIセカンド電子証明書) もHPKIカードの情報と紐付けし「HPKI電子証明書管理サービス」のクラウドサーバ上に格納して電子署名を行うことができる．

お薬手帳 おくすりてちょう

調剤日，調剤した薬剤の名称，用法，用量および相互作用その他服用に際して注意すべき事項(患者ごとに異なる)を，経時的に記載した薬剤の記録専用の手帳．初めて手帳に記載する保険薬局では，保険薬局の名称，保険薬局または保険薬剤師の連絡先や，普段利用する薬局の名称も記載する．手帳に前述の内容を記載するとされている．患者が複数の手帳を持っていた場合は一本化するなど，保険薬局が啓発することにより活用が期待される．服薬管理指導料に手帳を持参している場合に高い点数が付与された．地域包括診療料や地域包括診療加算の算定要件の中に，お薬手帳の写しを診療録に貼付する記録保存を義務づけている．

note バインダー形式の手帳では散逸のおそれがあり，経時的な記録として認められていない．薬剤を記録する欄が著しく少ない簡易型のものも，経時的な記録として認められていない．一方，マイナ保険証の薬剤使用記録も活用が期待されるが，保険証の対象とならない場合は対象外となる．現在(令和4年12月)は，生活保護受給者の医療券・調剤券は対象外であるが令和5年度中に対象となるよう検討されている．

か行

会計検査院 かいけいけんさいん

国や法律で定められた機関の会計を検査し，会計経理が正しく行われるように監督する内閣から独立した憲法上の機関．近年，保険薬局にも会計検査院の検査が入るようになった．会計検査院の検査は，地方厚生局とは別途行われるため，薬剤師会などが立会することはない．保険調剤の返還があった場合は，その内容を確認するために，地方厚生局の個別指導が行われることもある．

note 日本国憲法第90条：国の収入支出の決算は，すべて毎年会計検査院がこれを検査し，内閣は，次の年度に，その検査報告とともに，これを国会に提出しなければならない．
会計検査院の組織及び権限は，法律でこれを定める．
会計検査院法第1条：会計検査院は，内閣に対し独立の地位を有する．

介護券 かいごけん

生活保護被保護者の第1号(併給の第2号被保険者を含む)被保険者では，医療保険や後期高齢者医療制度の被保険者の自己負担分が介護扶助となり，第2号被保険者である生活保護単独では10割が介護扶助となるため，要介護状態の審査・決定も福祉事務所において判断され，介護券が発券される．

改ざん かいざん

悪用しようとして文書の文字などを書き換えること．

note 処方箋の改ざん：習慣性医薬品の入手を目的とする処方箋を改ざんする事件が発生している．改ざんされた処方箋（偽造処方箋）による保険請求は困難．

家 族 かぞく

被扶養者のこと．

擬制世帯主 ぎせいせたいぬし

国民健康保険に家族が加入し，世帯主が加入していなくても，世帯主が国民健康保険の保険料（税）納税義務者となることから，このような世帯主を擬制世帯主，このような世帯を擬制世帯という．

休 日 きゅうじつ

診療報酬では日曜日，国民の祝日，12月29日～1月3日を指す．土曜日は含まれない．

継続療養 けいぞくりょうよう

継続して1年以上被保険者であれば，初診から5年間はその病気について，退職後も引き続き退職前の健康保険が利用できる制度であったが，平成15年4月1日に廃止された．

note 任意継続とは異なる．

ゲット・ジ・アンサーズ Get The Answers

市民に薬についてもっと薬剤師に質問や相談を行って，薬への関心・知識を広めるための啓蒙活動．薬剤師の役割を市民に知ってもらうための運動でもある．もともとは，1983年頃からアメリカで始まった市民運動のこと．日本薬剤師会でも1996年から全国的に運動を始め，薬の飲み合わせや，薬の副作用について薬剤師にどんどん質問して答えをもらい，薬を正しく安全に使おうと国民に広く呼びかけている．

健康サポート薬局制度 けんこうさぽーとやっきょくせいど

地域において，かかりつけ薬局機能や国民の主体的な健康増進の支援体制などについて一定の基準に適合する薬局を，都道府県知事が「健康サポート薬局」と表示できる制度*（平成28年10月以降実施）．

件 数 けんすう

患者ごと，さらに医療機関ごとに作成した明細書を1件という．

＊：薬生発0212第5号：医薬品，医療機器等の品質，有効性及び安全性の確保等に関する法律施行規則の一部を改正する省令の施行等について，平成28年2月12日．

減数調剤 げんすうちょうざい

薬剤服用歴の記録または調剤録，および残薬の外形状態・保管状況，そのほかの残薬の状況を確認したうえで，処方箋に記載された医薬品の数量を減らして調剤する業務．処方箋に「残薬に係る状況を情報提供することで差し支えない（残薬調整後の報告可）」という医師の指示があり，次回医療機関を受診する際に，医師に残薬の状況を報告するよう患者に指導したうえで，調剤完了後，すみやかに医療機関に「残薬の状況・残薬の理由・実際に交付した薬剤数量・患者への説明内容」について情報提供を行う．

現物給付 げんぶつきゅうふ

保険を使って医療機関で診療や検査などを受ける，あるいは保険薬局で処方箋による調剤をした薬を受け取るなど，保険による給付を「実際の医療や調剤」で支給すること．

note **比較** **現金給付**：「出産手当金」，「傷病手当金」や「埋葬金」などのように，現金を支給される保険給付．

減免 げんめん

徴収するべき負担金を免除すること．

高額療養費制度 こうがくりょうようひせいど

医療機関や薬局で支払った自己負担が，1月で上限額を超えた場合に，超えた金額を支給する制度．上限額は年齢や所得によって変わる．食費・居住費・差額ベッド代・先進医療にかかる費用は対象外とされる．申請は加入している医療保険に「限度額適用認定証」または「限度額適用・標準負担額減額認定証」の交付を受け，医療機関や薬局に提示する．

note 厚生労働省：https://www.mhlw.go.jp/stf/seisakunitsuite/bunya/kenkou_iryou/iryouhoken/juuyou/kougakuiryou/index.html

後期高齢者医療制度 こうきこうれいしゃいりょうせいど

平成20年4月に施行された医療制度．75歳以上になったら，それまで加入していた医療保険を脱退して加入する，独立した医療制度．運営主体は市町村となる．廃止法案が同年6月参院で可決したが，その後廃案．平成24年7月には廃止法案が見送られた．令和4年10月から負担割合の改定があり，所得区分「一般Ⅱ」の負担割合が1割から2割となった．これに伴い，処方箋の備考欄の記載は，1割負担では「高一」から「高9」へ，2割負担では「高8」，1割負担では「高7」と改定された．

公費併用 こうひへいよう

医療保険と公費負担医療を使用して算定すること．保険優先となる場合と，公費優先となる場合がある．

国 保 こくほ

国民皆保険制度により，国民健康保険の保険料（税）を被保険者（加入者）で負担しあい，不足分を国や市町村や国保組合が補助する制度.

国保組合 こくほくみあい

国民健康保険組合のこと．知事の許可を得て医師・薬剤師・左官タイル業・建設業など，同業者組合として全国で166の国保組合が設立されている.

note 全国板金，全国土木，文芸美術，全国建設工事業，近畿税理士，全国左官タイル塗装業など.

五捨五超入 ごしゃごちょうにゅう

15円以下を1点と定めて換算するため，5よりも，少しだけ大きければ繰り上がる.

note 例：3円＝1点，15.1円＝2点，15.01円＝2点

個別指導 こべつしどう

「厚生労働省又は地方厚生局および都道府県」が指導対象となる保険薬局等を一定の場所に集めて，または当該保険薬局等において行う個別の面接懇談方式の指導方法．「地方厚生局および都道府県」が共同で行う「都道府県個別指導」，「厚生労働省並びに地方厚生局及び都道府県」が共同で行う「共同指導」，「厚生労働省並びに地方厚生局及び都道府県」が共同で行うもので，特定の範囲の保険医療機関等または緊急性を要する場合など共同で行う必要性が生じた場合に行う「特定共同指導」がある．目的は，保険診療の取り扱い，診療報酬の請求などに関する事項について周知徹底させることにある.

さ行

剤形（型） ざいけい

調剤報酬明細書の記載要領において，「内服」「内滴」「屯服」「浸煎」「湯」「注射」「外用」と記載し区別される．剤形（型）によって調剤料が異なる.

note 平成18年4月の診療報酬改定による記載要領本文では，説明なく「剤形」と変更して記載され，官報に告示された調剤報酬明細書では「剤型」と示された．これ以後，記載要領は「剤形」としているものの，公害医療の明細書では「剤型」を使用している.

比較 **剤形**：錠剤，散剤，カプセル，注射剤など目的や用途により加工された医薬品の形態のこと.

再審査請求 さいしんさせいきゅう

一次審査において減点された理由を納得できない時に，審査支払機関に対して行う請求．再審査等請求書はレセプト1件ごとに作成する．請求が認められた場合を「復活」といい，調整金額が発生した場合は，「再審査等支払調整額通知票」によって通知される．原審通りであれば「再審査結果連絡書」が送付される．申出期間は6か月以内である.

在宅協力薬局 ざいたくきょうりょくやっきょく

在宅薬剤業務を実施する保険薬局において，小規模の薬局同士が連携して対応する際，主たる保険薬局をサポートする薬局の呼称．令和２年３月までは「サポート薬局」と呼称していたが，「健康サポート薬局」と明確に区別するために名称が変更された．

査 定 さてい

審査委員会，保険者などにより，適切かつ妥当な請求とは認められなかった請求部分を減じること（A～D査定がある）．

佐 薬 さやく

主薬の効果を減じることなく，補助的役割を行う薬．

算定上限 さんていじょうげん

内服薬や外用薬において，調剤料を算定できる剤の数の上限のこと．内服薬，浸煎薬，湯薬，外用薬ともに処方箋受付１回につき４調剤以上は調剤管理料が算定できない．

内服薬，浸煎薬または湯薬を同時に調剤した時は，全体の剤数を含めて３剤（調剤）までとなる．内服するものでも内服用滴剤は数に含めない．

note 屯服薬，注射薬は処方箋受付１回につき１調剤を超えて調剤管理料が算定できない．

資格喪失 しかくそうしつ

これまで加入していた医療保険の受給資格がなくなること．

（同一）敷地内薬局 （どういつ）しきちないやっきょく

2016年10月より「薬局と医療機関の独立性」に関する規制緩和により，保険医療機関と同一の敷地内に開設が認められた門内の保険薬局．

施設基準 しせつきじゅん

厚生労働大臣が定める特掲診療料の施設基準のこと．保険薬局では，調剤基本料 1・2・3-イ・3-ロ・3-ハ・特別調剤基本料，妥結率，後発医薬品調剤体制加算，調剤基本料 1注1但し書き，地域支援体制加算，連携強化加算，無菌製剤処理加算，在宅患者調剤加算，在宅患者医療用麻薬持続注射療法加算，在宅中心静脈栄養法加算，かかりつけ薬剤師指導料，かかりつけ薬剤師包括管理料，特定薬剤管理指導加算２，在宅患者訪問薬剤管理指導料に関して地方厚生局に届出が必要な施設基準がある．届出が必要な施設基準は，地方厚生局長に保険薬局の体制について定められた要件を満たしていることを届け出て受理されることにより算定できる．届出は不要だが，施設基準が設けられているものには，調剤管理加算，服用薬剤調整支援料２，服薬管理指導料の特例，区分変更がない調剤基本料3-ロ，医療情報・システム基盤整備体制充実加算がある．

note 施設基準を届け出て受理されていなければ，評価療養，患者申出療養の調剤ができない．新型コロナの治療薬は評価療養だが施設基準の届出は不要である．

自調剤 じちょうざい

自分が所属する保険薬局で，経営者や従業員の処方箋を調剤し保険請求を行った場合を指す．多くの場合，薬剤料は保険請求できるが，外来服薬支援料２や薬学管理料は認められないことが多い．都道府県により，判断が異なる．

note 自家調剤ともいう．
比較 **自家診療**：自己の開設または勤務する病院で本人やその世帯員・従業員に対する診療を行うこと．

自動算定 じどうさんてい

処方箋を受け付けた後，先に算定を行い，薬学管理料などを実態に合わせず機械的に（自動的に）入力してしまうこと．

note 地方厚生局の個別指導などで，よく指摘を受ける事項．

指導大綱 しどうたいこう

厚生労働大臣もしくは地方厚生局長または都道府県知事が，健康保険法第73条（同法及び船員保険法において準用する場合を含む．），国民健康保険法第41条および高齢者の医療の確保に関する法律（昭和57年法律第80号）第66条（同法において準用する場合を含む．）の規定に基づき，「保険薬局又は保険薬剤師に対して行う調剤報酬の請求に関する指導」について基本的事項を定めたもの．保険調剤の質的向上および適正化を図ることを目的とする．（保発第117号：平成7年12月22日）

支払基金 しはらいききん

正式名称は社会保険診療報酬支払基金で，本部を東京に置き，事務所は全国の都道府県に置かれている．社会保険診療報酬支払基金法により定められた医療の給付について，医療機関・薬局から提出された保険医療費の審査・支払を行う．支払基金の審査は保険者との委託により行われ，保険医療機関・薬局の間に立って，再審査を含む「審査と支払」を担当する．全国健康保険協会や共済組合，組合保険など医保の保険請求を取り扱う．

自費処方箋 じひしょほうせん

全額を自己負担し，健康保険法などに規定されている規制外の調剤となり，消費税の対象となる処方箋．投薬日数に制限はなく，疑義照会，処方内容のチェック，調剤済みの処方箋の保管義務など医薬品医療機器等法・薬剤師法の規制を受ける．生活改善薬（避妊薬，勃起不全治療薬），被保険者証を忘れてきた時，自動車損害賠償責任保険・共済（自賠責）などで患者が保険会社に請求する時，保険調剤した薬剤を紛失した場合の再調剤，小動物の処方箋調剤などの理由がある．情報提供文書，薬剤服用歴への記録は必要と規定されている．電子処方箋の対象外となっている．

社 保 しゃほ

被用者保険のこと．医保ともいう．

集団指導 しゅうだんしどう

地方厚生局，都道府県または厚生労働省・地方厚生局・都道府県が共同で，指導対象となる保険医療機関等（保険薬局）を一定の場所に集めて行う講習などの方式の指導方法．

集団的個別指導 しゅうだんてきこべつしどう

地方厚生局・都道府県が共同で指導対象となる保険医療機関等（保険薬局）を一定の場所に集めて行う，個別で簡便な面接懇談方式の指導方法．

償 還 しょうかん

医療費助成制度などで，被保険者が医療費を立て替えて支払った時，行政機関からその費用を返還してもらうこと．

常 態 じょうたい

開局しており，即座に分包などの調剤に取りかかることができる，いわゆる調剤応需体制にあること．

情報通信機器を通じた診療行為 じょうほうつうしんききをつうじたしんりょうこうい

遠隔医療のうち，医師と患者の間においてパソコンやスマートフォンなどの機器を用いてオンラインで行われる診療行為．新型コロナウイルス感染症の「0410対応」では，電話も対象となる．

助成制度 じょせいせいど

医療保険や公費負担医療の給付で賄うことができない部分を自治体が援助する制度．

note 例：乳課，ひとり親など．

所定単位 しょていたんい

内服薬では1剤1日分，湯薬では1調剤1日分，内服用滴剤，浸煎薬，湯薬，屯服薬，注射薬および外用薬にあっては1調剤分のこと．この所定単位に対する薬価を算出し，点数に換算する．

note 所定単位あたりの薬剤料が175円以下の場合は医薬品名，規格，用量の記載を省略できるが，剤形および用法は記載しなければならない．

所得税非課税世帯 しょとくぜいひかぜいせたい

同一世帯員として認められたすべての世帯員で，当該年度において前年の所得税を納付する者がいない世帯のこと．

処方箋写し しょほうせんうつし

処方箋をコピーしたもの．コピーは日本的表現であり，英語ではphotocopyとなる．日本語では「写し」である．

生 保 せいほ ………………………………………………………………

生活保護法による各扶助の略称．保険薬局は，医療扶助と介護扶助を担当する．

世 帯 せたい ………………………………………………………………

住民基本台帳上の世帯：生計を一つにする消費経済上の一単位．

自立支援医療における世帯：同じ医療保険に加入している家族を同一世帯とする．同じ医療保険であっても，障害者本人（配偶者がある時は配偶者も含めて）の所得状況によって別の世帯とみなされることもある．

節 せつ ………………………………………………………………

調剤報酬点数表における一番大きな区分．

note 例：第1節　調剤技術料，第2節　薬学管理料，第3節　薬剤料，第4節　特定保険医療材料料

総 括 そうかつ ………………………………………………………………

その月の調剤報酬明細書をもとに，保険者ごとに，あるいは医保として，件数や保険種別，公費別に件数と金額などを集計すること．

note 例：調剤報酬請求書

総報酬制 そうほうしゅうせい ………………………………………………………………

社会保険料（健康保険・年金）を算出する対象に，標準報酬月額だけではなく標準賞与額を基礎にすること．

note 以前は標準報酬月額のみを基礎としていた．

続 紙 ぞくし ………………………………………………………………

紙レセプトの調剤報酬明細書が，1件につき1ページで終わらず複数ページにわたった場合，2ページ目以降をA列4番で作成し1ページ目の後ろに順に左上部を貼付する．この貼付されたページのことを指す．

note 続紙の合計点数欄は空欄とする．

た行

対 診 たいしん ………………………………………………………………

入院中の診療は入院先医療機関に一本化されるのが原則であるが，専門科目によっては，他医療機関の受診が必要となり，入院先から他医療機関を受診して診療を行うこと．費用は入院先と他医療機関との合議で精算される．他医療機関は初（再）診料，往診料が請求できる．

多数回該当 たすうかいがいとう ………………………………………………………………

高額療養費制度において，過去12月以内に3回以上上限額に達した時は，4回目から上限額が下がり医療費が軽減される．

単 独 たんどく

医療保険または公費負担医療のみを適用すること.

note 例：公費単独，国保単独

地域活動 ちいきかつどう

かかりつけ薬剤師指導料やかかりつけ薬剤師包括管理料の施設基準において，その要件として，その薬剤師が地域において「地域活動」に参画していることが求められた．講習会などへの単なる参加では認められず，自治体（区，町村）とともに住民への薬の講習を行う，多職種連携の地域ケア会議への主体的・継続的な参加，注射針の回収や，水銀体温計・血圧計の回収，学校薬剤師業務など，地域住民と人のつながりをもち，顔が見える関係を築く活動であることが「地域活動」として認められた.

中山間地域（介護） ちゅうさんかんちいき

小規模事業所加算：豪雪地帯対策特別措置法（昭和37年法律第73号）第2条第1項の規定により指定された豪雪地帯及び同条第2項の規定により指定された特別豪雪地帯，半島振興法（昭和60年法律第63号）第2条第1項の規定により指定された半島振興対策実施地域，特定農山村地域における農林業等の活性化のための基盤整備の促進に関する法律における特定農山村地域，過疎地域自立促進特別措置法における過疎地域などが対象となる.

中山間地域等に居住する者へのサービス提供加算：離島振興法・山村振興法・特定農山法・過疎地域自立促進特別措置法に指定されている地域や厚生労働省令で定められた特定の地域が対象となる.

長寿医療制度 ちょうじゅいりょうせいど

「後期高齢者医療制度」という名称に対し批判が多く，施行日に発表された通称．公文書上は「後期高齢者医療制度」が用いられるため，通称として定着していない.

長 処 ちょうしょ

慢性腎不全に係る自己連続携行式腹膜灌流（CAPD）を行っている患者に対して，同一月内の投薬を院外処方箋のみにより行い，保険医療機関では当該患者の負担額を受領しない場合．調剤報酬明細書の特記事項欄に「長処」と記載する.

note **類似「長」「長2」（マル長）**

直接審査 ちょくせつしんさ

審査支払機関に審査を委託しないで，医療機関の診療報酬明細書や保険薬局の調剤報酬明細書を，保険者が審査して支払額を決定すること．セキュリティ通信とデータの暗号化を行って，保険薬局からデータを直接保険者に送り，保険者が審査を行う．調剤報酬の受け取り期間が短縮され，資格誤りの判明に要する時間も短縮されるというメリットがある.

出来高制 できだかせい

保険契約に基づいて行った保険調剤を点数化して，それを合算して調剤報酬を国に対して請求すること．請求内容は審査支払機関および保険者の審査を受け，支払いを受ける．

note 診療報酬には，DPCのような定額・包括払いもある．

出来高入院料を算定する病床 できだかにゅういんりょうをさんていするびょうしょう

DPC算定病床以外の病床であって，療養病棟入院基本料，有床診療所療養病床入院基本料および特定入院基本料を除く入院基本料を算定する病床のこと．この入院先で診療が難しい専門的な診療をほかの医療機関で受診（対診）し，交付された処方箋は保険薬局で調剤することができる．

転 医 てんい

診療を受けている担当医師を変えて，別の医師を受診すること．

note 担当医以外の意見が必要な時は診療情報提供書を作成してもらい，担当医に紹介してもらったセカンドオピニオンをうける医療機関を受診する方法がある．

電算レセプト でんさんれせぷと

医事会計システム，すなわちレセプトコンピュータで調剤報酬明細書を作成すること．

note **比較** **レセ電算システム**

同一用法 どういつようほう

用法が等しく，薬を服用する時点が同一であること．薬剤調製料を算定する場合，投与日数が異なる場合でも調剤料は１回の算定となる．１日３回食前と１日３回食直前も同一用法として算定する．

note 内服：１日２回朝夕食後と１日２回朝夕食直後．
頓服：頓服が２剤あり，その用法がどちらも不眠時である場合．

同時算定 どうじさんてい

技術加算を２種類以上同時に算定することだが，認められない．

note 例：[困]と[計]，[困]と[自]など．

同日再診（同一日・2回受付） どうじつさいしん

同一日・同一医療機関の処方箋は，受付１回とするのが原則だが，午前中に薬局で処方箋を受け付けて薬剤を交付した後，いったん家に帰ってから容態が急変して医療機関を再受診した場合は，処方箋受付２回とすることが認められている．処方箋を交付した医療機関が同日再診として再診料を２回算定しているのであれば，薬局も処方箋受付回数を２回として調剤基本料や調剤管理料などを取り扱う．レセプト摘要欄に，急性増悪による同一日の処方箋２回受付であることと，処方箋を受け付けた１回目と２回目の時刻を記載する．

Do処方 どぅしょほう

前回処方と同じ医薬品が同じ医薬品の組み合わせで，同じ用量，同じ用法，同じ投与日数処方されていること．

特定保険医療材料料 とくていほけんいりょうざいりょうりょう

材料価格基準に収載されている金額(円)の総量を10円で除し，一の位を四捨五入して求められる．

note 在宅患者に対し，特定保険医療材料となっていない保険医療材料(注射針など)について医療機関から指示が出た時は，衛生材料と同様の取り扱いとなり，合議で価格を決めることができる．

特別地域(介護) とくべつちいき

離島振興法(昭和28年法律第72号)第2条第1項の規定により指定された離島振興対策実施地域，奄美群島振興開発特別措置法(昭和29年法律第189号)第1条に規定する奄美群島，山村振興法(昭和40年法律第64号)第7条第1項の規定により指定された振興山村，小笠原諸島振興開発特別措置法(昭和44年法律第79号)第4条第1項に規定する小笠原諸島，沖縄振興特別措置法(平成14年法律第14号)第3条第3号に規定する離島，厚生労働大臣が別に定める地域が対象となる．

突合点検 とつごうてんけん

同一患者・同一医療機関・同一診療(調剤)月において，医科レセプトと調剤レセプトを突き合わせて照合すること．例えば適応症病名と調剤薬，7種類未満の処方料と調剤した薬の種類などについて点検する．電子レセプトを電子的に照合するため，効率よく点検が可能となっている．

note **比較** **縦覧点検**：同一患者・同一医療機関の月単位のレセプトを複数月にわたって点検すること．

取り下げ請求 とりさげせいきゅう

提出済みの調剤レセプトに明らかな誤りが判明し，提出済みのレセプトを取り下げる時に行う請求．「再審査等請求書」に必要事項を記載して提出する．

な行

任　継 にんけい

任意継続被保険者制度の略．被保険者期間が継続して2ヵ月以上あった人において，会社を退職して健康保険の被保険者の資格を失った人が，再雇用されるまで継続して健康保険の被保険者となる制度．資格を喪失してから20日以内に申請することが必要．期間は2年間で，保険料は退職前の2倍となる．

note 被扶養者を設定できる．

は行

被保険者 ひほけんしゃ

保険に加入し，病気やけがあるいは介護に対処する時に必要な給付を受けることができる人のことで，「本人」ともいう.

介護保険における被保険者は，第1号被保険者と第2号被保険者に分けられる．被扶養者の概念がない．65歳以上の人を第1号被保険者，40歳から65歳未満の医療保険に加入し，特定疾患の対象となる人を第2号被保険者とする.

note 地域保険である国民健康保険は，世帯の一人一人が被保険者である.

被保護世帯 ひほごせたい

同一世帯と認められた世帯の中心者が生活保護法による生活扶助，医療扶助などを単給または併給のいずれかを問わず受けている世帯.

評価療養 ひょうかりょうよう

保険外併用療養費として，保険導入のための評価を行う療養．医薬品，医療機器，再生医療等製品の治験に係る診療，薬事法承認後で保険収載前の医薬品，医療機器，再生医療等製品の使用，薬価基準収載医薬品の適応外使用，保険適用医療機器，再生医療等製品の適応外使用が含まれる.

不一致 ふいっち

処方箋の内容と明細書の請求内容が一致せず，算定の根拠が明らかとならないこと．高額点数の調剤報酬明細書には処方箋の写し（コピー）の添付は平成18年4月より不要となったが，審査支払機関より求められた場合のみ提出する.

note 現在は，電子レセプトによる突合点検で不一致が発見される.

服用時点 ふくようじてん

薬を服用するタイミングのこと.

フリーアクセス ふりーあくせす

いざ病気になった時でもお金の心配をせずに，いつでも，どこでも，誰でも，どこの医療機関でも最適な医療が受けられること.

分割調剤 ぶんかつちょうざい

投与日数が長期にわたる場合，長期保管が困難，あるいは後発医薬品の変更における試用，医師の指示によるなどの理由で分割して調剤すること．調剤管理料や薬剤料では，いずれの分割目的においても，その合計量は処方箋に指示された量を超えることはない．2回目に応需した日によっては日数分を交付できない場合がある.

併算定 へいさんてい

診療報酬で定められた項目を２つ以上同時に算定すること．

編てつ（綴） へんてつ

紙の調剤報酬明細書を保険区分ごとに仕分けて，審査支払機関の規定に従って並べ，綴じること．

note 綴じひも，凧糸などを用いて綴じる．国保など，区分の厚さが薄い場合はステープラー（ホチキス）でも可．

返　戻 へんれい

調剤（診療）報酬明細書の不備により保険薬局に戻されること．訂正を行って再請求ができる．

note 再請求可能期間は３年間である．

返戻依頼 へんれいいらい

保険薬局や保険医療機関など請求する側から，いったん提出した調剤報酬明細書や診療報酬明細書を取り下げる旨，申し出ること．

包括制 ほうかつせい

診療・検査の医療行為，薬学管理，調剤技術料に対し診療報酬で定められた定額の範囲で評価すること．

保険者 ほけんしゃ

健康保険事業を運営するために保険料を徴収したり，保険薬給付を行ったりする運営主体のこと．健康保険（日雇特例被保険者の保険を除く）の保険者は，全国健康保険協会および健康保険組合と定められている（健康保険法第４条）．国民健康保険では市町村（特別区）と国民健康保険組合となる．

保険薬局 ほけんやっきょく

健康保険法に基づく療養の給付の一環として保険調剤業務を取り扱う薬局．都道府県知事による薬局の開設許可のほかに，所在地の地方厚生局長から保険薬局の指定を受ける．

note 更新は６年ごと．

母　子 ぼし

市町村が行っている母子家庭への医療費助成制度．現在では「ひとり親」と表現が変わり，父子家庭も含まれる．

本　人 ほんにん

被保険者のこと．

マスタ ますた

レセプト請求のためのコードに，価格や点数，算定条件などの各種情報を付加した電子的マスタファイル．

マル長 まるちょう

特定疾病療養費受給者証（長期特定疾病）による給付のこと．長期にわたる治療を必要とする疾病で，高額な医療費となる治療について1ヵ月・1医療機関ごとの自己負担限度額（健康保険法施行令第42条第9項1～2に規定する金額）を設定し，それを超えた分が高額療養費として現物給付される．調剤報酬明細書の特記事項欄に「長」（「長2」）と記載する．

note 対象疾病：慢性腎不全（人工透析），血友病，後天性免疫不全症候群（抗ウイルス剤投与）など．

マルメ まるめ

同一服用時点で投与日数が異なる剤がある，服用時点が近接して時間的に同一の服用時間と見なされる場合，外来服薬支援料2で服用時点の重なりがある場合，薬剤調製料などが長い投与日数あるいは包括点数にまとめられ，含まれてしまうこと．一般的には，包括することを指す．

note 例：分3毎食後　7日分薬剤調製料 ⊃ 分3毎食後　3日分薬剤調製料
例：食前 ⊃ 食直前など

みなし指定 みなししてい

介護保険において，介護保険法第71条（指定居宅サービス事業者の特例）により，保険薬局の指定を受けていれば介護サービス事業所として指定されること．「生活保護法指定介護機関」は，平成26年7月1日以降に新たに介護保険の指定を受けていれば，同様に「みなし指定」される．

無菌室の共同利用 むきんしつのきょうどうりよう

無菌調剤室の開設者が，処方箋受付薬局の開設者と必要な事項について契約を交わし，処方箋受付薬局の薬剤師が無菌室を利用することができる旨，平成24年8月22日旧薬事法施行規則で認められた．（現医薬品，医療機器等の品質，有効性及び安全性の確保等に関する法律施行規則第11条の8）

銘 柄 めいがら

商品名のこと．

免除証明書 めんじょしょうめいしょ

大規模災害の発生後，健康保険組合，全国健康保険協会被保険者は保険者に，市町村の国民健康保険，後期高齢者医療制度の被保険者は市町村に，一部負担金の免除証明書の申請を行って交付を受ける．この証明書を医療機関などで提示することにより一定期間免除を受けられる．

や行

薬学管理料 やくがくかんりりょう

調剤管理料，医療情報・システム基盤整備体制充実加算１・２，服薬管理指導料１～４，服薬管理指導料の特例，麻薬管理指導加算（外来・在宅），かかりつけ薬剤師管理料，かかりつけ薬剤師包括管理料，重複投薬・相互作用等防止加算１・２，特定薬剤管理指導加算１・２，乳幼児服薬指導加算，小児特定加算，吸入薬指導加算，調剤後薬剤管理指導加算，外来服薬支援料１・２，服用薬剤調整支援料１・２，服薬情報等提供料１～３，在宅患者訪問薬剤管理指導料，在宅患者オンライン薬剤管理指導料，経管投薬支援料，在宅患者緊急訪問薬剤管理指導料，在宅患者緊急等共同指導料，在宅に関する管理指導料の乳幼児加算，退院時共同指導料，在宅患者重複投薬・相互作用等防止管理料，在宅患者医療用麻薬持続注射療法加算，在宅中心静脈栄養法加算，を指す．いわゆるインテリジェントフィー．

薬担規則 やくたんきそく

保険薬局及び保険薬剤師療養担当規則の略．

note **比較** **療担規則**

優 先 ゆうせん

複数ある保険を用いる順番．主としてその保険を使用し，残りの費用をほかの保険を用いる．

要介護状態区分 ようかいごじょうたいくぶん

心身の状態像を判定し，「要介護状態」として要介護認定を受けた区分のこと．要介護状態は，自立，要支援１・２，要介護１～５の８段階に区分されている．区分によって使用できるサービスには限度があり，サービス利用限度額を超えた分は全額自己負担となる．

予製剤 よせいざい

調剤時間の短縮のため，頻用される処方内容をあらかじめ調剤し，錠剤を分割・粉砕，軟膏の混合，分包を行うこと．

note 予製剤の場合は，技術加算料は100分の20となる．

ら行

リフィル調剤 りふぃるちょうざい

１枚の処方箋につき定められた回数の調剤において繰り返し有効とする調剤の形態．海外で行われていたが，令和４年の調剤報酬改定により導入された．

療担規則 りょうたんきそく

保険医療機関及び保険医療養担当規則の略．

療養の給付と直接関係ないサービス

りょうようのきゅうふとちょくせつかんけいないさーびす……………………………………

保険調剤とは別に提供されるサービスで，見やすい場所（受付窓口，待合室など）に費用徴収サービスの内容，料金を患者にわかりやすいように掲示し，サービスの内容および料金を明示した文書に患者側の署名をうけて同意を得る．

レセ電算 れせでんさん ……………………………………………………………

レセプト電算システムのこと．診療報酬や調剤報酬の請求を紙のレセプトにかえて，電子媒体に収録したレセプト（電子レセプト）で提出を行うことができる仕組みを整備したもの．業務量の軽減と事務処理の迅速化が期待できる．

note **比較 電算レセプト**

レセプト れせぷと ……………………………………………………………………

ひとりの患者に対して1ヵ月ごとに行った医療行為（調剤）や費用をまとめ，保険者に対して提出する請求内容を記載した明細書．

老人医療 ろうじんいりょう ……………………………………………………………

老人保健法の適用を受ける者が疾病または負傷に関して，保険医療機関または保険薬局において受けた医療の給付を指す．老人保健法は平成20年4月1日より「高齢者の医療の確保に関する法律」に改正された．

平成19年4月からは，75歳以上の後期高齢者を対象とした医療制度である「後期高齢者医療制度」が創設された．

労働者災害補償保険（労災） ろうどうしゃさいがいほしょうほけん ……………………

政府が管掌し，業務上あるいは通勤による労働者の負傷・疾病・廃失または死亡に対して，保険給付や労働福祉事業を行う保険．労災保険を取り扱うためには，労災保険指定薬局の指定が必要となる．船員の労働災害の場合も労災保険が取り扱う．

note 公務員の労働災害（公務災害）は，国家公務員災害補償保険（運営主体：国家公務員災害補償基金）あるいは地方公務員災害補償保険（運営主体：地方公務員災害補償基金）が取り扱う．労災レセプトの請求も平成25年2月からオンラインで行うことができる．

索　引

略称

数字・欧文

あ行

か行

さ行

た行

著者プロフィール

山口 路子(やまぐち みちこ)

出身校

北海道大学薬学部薬学科卒業．北海道医療大学大学院薬学研究科修了．

保険薬剤師としての経歴

日本調剤株式会社医大前調剤薬局 管理薬剤師，(株)ドラッグ・サンジョウナカジマ薬局北大前店 管理薬剤師ならびに取締役薬剤部長を経て，(有)ファーマシー本通り，(有)あけぼの，(有)本通調剤薬局顧問の傍ら，オフィスシリウスを運営．

Rp.+ レシピプラス特別編集
速解！ 調剤報酬 2022-23

2023年 3 月 1 日 1版1刷

著 者
山口《やまぐち》路《みち》子《こ》

発行者
株式会社 南山堂 代表者 鈴木幹太
〒113-0034 東京都文京区湯島 4-1-11
TEL 代表 03-5689-7850 www.nanzando.com

ISBN 978-4-525-78881-0

A7888110101-A

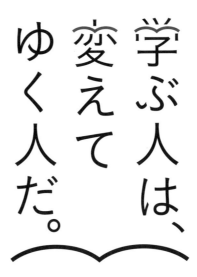

もくじ

※教科書によっては、中学３年生で学習する内容が含《ふく》まれます。

漢字（漢字の読み書き・送りがな）

基礎問題

1 漢字の読み

(1) 次のそれぞれの熟語の読み方として最も適切なものをあとから一つずつ選び、記号で答えなさい。

①愛情〔　〕　②手帳〔　〕
③木箱〔　〕　④部屋〔　〕
⑤地主〔　〕　⑥平和〔　〕
⑦場所〔　〕　⑧仕事〔　〕

ア　音読み＋音読み
イ　訓読み＋訓読み
ウ　重箱読み
エ　湯桶《ゆとう》読み
オ　熟字訓

(2) 次の各文の傍線部《ぼうせんぶ》の漢字の読みを書きなさい。

①田舎がなつかしい。〔　〕
②毎朝果物を食べる。〔　〕
③大人のまねをする。〔　〕
④七月七日は七夕だ。〔　〕
⑤笑顔が素敵な人物。〔　〕

2 送りがな

解答 ➡ 別冊解答2ページ

(1) 次の各文の傍線部のカタカナを漢字と送りがなで書きなさい。

①正しい方向にミチビク。〔　〕
②注文をウケタマワル。〔　〕
③新しい方法をココロミル。〔　〕
④ココロヨイ風がふく。〔　〕
⑤努力のあとがイチジルシイ。〔　〕
⑥落とし物をトドケル。〔　〕
⑦遠い異国をオトズレル。〔　〕
⑧飲食店をイトナム。〔　〕
⑨フタタビ旅に出る。〔　〕
⑩ウタガイをかけられる。〔　〕
⑪オゴソカナ雰囲《ふんい》気《き》。〔　〕
⑫いさぎよくシリゾク。〔　〕
⑬態度をアラタメル。〔　〕
⑭イキオイよく燃える火。〔　〕

学習日　月　日

漢字の読み

・音読み…漢字を中国での発音をもとにして読むこと。
・訓読み…漢字をその意味にあたる日本語で読むこと。
・熟字訓…一つ一つの漢字の音訓に関係なく、全体で読む特別な訓読み。
・重箱読み…上の漢字を音で、下の漢字を訓で読む読み方。
・湯桶読み…上の漢字を訓で、下の漢字を音で読む読み方。

くわしく 熟字訓

例 竹刀（しない）
日和（ひより）
名残（なごり）　など。

送りがな

①活用する部分から送る、②形容詞の語幹が「し」で終わる場合には、「し」から送る、などのきまりがある。例外もある。

3 同音異義語・同訓異字

(1) 次の①～⑪の傍線部のカタカナを漢字に直しなさい。

①自分の判断にカクシンを持つ。〔　　〕
②事件のカクシンに迫《せま》る。〔　　〕
③ガスにテンカする。〔　　〕
④食品テンカ物について調べる。〔　　〕
⑤大学の教育カテイ。〔　　〕
⑥成長のカテイ。〔　　〕
⑦イガイな結末を迎《むか》える。〔　　〕
⑧係員イガイ立ち入り禁止。〔　　〕
⑨品質をホショウする。〔　　〕
⑩安全をホショウする。〔　　〕
⑪損害をホショウする。〔　　〕

(2) 次の①～⑩の傍線部のカタカナを漢字に直しなさい。

①定規で直線をヒく。〔　　〕
②ピアノをヒく。〔　　〕
③解決をハカる。〔　　〕
④水深をハカる。〔　　〕
⑤新しい仕事にツく。〔　　〕
⑥目的地にツく。〔　　〕
⑦成功をオサめる。〔　　〕
⑧会費をオサめる。〔　　〕
⑨国をオサめる。〔　　〕
⑩学問をオサめる。〔　　〕

4 熟語の成り立ち

(1) 次の二字熟語の成り立ちの説明として最も適切なものをあとから一つずつ選び、記号で答えなさい。

①未知〔　　〕　②見学〔　　〕
③苦痛〔　　〕　④遠近〔　　〕

ア 上の字が下の字を打ち消す
イ 反対の意味の字を組み合わせる
ウ 似た意味の字を重ねる
エ 上の字が下の字にかかる

(2) 三字熟語「上中下」の構成と同じものを次から一つ選び、記号で答えなさい。

ア 効果的　**イ** 衣食住
ウ 人間性　**エ** 短距離《たんきょり》
〔　　〕

(3) 次の□に共通して入る漢数字を答えなさい。

□差万別《ばんべつ》　□客万来　□載一遇《ざいいちぐう》　□変万化

〔　　〕

同音異義語・同訓異字

・同音異義語…同じ音読みで、意味が異なっている熟語。
・同訓異字…同じ訓読みで、字が異なっている漢字。

熟語の成り立ち

・二字熟語の成り立ち
①同じ字が重なる（例続続）、②意味の似た字が重なる（例表現）、③反対の意味の字を組み合わせる（例強弱）、④上の字が下の字にかかる（例山頂）、⑤下の字が上の字にかかる（例登山）、⑥上の字が下の字を打ち消す（例無力）など。
・三字熟語の成り立ち
①関連のある三つの漢字を並べる（例松竹梅）、②二字熟語の下に一字をつける（例読解力）、③二字熟語の上に一字をつける（例不十分）など。
・四字熟語の成り立ち
①関連のある四つの漢字を並べる（例東西南北）、②二字熟語どうしを組み合わせる（例登場人物）、③三字熟語に一字をつける（例自家用車）、④故事成語によるもの（例温故知新）など。

1日目

漢字（漢字の読み書き・送りがな）

基礎力確認テスト

解答→別冊解答2ページ

得点　／100点

1 次の①～⑤の――の漢字の読みがなを書きなさい。また⑥～⑩のカタカナの部分を楷書《かいしょ》で漢字に書き改めなさい。〈青森改〉［2点×10］

①研究の成果を披露する。〔　〕
②初もうでで合格を祈願する。〔　〕
③校旗を掲げる。〔　〕
④上流に行くほど川幅《かわはば》が狭まる。〔　〕
⑤伝統工芸に卓越した技能を発揮する。〔　〕
⑥卒業式で来賓《らいひん》からシュクジをいただく。〔　〕
⑦安全第一が作業のテッソクだ。〔　〕
⑧道路ヒョウシキに従って運転する。〔　〕
⑨シッソな生活を送る。〔　〕
⑩この商品はショウフダの半額だ。〔　〕

2 次の各文の――をつけた漢字の読みがなを書きなさい。〈東京〉［2点×4］

①教室の床《ゆか》を磨いて、新入生を迎《むか》える。〔　〕
②心を込めて栽培したトマトが赤く色づく。〔　〕
③地域を循環するバスが満開の桜並木を走る。〔　〕
④初夏の風に吹《ふ》かれて、木々の青葉が揺れる。〔　〕

3 次の①～④の各文の――線の部分を漢字で書きなさい。ただし、必要なものには送りがなをつけること。〈愛媛〉［2点×4］

①オリンピックがへいまくする。〔　〕
②通信えいせいを利用した放送。〔　〕
③信頼《しんらい》するにたる人物だ。〔　〕
④人前でほめられててれる。〔　〕

4 「高台」は、上の漢字を訓、下の漢字を音で読む「湯桶《ゆとう》読み」とよばれる読み方をする熟語である。次の**ア**～**オ**の中から、「湯桶読み」をするものを二つ選び、記号で答えなさい。〈静岡〉［3点×2］

ア 雨具　**イ** 番組　**ウ** 荷物
エ 若者　**オ** 着陸

〔　〕・〔　〕

5 次の a ・ b に、「無意識」の「無」のような接頭語をそれぞれ入れて三字の熟語を作り、文を完成させなさい。〈石川〉［4点×2］

注文の品はまだ a 完成だが、期日までに仕上げるのは b 可能ではない。

a〔　〕　b〔　〕

6 「自分の都合のよいように言ったり、したりすること」という意味をもつ四字熟語を、次の**ア**～**エ**から一つ選び、記号で答えなさい。〈高知〉［6点］

ア 大義名分　**イ** 我田引水
ウ 馬耳《ばじ》東風　**エ** 付和雷同《らいどう》

〔　〕

7 「無我夢中」という四字熟語に最も意味の近いものはどれか。次の**ア**〜**エ**から一つ選び、その記号を書きなさい。〈山梨改〉【6点】

ア 五里霧《む》中《ちゅう》　**イ** 一心不乱
ウ 不眠《ふみん》不休　**エ** 暗中模索《もさく》

〔　　〕

8 (1)、(2)の□に、まわりの漢字と組み合わせて二字熟語をつくることのできる漢字一字を、例にならって書き入れなさい。〈熊本〉【4点×2】

例
収
↓
内 → 容 → 姿
↓
易

(1)
調
↓
柔 → □ → 紙
↓
解

(2)
克
↓
敬 → □ → 用
↓
装

(1)〔　　〕　(2)〔　　〕

9 次の――部分のカタカナを漢字で表したとき、その漢字と同じ漢字を含《ふく》む熟語を、あとの**ア**〜**エ**から一つ選び、記号で答えなさい。〈鳥取〉【6点】

他人の権利をオカしてはならない。

ア 学級会のシンコウをする。
イ スポーツのシンコウにつくす。
ウ 敵地にシンコウする。
エ 隣国《りんごく》とシンコウを深める。

〔　　〕

10 「展開」と同じ組み立て（構成）の熟語を、次の**ア**〜**エ**から一つ選び、記号で答えなさい。〈山口〉【6点】

ア 加減　**イ** 着席
ウ 短歌　**エ** 思想

〔　　〕

11 「言語知」と、三字の熟語の組み立てが同じものを、次の**ア**〜**エ**から一つ選び、記号で答えなさい。〈奈良改〉【6点】

ア 旧街道　**イ** 文化財
ウ 真善美　**エ** 花吹雪《はなふぶき》

〔　　〕

12 次の**ア**〜**エ**の熟語のうち、上の漢字が下の漢字を修飾しているものを一つ選び、記号で答えなさい。〈鳥取〉【6点】

ア 黒板　**イ** 屈伸
ウ 学習　**エ** 帰郷

〔　　〕

13 「文化的伝トウ」と同じ漢字を含む熟語を、次の**ア**〜**オ**から一つ選んで記号を書きなさい。〈秋田改〉【6点】

ア トウ資　**イ** トウ眠《みん》　**ウ** トウ論
エ トウ点　**オ** トウ計

〔　　〕

2 日目

語《ご》彙《い》（対義語・類義語・ことわざ・慣用句）

解答→別冊解答3ページ

基礎問題

1 対義語

(1) 次の語の対義語になるように、□に漢字一字を書きなさい。

①悪意⟷□意
②安全⟷危□
③被害《ひがい》⟷□害
④入場⟷□場
⑤平凡《へいぼん》⟷□凡
⑥便利⟷□便

(2) 次の各文の傍線部《ぼうせんぶ》の語の対義語を漢字で書きなさい。

①駅で先生と偶然会った。
②商品の需要《じゅよう》が高まる。
③初対面でも積極的に話す。
④収入が増加する。
⑤温暖な気候に恵《めぐ》まれる。
⑥将来のことを悲観する。
⑦機械が正常に作動する。
⑧無名の役者が出演している。

2 類義語

(1) 次の語の類義語になるように、□に漢字一字を書きなさい。

①真相＝真□
②永遠＝永□
③欠点＝□所
④落胆《らくたん》＝□望
⑤死去＝□界
⑥非道＝□酷《こく》

(2) 次の各文の傍線部の語の類義語をあとから一つずつ選び、記号で答えなさい。

①料理に興味を持つ。
②故障の原因を調べる。
③作業中に不満を言う。
④兄からの音信が絶える。

ア 要因　イ 関心
ウ 消息　エ 不平

対義語

対義語は、互《たが》いに反対、または対《つい》になる意味を表す言葉。
・二字の熟語の一字が共通のもの。
例 以前⟷以後
・二字とも違《ちが》った漢字で対義語になっているもの。
例 集合⟷解散
・「非」「不」「未」「無」などの打ち消しの漢字がつくもの。
例 決定⟷未定

類義語

・二字の熟語の一字が共通のもの。
例 案外＝意外
・二字とも違った漢字のもの。
例 準備＝用意

学習日　月　日

3 ことわざ

(1) 次のことわざの（　）に入る言葉をあとから一つずつ選び、記号で答えなさい。

①（　）の上にも三年（　）
②親の（　）子知らず（　）
③知らぬが（　）（　）
④（　）とすっぽん（　）
⑤良薬は（　）に苦し（　）
⑥竹馬の（　）（　）

ア 月　イ 友　ウ 仏
エ 石　オ 口　カ 心

(2) 次のことわざと似た意味のものをあとから一つずつ選び、記号で答えなさい。

①雀《すずめ》百まで踊《おど》り忘れず（　）
②ぬかに釘《くぎ》（　）
③医者の不養生（　）
④白旗をあげる（　）
⑤弱り目にたたり目（　）

ア 紺屋《こうや》の白袴《しろばかま》
イ のれんに腕押《うでお》し
ウ 三つ子の魂《たましい》百まで
エ かぶとを脱《ぬ》ぐ
オ 泣きっ面《つら》に蜂《はち》

4 慣用句

(1) 慣用句になるように、次の□に入る体の一部を表す漢字一字を書きなさい。

①□で風を切る（　）
②□を巻く（　）
③□が減らない（　）
④□に衣《きぬ》着せぬ（　）
⑤□もとを見る（　）
⑥□を細める（　）

(2) 次の慣用句の意味をあとから一つずつ選び、記号で答えなさい。

①釘を刺《さ》す（　）
②さじを投げる（　）
③高をくくる（　）
④青菜に塩（　）
⑤気がおけない（　）

ア あとで問題が起きないように念を押す。
イ 気を遣《つか》わずに打ち解けられる。
ウ たいしたことはないと、見くびる。
エ もうだめだとあきらめる。
オ すっかり元気がなくなり、しおれる。

ことわざ

昔から言い習わされてきた短い言葉。
・教訓的なもの。
例 負けるが勝ち
・批判や皮肉を込《こ》めたもの。
例 医者の不養生
・生活の経験から得たもの。
例 暑さ寒さも彼岸《ひがん》まで

くわしく 似た意味のことわざ
例 河童《かっぱ》の川流れ
＝猿《さる》も木から落ちる　など

慣用句

昔から言い習わされてきた言葉や、二つ以上の言葉がいっしょになってもとの意味を離《はな》れた言葉。

くわしく 体の部分の名前を使った慣用句
例 口→口が重い、口が軽い、口に合う、口を割る

注意！ 誤りやすい慣用句
例 ×的を得る
○的を射る

語《ご》彙《い》（対義語・類義語・ことわざ・慣用句）

基礎力確認テスト

解答→別冊解答3ページ

得点　／100点

1 次の文の傍線部《ぼうせんぶ》「肯定《こうてい》」の対義語を、漢字で書きなさい。〈石川〉〔10点〕

ちょっとした質問に対しても、「まあ、だいたいそうですね」と割り切って答えることができないのが、科学者である。それは、少しでも例外が認められるなら、僅《わず》かでも違《ちが》う可能性が考えられるならば、肯定することはできないという姿勢であり、なによりも謙虚《けんきょ》さの表れといって良い。（森《もり》博嗣《ひろし》『科学的とはどういう意味か』より）

〔　　〕

2 次の文の傍線部について、「創造」の対義語を、あとのア～エから一つ選び、記号で答えなさい。〈滋賀改〉〔10点〕

不思議だと思うことは、科学者の持つべき大切なセンス（感性）の一つだ。これは、脳科学や心理学でもまったく分かっていない奥《おく》の深い「感覚」である。不思議だと思う脳のメカニズムは、人間の創造性を解明する上で重要な鍵《かぎ》となるだろう。そして、美に対する感性がより美しいものに出会うことによって磨《みが》かれるように、不思議と思う感性もまた、不思議なものに接することでより深まっていく。（酒井《さかい》邦嘉《くによし》『科学者という仕事』より）

ア 消極　**イ** 現実　**ウ** 模倣《もほう》　**エ** 義務

〔　　〕

3 次の語の類義語をあとから選び、漢字に直して書きなさい。〔5点×4〕

①互角《ごかく》＝〔　　〕
②未来＝〔　　〕
③材料＝〔　　〕
④方法＝〔　　〕

しゅだん　しょうらい　げんりょう　たいとう

4 傍線部「人の気づかないところで苦労して」とありますが、竜一《りゅういち》さんはこの部分を、ことわざを用いて、同様の意味になるように書き改めたいと考えています。あとにあげた言葉のうち一つだけを選び、「働いていてくれた実行委員……」につながるように、十字以内で適切に書き改めなさい。〈宮城改〉〔10点〕

> このように、人の気づかないところで苦労して働いていてくれた実行委員がいたからこそ、文化祭は成功したのではないでしょうか。

・灯台もと暗し　・氷山の一角　・縁《えん》の下の力持ち

5 次の①～④のことわざの□に入る漢字を組み合わせてできる四字熟語を書きなさい。なお、□にはそれぞれ異なる漢字が入ります。〈鳥取〉〔10点〕

①□度あることは三度ある
②千里の道も□歩から
③□橋をたたいて渡《わた》る
④立つ□あとをにごさず

〔　　　〕

6 次の文章中の□に入る言葉として最も適当なものを、あとの**ア**～**エ**のうちから一つ選び、その記号を書きなさい。〈千葉改〉〔10点〕

> 例えば、「グローバル」。「グローバル社会で活躍《かつやく》できるように英語を学ぼう」とか、「グローバル化への対応力を身に付けよう」といった表現は、新鮮《しんせん》で□。だが、これらは、「国際社会」、「国際化」でもよいのではないだろうか。

ア 頭を絞《しぼ》る　**イ** 目を引く
ウ 鼻に付く　**エ** 耳に挟《はさ》む

〔　　　〕

7 次の**ア**～**エ**の慣用句・ことわざのうち、（　）に入る言葉が、他の三つと異なるものを一つ選び、記号で答えなさい。なお、【　】の中の説明は、それぞれの慣用句・ことわざの意味を表します。〈鳥取〉〔10点〕

ア （　）も杓子《しゃくし》も　**【何もかも。誰も彼も。】**
イ （　）がいい　**【自分のことだけ考えてずうずうしいこと。】**
ウ （　）に小判《こばん》　**【価値あるものを与えても、何の反応も効果もないこと。】**
エ （　）の額《ひたい》　**【面積が非常に狭いこと。】**

〔　　　〕

8 Aさんの学級では、授業で四字熟語や慣用句を使った短文を一人一人が作り、それについて話し合いました。次の会話を読んで、空欄《くうらん》**Ⅰ**にあてはまる四字熟語として最も適切なものを、あとの**ア**～**エ**の中から一つ選び、その記号を書きなさい。また、Bさんが短文の中で使った慣用句の中の空欄**Ⅱ**にあてはまる漢字一字を書きなさい。〈埼玉〉〔10点×2〕

Aさん「私は、『手紙の返事を（　**Ⅰ**　）の思いで待っている。』という短文を作りました。」
Bさん「なるほど、それは、身体の一部を表す語が入った慣用句を使って、『手紙の返事を（　**Ⅱ**　）を長くして待っている。』とも言えますね。」

ア 一進一退　**イ** 一朝一夕《いっせき》
ウ 一日千秋　**エ** 十人十色

Ⅰ〔　　〕　**Ⅱ**〔　　〕

3 日目

文法1（文の組み立て・文節・係り受け）

基礎問題

解答 ➡ 別冊解答4ページ

1 言葉の単位と文節

(1) 次の文を単語に区切った場合に正しいものをあとから一つ選び、記号で答えなさい。

彼《かれ》は昔からとても勇敢《ゆうかん》な少年だった。

ア 彼は／昔から／とても／勇敢な／少年だった。
イ 彼は／昔／から／とても／勇敢な／少年／だった。
ウ 彼／は／昔／から／とても／勇敢な／少年／だった。
エ 彼／は／昔／から／とても／勇敢／な／少年／だっ／た。

〔　　〕

(2) 次の各文の、文節の数を数字で答えなさい。

①私は中学生です。〔　　〕
②公園のさくらは、ちょうど満開だ。〔　　〕
③約束の場所で一時間待ったが、彼女《かのじょ》は来なかった。〔　　〕

(3) 次の文を文節に区切った場合に正しいものをあとから一つ選び、記号で答えなさい。

友人にすすめられた本を読んでみた。

ア 友人に／すすめられた／本を／読んでみた。
イ 友人に／すすめられた／本を／読んで／みた。
ウ 友人に／すすめられ／た／本を／読んで／みた。
エ 友人／に／すすめられ／た／本／を／読んで／みた。

〔　　〕

2 文節と文節の関係、文の成分

(1) 次の各文の傍線《ぼうせん》をつけた二つの文節どうしの関係として最も適切なものをあとから一つずつ選び、記号で答えなさい。

①きょうも　あすも、図書館へ　行く。〔　　〕

言葉の単位と文節

言葉の内容のまとまりの大小の一つ一つを、言葉の単位という。言葉の単位を、大きいものから順に並べると「文章→段落→文→文節→単語」になる。

・文章…まとまった考え・内容を表す。
・段落…意味や内容を基準に、長い文章を区切ったまとまり。
・文…まとまった意味を表す、句点（「。」）までの一続き。
・文節…意味をこわさずに、文を小さく区切ったその一区切り。
・単語…それ以上分けることのできない言葉。

くわしく 文節の分け方

話し言葉の「ネ・ヨ・サ」を入れて、自然に区切れるところが、文節の切れ目である。

学習日　月　日

②ひっそりと　すみれの　花が　咲《さ》く。〔　　〕

③おおぜいの　小学生が　遊んで　いる。〔　　〕

④その　映画は　もう　見ましたか。〔　　〕

⑤もっと　練習すれば　勝てる。〔　　〕

⑥おかあさん、出かけますよ。〔　　〕

ア　主語・述語の関係　**イ**　修飾《しゅうしょく》・被《ひ》修飾の関係

ウ　並立《へいりつ》の関係　**エ**　補助の関係

オ　接続の関係　**カ**　独立の関係

(2) 次の傍線部の文節は、文の成分として、どれにあたるか。最も適切なものをあとから一つずつ選び、記号で答えなさい。

①あら、みごとな花が咲いたわ。〔　　〕

②ぼくの夢は、ミステリー作家になることだ。〔　　〕

③いちょうの木が一本だけ植えられている。〔　　〕

④暑い。しかし窓が開かないよ。〔　　〕

ア　主語　**イ**　述語　**ウ**　修飾語

エ　接続語　**オ**　独立語

(3) 次の各文の傍線部の語が修飾している文節を抜《ぬ》き出しなさい。

①これはけっしてうその話ではありません。〔　　〕

②私にペンキ塗《ぬ》りの仕事をまかせてください。〔　　〕

(4) 次の各文の傍線をつけた二つの文節どうしの関係が同じものをあとから一つずつ選び、記号で答えなさい。

①カップに熱い　コーヒーを注ぐ。〔　　〕

②私の将来の夢は　ピアニストだ。〔　　〕

③桜が咲いて　いる。〔　　〕

④今日は晴れたので　うれしい。〔　　〕

⑤スーパーで肉と　野菜を買った。〔　　〕

ア　彼はいつも冷静で　ある。

イ　冬の夜空が　美しい。

ウ　彼は小柄《こがら》だが、力持ちだ。

エ　友達と校庭で元気に　遊んだ。

オ　強く　たくましく生きよう。

注意！ 補助の関係の文節分け

「聞いて／みる」のように、補助の関係になっている部分は、二つの文節に分ける。

文節と文節の関係、文の成分

・主語・述語の関係…「何が」→「どうする。どんなだ。何だ。ある（ない）。」という関係。

・修飾・被修飾の関係…修飾する文節と、修飾される文節との関係。

・並立の関係…二つ以上の文節が、対等に並ぶ関係。

・補助の関係…あとの文節が、前の文節を補助している関係。

・接続の関係…接続語と、それがつなぐあとの部分との関係。

・独立の関係…他の文節と直接係り受けの関係がない文節と、他の文節との関係。

くわしく 連文節

二つ以上の文節が連なって、一つの文節のような働きをするもの。

文法1（文の組み立て・文節・係り受け）

基礎力確認テスト

解答→別冊解答4ページ

得点　／100点

1 次の文章の傍線部《ぼうせんぶ》「そのたびに手の甲《こう》で涙《なみだ》を拭《ぬぐ》う」は、いくつの単語からなっているか。その数を算用数字で書きなさい。〈長野改〉〔10点〕

除夜の鐘《かね》が遠くから聞こえる。テレビを消した居間で、僕《ぼく》はコタツに入ってノートをめくる。ときどきノートの文字がにじみそうになり、そのたびに手の甲で涙を拭う。母の日記だ。ハルさんが書き写した、母の日記が、僕の目の前にある。

（重松《しげまつ》　清《きよし》『卒業』より）

〔　　〕

2 次の文の傍線部に「研究してきた」とあるが、「研究して」と「きた」とはどのような関係か。最も適当なものをあとの中から一つ選び、その記号を書きなさい。〈三重改〉〔10点〕

人々は、思想や判断を重んじて、どんな思想が世界を動かしたか、どんな結論が新たに世の中にもたらされたかを研究してきた。

（大野《おおの》　晋《すすむ》『新版　日本語の世界』より）

ア　主語・述語の関係　　イ　修飾《しゅうしょく》・被《ひ》修飾の関係

ウ　並立《へいりつ》の関係　　エ　補助の関係

〔　　〕

3 次の文の傍線部「楽しく元気に」と文節どうしの関係が同じものはどれですか。ア〜エから一つ選び、その記号を書きなさい。〈岩手改〉〔10点〕

中学校を卒業してから、あっという間に二か月が過ぎようとしています。私は高校に入学して、すぐにサッカー部に入りました。私は小学校の時からスポーツ少年団でサッカーをしていましたので、迷わず入部しました。最初はつらいこともありましたが、今は楽しく元気に練習しています。

ア　青い空が広がる。　　イ　学校のプールで友達が泳ぐ。

ウ　私は犬と猫《ねこ》を飼っている。　　エ　明日は遠足なのでうれしい。

〔　　〕

4 次の――部と＝＝部の関係が主・述の関係になっているものを、ア〜エの中から一つ選び、その記号を書きなさい。〈埼玉〉〔10点〕

先週末、友達と映画館に（ア）行った。チケットを購入した後、飲み物と（イ）食べ物を買った。映画はとても感動的で、一緒に

> 行った友達も　泣いていた。映画を鑑賞し終わった後、記念
> にパンフレットを　買った。
>
> ウ　エ

〔　　〕

5 次の文の傍線部に「咲《さ》いている」とありますが、この部分の主語を探し、一文節で書き抜《ぬ》きなさい。〈埼玉改〉〔15点〕

土近く朝顔咲くや今朝の秋　虚子《きょし》

朝起きて、庭におりてみると、もはや夏のものとは思われないような涼風《りょうふう》が立ち、青い朝顔の花が露《つゆ》をふくんでひっそりと咲いている。

（金田一春彦《きんだいちはるひこ》『ことばの歳時記《さいじき》』より）

〔　　〕

6 次の文の傍線部「見ていない」の主語はだれだと考えられますか。あとの**ア**～**エ**から一つ選び、記号で答えなさい。〈富山改〉〔15点〕

「佐藤《さとう》はもうとっくに来ているけれど、鈴木《すずき》はまだ見ていないなあ」というような場合、「鈴木は」の部分を主語と呼ぶわけにもいかないだろう。

（加賀野井秀一《かがのいしゅういち》『日本語は進化する』より）

ア　佐藤　　**イ**　鈴木

ウ　佐藤と鈴木　　**エ**　表現されていない

〔　　〕

7 次の文は、一生懸命なのが「私たち」の場合と、「選手」の場合の、二つの異なる解釈ができます。一生懸命なのが「選手」だけであると解釈できる文とするために、読点を一か所打つとき、どの文節の後に打つのが最も適当ですか、その文節を書きなさい。〈北海道〉〔15点〕

私たちは一生懸命にボールを追う選手に声援を送った。

〔　　〕

8 次の文の傍線部に「いまも」とありますが、このことばはどこに係っていきますか。最も適当なものを、あとの**ア**～**エ**の中から選び、その記号を書きなさい。〈和歌山改〉〔15点〕

いまも私たちは、料理に季節の変化や工夫があることなどを何気なく、しかし大いに楽しんでいます。

（米川千嘉子《よねかわちかこ》『四季のことば100話』より）

ア　私たちは　　**イ**　変化や工夫がある

ウ　何気なく　　**エ**　楽しんでいます

〔　　〕

文法2（自立語）

基礎問題

1 品詞の分類と自立語

(1) 次の各文の傍線部《ぼうせんぶ》の語の品詞名を答えなさい。

① あら、珍《めずら》しく早起きですね。〔　　〕

② どんどん歩き続けた。〔　　〕

③ あの鳥は白くて大きい。〔　　〕

④ 学校の裏山に大きな木がある。〔　　〕

⑤ まさかそんなことにはなるまい。〔　　〕

⑥ あらゆる国の切手を集めている。〔　　〕

⑦ 車を使うととても楽だ。〔　　〕

⑧ 試験会場は東京および大阪《おおさか》です。〔　　〕

(2) 次の文の傍線部の語と同じ品詞であるものを、あとから一つ選び、記号で答えなさい。

太くどっしりとしたけやきの木。〔　　〕

ア 彼女《かのじょ》は起き上がると、窓の方へゆっくり近づいていった。

イ 店のドアを開けると、聞き覚えのある音楽が流れていた。

ウ 小さなあさがおの花は、日光を浴びて輝《かがや》いているようにみえた。

エ もぎたてのトマトときゅうりを、白い大皿に盛りつけた。

解答➡別冊解答5ページ

2 活用のある自立語

(1) 次の各文の傍線部の動詞の活用の種類をあとから一つずつ選び、記号で答えなさい。

① できるだけ早く来てほしい。〔　　〕

② 明日こそ五時に起きるつもりだ。〔　　〕

③ もっと食べないと元気がでないよ。〔　　〕

④ 新しい辞書を買った。〔　　〕

⑤ このあと、どうしますか。〔　　〕

ア 五段活用　**イ** 上一段活用

ウ 下一段活用　**エ** カ行変格活用

オ サ行変格活用

品詞の分類と自立語

・言葉の最小単位である単語は、自立語と付属語に分けられる。

・自立語は、①単独でも意味がわかり、②文節の最初にあり一文節に一つずつある。

注意！ **擬音《ぎおん》語・擬態語**

「ガタガタ」「どんどん」などの擬音語・擬態語は副詞である。

活用のある自立語

・活用のある自立語は、単独で文の述語になる単語で、用言という。

・動詞の活用の種類…①五段活用、②上一段活用、③下一段活用、④カ行変格活用、⑤サ行変格活用

知っトク 形容詞・形容動詞

形容詞は「い」、形容動詞は「だ」で言い切る。

学習日　月　日

➡要点まとめシートで確認《かくにん》しよう！

(2) 次の各文の傍線部の動詞と同じ活用の種類であるものを一つずつ選び、記号で答えなさい。

①本を借りている。 〔　　〕

ア 校庭でサッカーをする。

イ うまく答えることができない。

ウ 用が済んだらこっちへ来い。

エ 寒いので上着を着る。

②母のことが思い起こされる。 〔　　〕

ア 朝、犬の散歩をする。

イ 走れば間に合うだろう。

ウ 困っている人を助ける。

エ 絵のできばえを見てほしい。

(3) 次の各文の傍線部の語が形容詞であればA、形容動詞であればBで答えなさい。

①花が美しく咲《さ》く。 〔　　〕

②花が清らかに咲く。 〔　　〕

③今日はとても暖かな日だ。 〔　　〕

④春の日ざしが暖かかった。 〔　　〕

(4) 次の文から形容詞・形容動詞を一つずつそのまま抜《ぬ》き出しなさい。また、その活用形を答えなさい。

不安は次第に小さくなり、おだやかな気持ちが戻《もど》ってきた。

形容詞〔　　〕 活用形〔　　〕

形容動詞〔　　〕 活用形〔　　〕

3 活用のない自立語

(1) 次の名詞の種類をあとから一つずつ選び、記号で答えなさい。（④は傍線部の名詞）

①ライオン〔　　〕 ②十二番目〔　　〕

③北海道〔　　〕 ④そのこと〔　　〕

ア 普通《ふつう》名詞　イ 固有名詞

ウ 数詞　エ 形式名詞

(2) 次の各文から、副詞を一つずつ抜き出し、その種類をあとから選んで、記号で答えなさい。

①母はじっと私の顔を見つめて泣いた。

副詞〔　　〕 種類〔　　〕

②もし失敗したら、苦労が水のあわになるよ。

副詞〔　　〕 種類〔　　〕

③こんどの相手はかなり強いらしい。

副詞〔　　〕 種類〔　　〕

ア 状態　イ 程度

ウ 呼応（陳述《ちんじゅつ》・叙述《じょじゅつ》）

(3) 次のア～エの傍線部の語のうち、感動詞を二つ選び、記号で答えなさい。

ア まあ、これで十分だろう。

イ まあ、美しい山だこと。

ウ これ、ください。

エ これ、いけませんよ。

〔　　〕〔　　〕

活用のない自立語

・活用のない自立語で、文の主語になる単語（名詞）を体言という。

・名詞…事物の名称《めいしょう》や数などを表す。

くわしく 名詞の種類

・普通名詞…「机」「愛情」など

・固有名詞…「日本」など

・数詞…「三つ」「九日」など

・形式名詞…「もの」など

・代名詞…「彼《かれ》」「そこ」など

知っトク その他の品詞

・連体詞…体言だけを修飾《しゅうしょく》する単語。

・副詞…主として用言を修飾する単語。

・接続詞…文節と文節、文と文を接続する単語。

・感動詞…感動・応答・呼びかけなどを表す単語。

くわしく 接続詞の種類

・順接…例「それで」

・逆接…例「しかし」

・並立《へいりつ》・添加《てんか》…例「さらに」

・説明・補足…例「ただし」

・対比・選択《せんたく》…例「あるいは」

・転換《てんかん》…例「ところで」

4 日目

文法2（自立語）

基礎力確認テスト

解答→別冊解答5ページ

得点　／100点

1 次の各文の----線部分を、それぞれ終止形（言い切りの形）に直して書きなさい。〈新潟改〉〔5点×3〕

①なぜか時間の流れが緩《ゆる》やかになっていくような気がした。

②ひときわかん高い声が耳に飛び込《こ》んできて、我に返った。

③目の前ではじけてしまうものもある。

①〔　　〕②〔　　〕③〔　　〕

2 次の文中の――線部の活用の種類と活用形は何ですか。活用の種類は、後の①の**ア**から**オ**までの中から一つ選び、記号で答えなさい。活用形は、後の②の**a**から**f**までの中から一つ選び、記号で答えなさい。〈滋賀〉〔5点×2〕

「ありがとう、友よ。」二人同時に言い、ひしと抱き合い、それからうれし泣きにおいおい声を放って泣いた。
（太宰《だざい》　治《おさむ》『走れメロス』による。）

①活用の種類

ア　五段活用　**イ**　上一段活用　**ウ**　下一段活用　**エ**　カ行変格活用　**オ**　サ行変格活用

②活用形

a　未然形　**b**　連用形　**c**　終止形

d　連体形　**e**　仮定形　**f**　命令形

①〔　　〕②〔　　〕

3 次の傍線部**ア**〜**エ**の動詞のうち、「活用の種類」が異なるものを一つ選び、記号で答えなさい。〈滋賀改〉〔10点〕

ア　読もう、読もう、と思いながら、

イ　なかなか本が読めないでいる。

ウ　書物というのはこのようにして読むものだと思いこんでしまったのである。

エ　ひまさえあれば本を読み、本以外に目もくれないでいると、つい本の有難味《ありがたみ》を忘れる。

（森本哲郎《もりもとてつろう》『読書の旅』より）

〔　　〕

4 次の文の傍線部「とても」と異なる品詞に属するものを、**ア**〜**エ**から一つ選んで記号を書きなさい。〈秋田改〉〔10点〕

森の木立《こだち》を吹《ふ》き抜《ぬ》ける風は、川面《かわも》をすべるように流れてとても涼《すず》しかった。
（川上健一《かわかみけんいち》『雨鱒《あめます》の川』より）

ア　赤トンボがたくさん飛び交《か》っていた。

イ　空に広がっている雲は高い雲だった。

ウ　川の水は少し冷たかった。

エ　しばらく入っていて慣れると、水の冷たさはさほど気にならなくなった。

［　　］

5 傍線部「大きな」とありますが、この「な」と同じ意味・用法のものを、あとの**ア**～**エ**から一つ選び、記号で答えなさい。〈鳥取改〉〔10点〕

生きることは、また何かを創造していくことであり、その創造には、学びの段階では味わえない、大きな喜びがある――と私はいい続けてきた。

（広中平祐《ひろなかへいすけ》『学問の発見』より）

ア　まるで夢のような出来事だった。

イ　この積み木にはいろんな形がある。

ウ　ここは山間のとても静かな町だ。

エ　「ボールを投げるな。」と注意した。

［　　］

6 次の文の傍線部「いわゆる」の品詞は何か。あとの**ア**～**エ**から最も適当なものを一つ選んで、その記号を書きなさい。〈香川改〉〔10点〕

数式をよく覚えられたり、歴史の年号をそらで暗記できるとか、電話帳の電話番号を一度見たら決して忘れないなどといったような、いわゆる「記憶力《きおくりょく》」がどんなに素晴らしくても、頭脳明晰《めいせき》とは言えない。

（竹内《たけうち》　均《ひとし》『自分を生かす選択《せんたく》』より）

ア　動詞　**イ**　副詞　**ウ**　感動詞　**エ**　連体詞

［　　］

7 傍線部「うん」という語について述べた次の文の空欄《くうらん》a・bに当てはまる最も適当な言葉を、それぞれ漢字二字で書きなさい。〔10点×2〕

「おかあさん、お帰りなさい。」
「うん、今帰ったわよ。」

「うん」は、文の成分としては、［ a ］語であり、品詞の種類としては、［ b ］詞である。

a［　　］　b［　　］

8 傍線部の「常に」と同じ品詞のことばを含《ふく》むものを、次の**ア**～**エ**から一つ選び、記号で答えなさい。〈滋賀〉〔15点〕

作者は一体、何を言おうとしているのだろうか？　そしてその主張は、どんなところから来ているのだろうか？　それを探《さぐ》るのは、常に、奥《おく》へ、奥へと言葉の森を分け入っていくイメージである。

（平野啓一郎《ひらのけいいちろう》『本の読み方　スロー・リーディングの実践《じっせん》』より）

ア　音楽を静かに聞く。　**イ**　帰ってすぐに宿題をする。

ウ　教室をきれいに掃除する。　**エ**　校庭にすみやかに集まる。

［　　］

文法3（付属語）

学習日　　月　　日

基礎問題

解答➡別冊解答6ページ

1 助動詞のはたらきと種類

(1) 次の傍線部《ぼうせんぶ》の助動詞の意味をあとのア～エから選び、記号で答えなさい。

①今にも雪が降りそうな寒さだ。　〔　　〕

②私は何もできなかった。　〔　　〕

③先生はその本を読まれましたか。　〔　　〕

④子どもを使いに行かせよう。　〔　　〕

ア　打ち消し　　イ　様態

ウ　尊敬　　エ　使役《しえき》

(2) 次の傍線部の語の中で、意味の異なるものを一つ選び、記号で答えなさい。　〔　　〕

ア　今年の夏は暑いそうだ。

イ　今にも動きだしそうだ。

ウ　もうすぐお客さんが来るそうだ。

(3) 次のア～エの傍線部の語の中で、一語の助動詞であるものを一つ選び、記号で答えなさい。　〔　　〕

ア　私の弟はまだおさない。

イ　暗くて室内がよく見えない。

ウ　その小説はまだ読んだことがない。

エ　今日は客の数がとても少ない。

(4) 次の①・②の傍線部の語と同じ意味・用法のものをあとから一つずつ選び、記号で答えなさい。

①彼女《かのじょ》のうれしそうな顔が思い出される。

②全国から寄せられた手紙を読む。

ア　おぼれそうなところを助けられた。

イ　病気の祖母の様子が案じられる。

ウ　先生が教室に来られる。

エ　そこまでは、車なら十分で行かれる。

①〔　　〕　②〔　　〕

助動詞のはたらきと種類

助動詞のはたらき

・意味を付け加える。

例 先生が来られる。（尊敬）

・判断を表す。

例 彼《かれ》がキャプテンだ。（断定）

・意味が一つだけの助動詞

使役…せる・させる／打ち消し…ない・ぬ（ん）／希望…たい・たがる／断定…だ／丁寧《ていねい》な断定…です／丁寧…ます／推定…らしい

・意味が二つ以上ある助動詞

受け身・可能・自発・尊敬…れる・られる／過去・完《かん》了《りょう》・存続・確認《かくにん》…た（だ）／推量・意志・勧誘《かんゆう》…う・よう／否定の意志・否定の推量…まい／伝聞・推定（様態）…そうだ／推定・比況《ひきょう》（たとえ）・例示…ようだ

注意！「そうだ」の意味

「彼は元気だそうだ」→伝聞

「雨になりそうだ」→様態

2 助詞のはたらきと種類

(1) 次の各文から助詞を探し、例にならって右側に傍線を引きなさい。

例 明日は久しぶりによい天気になりそうだ。

①この家は静かだけれど、とてもさびしい。

②重い病気で水さえのどを通らない。

③そんなことをするな。みんなの迷惑《めいわく》だ。

④ちゃんと勉強しておきながら、思い出せない。

(2) 次の各文の傍線部の助詞の種類をあとから一つずつ選び、記号で答えなさい。

①映画を見たり、音楽を聞いたりする。〔　　〕

②このケーキはとてもおいしいなあ。〔　　〕

③これこそ最高の芸術品だ。〔　　〕

④本を探しに図書館に行く。〔　　〕

ア 格助詞　イ 接続助詞

ウ 副助詞　エ 終助詞

(3) 次の各文の（　）内に入る最も適切な助詞を、あとから選んで書きなさい。

①花を見（　）歩く。〔　　〕

②こちらでよろしいです（　）。〔　　〕

③船は北（　）進路を変えた。〔　　〕

④子どもに（　）笑われた。〔　　〕

ね	ながら	のに
へ	まで	ほど

(4) 次の傍線部の語と同じはたらきをしているものを、あとのア～エから一つ選び、記号で答えなさい。

振《ふ》り向きもせずに立ち去った。

ア 父も賛成してくれた。

イ もう話したくもない。

ウ 今日も雨が降っている。

エ 走っても、間に合わない。

〔　　〕

知っトク「ない」の識別

「ない」を「ぬ」に置きかえても意味が通じる
→打ち消しの助動詞
意味が通じない
→形容詞・形容詞の一部

注意! 「れる・られる」の識別

・「～できる」…可能
・「(～に)～される」…受け身
・「お～になる」…尊敬
・「自然に～する」…自発

助詞のはたらきと種類

・格助詞…主に体言につき、文節が文のどの成分になるかを決めたり、文節どうしの関係を示したりする。
・接続助詞…主に用言につき、文節や文をつなぐ。
・副助詞…いろいろな語につき、強調・程度・限定などの意味を付け加える。
・終助詞…主に文の終わりにつき（文中で、文節につくこともある）、感動や疑問・禁止など、語り手の気持ちや態度を表す。

文法3（付属語）

基礎力確認テスト

解答➡別冊解答6ページ

得点　／100点

1 「元気な声であいさつをして先生からほめられる。」の――線の部分と、文法的に同じ意味・用法のものはどれか。〈栃木〉　〔10点〕

ア 雄大《ゆうだい》な山々が真っ赤な夕日に染められる。
イ 私は好き嫌《きら》いがなくなんでも食べられる。
ウ 来週に控《ひか》えた運動会の天気が案じられる。
エ 大学の先生が私たちの中学校に来られる。

〔　　〕

2 次の文の傍線部《ぼうせんぶ》「ようだ」と同じはたらきをしているものを、あとの**ア**～**エ**の中から一つ選び、記号で答えなさい。〈島根改〉　〔10点〕

人間には人それぞれの基本的な行動パターンがあるようだ。
（河合隼雄《かわいはやお》『おはなしおはなし』より）

ア 彼《かれ》は明るくて太陽のようだ。
イ 彼のような選手になりたい。
ウ 明日は雪が降るようである。
エ 花がきっと咲《さ》きますように。

〔　　〕

3 次の文の傍線部「眠《ねむ》っているらしい」の「らしい」について、文中での使われ方と同じものをあとから一つ選び、その記号を書きなさい。〈長崎改〉　〔10点〕

ひさしは、眠っているらしい人達に気を遣《つか》って声を立てず、指で父親の膝《ひざ》をつついた。
（竹西寛子《たけにしひろこ》『蘭《らん》』より）

ア とてもかわいらしい小鳥。
イ どことなく母親似らしい娘《むすめ》。
ウ 何となくわざとらしい態度。
エ いかにも子どもらしいしぐさ。

〔　　〕

4 次の文章中の点線部**ア**～**エ**までの「ない」の中に、意味や働きのうえで、一つだけ他の三つのいずれとも違《ちが》っているものがある。それを選んで、その記号を書きなさい。〈愛知改〉　〔10点〕

今になってみるとなぜだかわからアないが、この詩は私の心を突《つ》き刺《さ》すほどの感動を与《あた》えた。風が見えイないということ、眼前にウないものを語って、見えるものを語る以上の感動を人に与えられるという驚《おどろ》き。五十年以上を経た今でもその驚きを忘れることはできエない。
（柳澤桂子《やなぎさわけいこ》『生命《いのち》の不思議』より）

〔　　〕

5 次の文中の「欲望の」の「の」と同じ意味・用法のものを、あとの**ア**～**オ**の中から一つ選びなさい。〈福島〉〔10点〕

人間であるかぎり、それぞれが自分の願望や欲望のかなうことを望んでいるわけですが、同時にそれを理性とか倫理というものによってブレーキをかけているということになります。

（細川英雄《ほそかわひでお》『対話をデザインする——伝わるとはどういうことか』より）

ア 大きな声で歌うのは気持ちがよい。
イ 花の名前を祖母から教わる。
ウ ここにある白い自転車は兄のだ。
エ 明日は何時から練習するの。
オ 父の訪れた旅館が雑誌で紹介された。

〔　　〕

6 次の例文中の——線をつけた「より」と同じはたらきで用いられている「より」を含《ふく》む文を、あとの**ア**～**エ**から一つ選び、その記号を書きなさい。〈神奈川〉〔10点〕

例 去年の夏より今年の夏のほうが暑かった。

ア 腕《うで》によりをかけて料理を作った。
イ 南よりの風が吹《ふ》くと予想されていた。
ウ 暖炉《だんろ》のそばの柱によりかかった。
エ 実際に試すと思ったより簡単だった。

〔　　〕

7 順子《じゅんこ》さんは、妹から、次のように質問されました。順子さんに代わってあなたが答えるとしたら、どのように答えますか。〈山形改〉〔20点〕

「わたしの兄は、まんがは読まない。」って言うときと、「わたしの兄は、まんがも読まない。」って言うときがあるよね。「まんがは読まない」という言い方と「まんがも読まない」という言い方は、どう使い分ければいいのか、教えて。

〔　　〕

8 次の文の傍線部と同じ意味・用法の「さえ」を使って主語・述語のある短文を作りなさい。ただし、「線路」と「越《こ》える」の二語は用いないこととする。〈兵庫改〉〔20点〕

線路は海岸線に沿って走っているから、線路さえ越えてしまえば海はすぐ近くだ。

（竹内《たけうち》　真《まこと》『自転車少年記』より）

〔　　〕

6日目 敬語

学習日　　月　　日

基礎問題

解答⇩別冊解答7ページ

1 敬語のはたらきと分類

(1) 次の各文の傍線部《ぼうせんぶ》の敬語の種類として最も適切なものをあとから一つずつ選び、記号で答えなさい。

①お茶を召《め》し上がりませんか。　〔　　〕

②これからすぐにうかがいます。　〔　　〕

③あすは晴れるでしょう。　〔　　〕

④お砂糖を取ってください。　〔　　〕

⑤このペンは差し上げます。　〔　　〕

⑥あの方にお会いになるとよいでしょう。　〔　　〕

ア　尊敬語　**イ**　謙譲語《けんじょうご》　**ウ**　丁寧語《ていねいご》

(2) 次の**ア**～**エ**の傍線部の敬語について、種類が異なるものを一つ選び、記号で答えなさい。

ア　これからどこへいらっしゃいますか。

イ　先輩《せんぱい》、あの話はご存じですか。

ウ　ご注文は何になさいますか。

エ　昨日先生にお目にかかりました。

〔　　〕

2 尊敬語

(1) 次の各文の傍線部を、〈　　〉の指示にしたがって、尊敬語に書きかえなさい。

①このケーキも食べてくださいね。
〈↓尊敬動詞を使う〉　〔　　〕

②どの絵もご自由に見てください。
〈↓尊敬動詞を使う〉　〔　　〕

③とてもうまく書きますね。
〈↓「お～になる」を使う〉　〔　　〕

④その費用は先方が負担した。
〈↓「ご～なさる」を使う〉　〔　　〕

⑤毎日たくさん歩くといいですよ。
〈↓「れる・られる」を使う〉　〔　　〕

敬語のはたらきと分類

①尊敬語、②謙譲語（さらに「動作を受ける人に対する敬意」と「聞き手に対する敬意」に分けられる）、③丁寧語（さらに「美化語」という分け方をする考えもある）。

尊敬語

動作をする人に敬意を表す。

例 先生がおっしゃった。
↓動作主の先生に敬意を表している。

・特別な動詞を使った尊敬表現（「いらっしゃる」←「行く」「来る」など。）

・助動詞を使った尊敬表現（「先生が来られる。」）

・特別な形を使った尊敬表現（「お(ご)～になる」「お(ご)～なさる」など。）

謙譲語Ⅰ

自分の動作をへりくだることで、動作を受ける人に敬意を表す。

➡要点まとめシートで確認《かくにん》しよう！

□は、
□て
ゆく人だ。

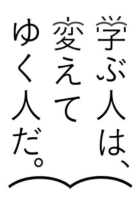

3 謙譲語一

(1) 次の各文の傍線部を、〈　　〉の指示にしたがって、謙譲語に書きかえなさい。

①先日、展覧会であなたの絵を見ました。

〈→謙譲動詞を使う〉

〔　　　　　　〕

②先生に待ってもらう。

〈→補助動詞「いただく」を使う〉

〔　　　　　　〕

③今日は欠席するので、先生に連絡する。

〈→「ご～する」を使う〉

〔　　　　　　〕

(2) 次の文に続く敬語を使った言葉として正しいものを一つ選び、記号で答えなさい。

①来週の保護者会には母が

ア　行かれる予定です。

イ　参る予定です。

ウ　いらっしゃる予定です。

〔　　　〕

②お子さんに本を読んで

ア　差し上げました。

イ　やりました。

ウ　おやりになりました。

〔　　　〕

4 謙譲語二

(1) 次の各文の傍線部を、聞き手に尊敬の意を表すように、謙譲の動詞を用いて書きかえなさい。

①療養《りょうよう》中の祖父の世話は私たちでします。

〔　　　　　　〕

②卒業後の進路のことで、あれこれ考えています。

〔　　　　　　〕

③贈《おく》り物には、こちらがよいかと思います。

〔　　　　　　〕

5 丁寧語

(1) 次の各文の傍線部を丁寧語または美化語に直して書きかえなさい。

①兄は大学生だ。

〔　　　　　　〕

②次の選挙には私が出る。

〔　　　　　　〕

③別の色もある。

〔　　　　　　〕

④米を持参してください。

〔　　　　　　〕

例 先生に申し上げる。
→動作を受ける先生に敬意を表している。

・特別な動詞を使った謙譲表現（「伺《うかが》う」←「行く」「来る」「聞く」など。）

・補助動詞を使った謙譲表現（「荷物を持っていただく。」）

・特別な形を使った謙譲表現（「お（ご）～する」の形。）

謙譲語二

聞き手に対してへりくだる。

例 娘《むすめ》には、私から電話いたします。

謙譲語の動詞＝「申します」「いたします」「参ります」「おります」「存じます」の五語（丁重語）を用いて敬意を表す。

丁寧語

聞き手に対して敬意や丁寧な気持ちを表す。

・丁寧の意味を含《ふく》む助動詞を使う。（例 よい天気です。）

・丁寧の意味を含む動詞・補助動詞「ございます」を使う。

・話題の物事や動作を丁寧な言い方にすることにより、聞き手・読み手に丁寧な気持ちを表す。美化語ともいう。（例 ご飯が炊《た》けた。）

敬語

基礎力確認テスト

解答➡別冊解答7ページ

得点　／100点

1 次の会話は、中学生のAさんが花屋で店員から花の種を買うときのやりとりの一部である。会話文中の――線**ア**～**エ**について、敬語の使い方が適切でないものを一つ選び、その記号を書きなさい。〈神奈川〉〔10点〕

Aさん　「朝顔とひまわりの種をください。」
店員　「申しわけありませんが、ひまわりの種はアございません。」
Aさん　「では、朝顔の種をください。ひまわりの種も取り寄せてくれませんか。」
店員　「イ承知いたしました。届きしだい連絡いたしますので、店にウおいでいただけますか。」
Aさん　「はい、私の都合がつかないときには、母がエいらっしゃいますので、よろしくお願いします。」
店員　「ありがとうございました。さっそく手配いたします。」

〔　　〕

2 「もらいます」を謙譲語《けんじょうご》を用いた表現に直して、□にあてはまるように、四字以内で書きなさい。〈岩手改〕〔15点〕

□□□□ます

3 次の文章は、一緒《いっしょ》に登山をした年上の人に書いた手紙の一部である。――線部分❶の「もらった」、❷の「聞きたい」を、それぞれ適切な敬語表現に直して書きなさい。〈新潟改〕〔10点×2〕

先日は大変お世話になり、ありがとうございました。山登りに慣れていないので、つらい思いもしましたが、登り切った時の気持ちは何ものにも代え難《がた》いものでした。山の上で、あなたから❶もらったオレンジの味が忘れられません。またいつか、山のお話をいろいろと❷聞きたいと思います。

❶〔　　〕

❷〔　　〕

4 次は、日直の花子《はなこ》さんと担任の田中《たなか》先生が、職員室で帰りの会の打ち合わせをしたときの会話の一部である。□の部分に入れるのに適当な「花子さん」のことばを、前後のつながりから考えて、十字以内で書きなさい。〈熊本改〕〔15点〕

花子さん　失礼します。田中先生は□。
田中先生　はい。私はここにいますよ。どうしたの、花子さん。
花子さん　先生、今日の帰りの会で連絡することはありませんか。
田中先生　花子さんは日直でしたね。ご苦労さま。では、修学旅行の班長会が行われることをみんなに話してください。

□□□□□□□□□□

5 次の会話文は、先生と生徒との教室での会話の一部である。会話文中の［　　］にあてはまる最も適切なものを、あとの**ア**～**エ**から一つ選び、その記号を書きなさい。〈高知〉〔10点〕

> 先生「家庭訪問に都合のよい日をお母さんに聞いてくれましたか。」
> 生徒「はい。［　　］」
> 先生「わかりました。では、火曜日にしましょう。」

ア 火曜日に来てくださいと母がおっしゃいました。
イ 火曜日においでくださいと母が申しました。
ウ 火曜日にうかがってくださいと母が言いました。
エ 火曜日に訪問してくださいと母がお言いになりました。

〔　　〕

6 次の文章の傍線《ぼうせん》部《ぶ》「くれる」を尊敬の表現に改めて書きなさい。〈鹿児島改〉〔15点〕

方言の違《ちが》いが激しいにもかかわらず、日本はどこへ行っても共通語が通じる。私は方言を研究してはいるが、実際、農村や漁村で使われている言葉は、聞いてもわからないものが多い。ところが、その土地の人はよその地方から来た人だと思えば、共通語で話してくれる。

（金《きん》田《だ》一《いち》春彦《はるひこ》『日本語を反省してみませんか』より）

〔　　〕

7 次は、職場体験学習を振り返る【話し合いの一部】である。これを読んで、後の問いに答えなさい。〈大分〉〔15点〕

【話し合いの一部】

> 北野さん　職場の方から「お客様にお茶とコーヒーのどちらにするか、聞いてきて。」と言われました。
> 内村さん　北野さんは、お客様にどのように尋ねたのですか。
> 北野さん　「お茶とコーヒーのどちらにいたしますか。」と尋ねました。
> 杉本さん　その表現には少し違和感があります。どちらがいいのかを選ぶ動作主を［①］と考えると［②］を使うのは変だと思うからです。
> 内村さん　では、どのような尋ね方がよいと思いますか。
> 森田さん　「お茶とコーヒーのどちらになさいますか。」ではどうでしょうか。動作主を［①］と考えれば、ここでは［③］を使う方がよいと思うからです。

問い　［①］～［③］に当てはまる言葉の組み合わせとして最も適当なものを、次の**ア**～**エ**のうちから一つ選び、その記号を書きなさい。

ア ①北野さん　②謙譲語　③尊敬語
イ ①北野さん　②尊敬語　③謙譲語
ウ ①お客様　②謙譲語　③尊敬語
エ ①お客様　②尊敬語　③謙譲語

〔　　〕

読解1（論説文）

学習日　　月　　日

基礎問題

■次の文章を読んで、あとの問いに答えなさい。

木を取り**ア**扱ってしみじみ感ずることは、木はどんな用途《ようと》にもそのまま使える優《すぐ》れた材料であるが、その優秀性《ゆうしゅうせい》を数量的に証明することは困難だということである。なぜなら、強さとか保温性とかいったどの物理的・化学的性能をとりあげてみても、木はいずれも中位の成績で、最高位にはならないから優秀だと証明しにくい。

だがそれは**イ**抽出した項目《こうもく》について、一番上位のものを最優秀とみなす項目別のタテ割り評価法によったからである。いま見方を変えて、ヨコ割りの総合的な評価法をとれば、木はどの項目でも上下に偏《かたよ》りのない優れた材料ということになる。木綿《もめん》も絹も同様で、タテ割り評価法で見ると最優秀にはならないが、「*ふうあい」までも含《ふく》めた繊維《せんい》の［①］性で判断すると、こんな優れた繊維はないということは、専門家の誰《だれ》もが肌《はだ》を通して感じていることである。総じて［②］の材料というものは、❸そうい

1 漢字

本文中の傍線部《ぼうせんぶ》**ア**〜**エ**のカタカナは漢字に直し、漢字はその読みをひらがなで答えなさい。

ア〔　　〕　**イ**〔　　〕

ウ〔　　〕　**エ**〔　　〕

解答⇒別冊解答8ページ

2 内容の把握《はあく》

本文中の［①］、［②］に入る最も適切なものを次からそれぞれ選び、記号で答えなさい。

①　**ア** 希少　**イ** 特化　**ウ** 総合　**エ** 意外　〔　　〕

②　**ア** 化学系　**イ** 生物系　**ウ** 最新型　**エ** 量産型　〔　　〕

論説文の読み方

・キーワードをつかむ

文章中に繰《く》り返して使われ、その文章の話題につながる言葉を「キーワード」という。ここでは、「評価」がキーワードである。すばやくキーワードをつかんで、話題の中心を見抜こう。

・段落のはじめにある接続語に着目する

段落のはじめに使われている接続語は、段落と段落の関係を示す。とくに、逆接の言葉には要注意だ。逆接で始まる段落には、筆者の重要な見解が述べられていることが多い。

【段落の要点】

Ⅰ木の素材としての優秀性。

Ⅱ二つの評価法による評価の違《ちが》い。

Ⅲ人間をヨコ割りで評価することの重要性。

う特性を持つもののようである。

以上に述べたことは、人間の評価法のむずかしさに通ずるものがある。④二、三のタテ割りの試験科目の成績だけで判断することは危険だという意味である。たしかにいまの社会はタテ割りの軸《じく》で切った上位の人たちが指導的地位をウ占めている。だが実際に世の中を動かしているのは、各軸ごとの成績は中位でも、バランスのとれた名もなき人たちではないか。天は二物を与《あた》えない。偏差値《へんさち》人間といわれる人はとかくくせがあって馴染《なじ》みにくいが、バランスのとれた人は人間味豊かで親しみやすい。頭のいい人はたしかに大事だが、バランスのとれた人もまた、社会構成上欠くことのできない要素である。だがいままでの評価法では、そういう人たちのよさは浮《う》かんでこない。思うに生物はきわめてエフクザツな構造を持つものだから、タテ割りだけで評価することには無理があるのであろう。

（小原二郎《こはらじろう》『木の文化をさぐる』より）

（注）＊ふうあい…織物《おりもの》・紙などの手ざわりや見た感じ。

3 指示内容の把握

傍線部③「そういう特性」とは、どのような特性のことを指していますか。最も適切なものを次から選び、記号で答えなさい。

ア　どの面から見ても、人間の知恵《ちえ》が及《およ》ばないという特性
イ　総合的に評価すれば優秀なものだという特性
ウ　優れた「ふうあい」を持っているという特性
エ　専門家にはその優れた仕組みがわかるという特性

〔　　〕

4 内容の把握二

傍線部④「二、三のタテ割りの試験科目の成績だけで判断することは危険だ」とありますが、それはなぜですか。次のように説明するとき、□に入る部分を九字で本文中から書き抜《ぬ》いて答えなさい。

実際の世の中は、□が動かし、また社会構成上も欠くことができないから。

内容の把握一

①　四行前にある「ヨコ割り」の評価法についての説明から考える。

②　話題は、「木」についてのことである。直前に「総じて」とあるので、どんな「材料」に「木」が含まれるのかを考える。

指示内容の把握

傍線部③の前に「総じて」とあるので、木や木綿、絹に共通する特性を考える。

知っトク 指示内容の探し方

指示内容は指示語の前にあることが多い。

内容の把握二

タテ割り評価法では「よさは浮かんでこない」人を考える。

読解1（論説文）

基礎力確認テスト

解答➡別冊解答8ページ

得点　／100点

■次の文章を読んで、あとの問いに答えなさい。【静岡改】

私自身、子どもの頃《ころ》から笑いに親しんできた。❶小学校低学年、友人たちと夢中になって回し読みしたギャグ漫画《まんが》。自分でも、下手くそなギャグ漫画を描《か》きもした。幼い頃から、父や祖父に連れられて*1寄席《よせ》に通った。大学生になっても寄席にはだいぶ通って、贔屓《ひいき》の芸人さんもできた。そして、この数年、眠《ねむ》りに就《つ》く前にはイギリスの*2コメディを観《み》るのが最高の喜びとなっている。

一体、人間にとって笑いとは何なのだろうか？　生きる上で、笑うということはどのような意味を持っているのだろうか？　笑っている時に、人間の脳の中では何が起きているのか？　そのような問題に、ずっと関心を抱《いだ》いてきたのである。

笑いとは、決して気楽なものではない。時にそれは、生きるということの切なさ、難しさと結びついている。恐怖《きょうふ》や不安が笑いの背景にあることも多い。イギリスのコメディでは、社会に対する風刺《ふうし》が笑いの原動力になっている。

その一方で、笑いのプロフェッショナルたちは、単なる批判では笑いにならないことも知っている。あくまでも、目的が「笑う」ことだとすれば、その大目標を達成するためには、絶妙《ぜつみょう》なバランスと、繊細《せんさい》な文脈

難の代わりに、愛のある*5ツッコミをやりとりすることができる。笑いがあれば、経済や社会の状況《じょうきょう》がどんなに悪くなっても、なおも前向きの気持ちを忘れずに、日々を生きることができる。

（茂木《もぎ》健一郎《けんいちろう》『笑う脳』より）

（注）＊1　寄席…落語や漫才などを上演する場所。　＊2　コメディ…喜劇。
＊3　メタ認知…ここでは、自分の思考や行動を客観的にとらえて理解すること。
＊4　相対性理論…物理学の基礎理論。　＊5　ツッコミ…ここでは、相手の言動やおかしさなどを、漫才のように指摘《してき》すること。

1 傍線部《ぼうせんぶ》❶では、特徴《とくちょう》のある表現が用いられ、効果をあげている。次の**ア**〜**エ**の中から、傍線部の表現上の特徴とその効果を説明したものとして、最も適切なものを一つ選び、記号で答えなさい。【20点】

ア　主語の省略により、集団の行為《こうい》であることを暗に伝える効果。
イ　体言で文を終えることにより、回想風の味わいを出す効果。
ウ　対句《ついく》的な表現を用いることにより、リズム感を生み出す効果。
エ　同じ言い回しの反復により、筆者の気持ちを強調する効果。

〔　　　〕

2 本文中にⓐで示した段落には、この段落における筆者の主張に説得力を持たせるために、主張とは対照的な事例をあげている一文がある。その一文の、最初の四字を抜き出しなさい。【20点】

□□□□

3 傍線部❷のように筆者が述べているのは、笑いによって何を得られるからか。笑いによって得られるものを、それを得る方法を含《ふく》めて、五十

の設定が必要となるのだ。

ⓐ 笑いのためには、時には身を捨てることも必要である。自分の欠点、ダメなところを客観的に見ることができるか。そのような「*3メタ認知《にんち》」の能力が、笑いには欠かせない。ある人が、自分の欠点を懸命《けんめい》に隠《かく》そうとすると、周囲の人たちはかえってそのことが気になって仕方がなくなるのである。自分の一番痛いポイントを、人前でユーモアをもって話すことができる人は、それだけ自分自身から解放されている。

「ある人の価値は、何よりも、自分自身からどれぐらい解放されているかということで決まる。」

*4相対性理論を創《つく》った天才物理学者、アルベルト・アインシュタインはそのように言った。そのアインシュタインは、生涯《しょうがい》にわたってユーモアのセンスを忘れなかった人だった。そのことと、アインシュタインが相対性理論という革命を成し遂《と》げたことは関係しているかもしれない。

自分自身をメタ認知して、苦しいことを笑いに転化することができれば、それだけ生きる上での前向きのエネルギーを得ることができる。また、自分の欠点をしっかりと見据《す》えることで、その改善を図《はか》ることができる。欠点を隠して、うやむやにしてしまったり、実際以上に自分を大きく見せようとしたりするよりは、はるかに素晴らしい人生を送ることができる。

❷「笑い」は、人生の階段を上るための支点である。生きる以上、どんな人にも苦難は訪れる。しかし、笑いがあれば、逃《のが》れようがないように見える泥沼《どろぬま》からも、すっと身体を浮《う》かび上がらせることができる。笑いは、人と人とのコミュニケーションを円滑《えんかつ》にする。ざらざらとした非

字以内で書きなさい。ただし、客観的という言葉を用いること。〔30点〕

4 次のア～エの中から、筆者が本文で述べている笑いについての考えが具体的に表れている状況として、適切でないものを一つ選び、記号で答えなさい。〔30点〕

ア 中学校に入学した日、新しい友だちができるか心配だったが、自己紹介のときに、朝うっかり小学校へ行こうとしてしまった笑い話を交えたら、初対面の人たちとも仲良くなれた。

イ 合唱大会まであと三日しかないと、クラス全員が焦《あせ》っていたが、「僕《ぼく》らの優勝まであと三日しかないってこと?」と大声で言うと笑いが起こり、その後集中して練習できた。

ウ 部室が汚《よご》れていて不快だったが、他の部員と半日がかりで清掃《せいそう》をすると見違《みちが》えるほどきれいになり、うれしくなって笑いがこみあげ、思わず歌を口ずさんだ。

エ 体育の授業の跳《と》び箱で失敗してしまったが、「これが跳び方の悪い例です。」と言うと、みんなが笑って励《はげ》ましてくれたので、次は成功するぞという気持ちでスタート位置へかけ戻《もど》った。

〔　　〕

8 日目

読解2（小説）

基礎問題

■次の文章を読んで、あとの問いに答えなさい。

「それで君は、わざわざこれを届けにきてくれたってわけだ」

若い警察官は、ア春の陽差《ひざ》しがゆらぐポリスボックスの入口《いりぐち》に立つ少年を見た。

少年はこくりとうなずき、大きな目をみひらいて警察官を見かえした。イ少女のような深く黒い眸《ひとみ》にじっと見つめられると、警察官は少し胸がどぎまぎした。

警察官は机の上に置いた❶少年の届け物を手に取り、今しがた少年の言った言葉を思いかえした。

『これを拾ったので届けにきました。こんな綺麗《きれい》な人形だから、なくした人は探していると思うんだ』

たしかに少年が言うように、その人形は美しい青色をしたガラスでできていた。だが左手が肩口《かたぐち》からなくなっていたし、ピエロの帽子《ぼうし》の先も取れていた。透《す》きとおった空のようなガラス細工はどこか外国製のものかもしれないが、腕《うで》や帽子の一部をなくした人形を持ち主が捨てたと考えるほうが当《あた》り前に思え

1 具体的内容の把握《はあく》

解答➡別冊解答9ページ

傍線部《ぼうせんぶ》❶「少年の届け物」とありますが、具体的に何を指していますか。本文中から一単語で抜《ぬ》き出して書きなさい。

〔　　　　〕

2 表現技法

傍線部ア〜エの中から「比喩《ひゆ》表現」の用いられているものを二つ選び、記号で答えなさい。

ア　春の陽差しがゆらぐポリスボックス
イ　少女のような深く黒い眸
ウ　少年をガラス越しに拡散するプリズムが抱擁している
エ　背筋を伸ばして訊いた

〔　　〕・〔　　〕

3 内容の把握一

傍線部❷「いい加減に対応していたかもしれない」とありますが、警察官がそのようにしたのはなぜですか。次のア〜オの中から適切なものを二つ選び、記号で答えなさい。

小説の読み方

・場面・情景をとらえる
小説や随筆《ずいひつ》などの文学的文章の読解には、場面・情景の理解は欠かせない。ストーリーの流れを追いながら、出来事をおさえ、場面をつかもう。また、いつ・どこで・だれが・何をしているのかを正確に理解しながら読み進めよう。

・登場人物の心情をとらえる
心情のとらえ方には、次のような方法がある。

・直接表現を読み取る
「楽しい・悲しい」などの気持ちを表す言葉に注目する。

・比喩表現を読み取る
比喩や風景などの描写《びょうしゃ》に心情が託《たく》されている。

・行動・表情を読み取る
心情が表面に表れている。

文学的文章では、まず、登場人物と場面・出来事をつかむことが重要。

学習日　月　日

た。それでなくとも今は腕がちゃんとついている人形でさえ子供たちは平気で捨ててしまう時代である。

さてどうしたものか……、警察官はもう一度少年を見直した。

少年野球の帰りだろうか、真新しいユニフォームの胸元で大切そうにグローブを両手で抱《だ》いた。ウ少年をガラス越しに拡散するプリズムが抱擁《ほうよう》している。真剣《しんけん》なまなざしで何かを待っている。そのまなざしを見て、警察官は❷いい加減に対応していたかもしれない自分に気付いて、エ背筋を伸《の》ばして訊《き》いた。

【「それで、どこでこの人形を拾ったのかな？」

「グラウンドの草の中だよ」

「グラウンド？　あっ、そうだね。野球のグラウンドだよね。草むらの中で見つけたんだ」

「センターのずっとうしろの……、タンポポが咲《さ》いてるそばにあったんだ」

タンポポが咲いているとすると、ここから近いT川沿いのグラウンドになる。水路の入り込《こ》むあたりに野球のグラウンドが何面かあり、そこで野球少年たちの姿を何度か見たことがある。ボールが草むらまで飛んでいったのだろう。

「そうか、じゃこの人形はタンポポのそばで昼寝《ひるね》をしていたのかな」】

❸少年がはじめて笑った。

（伊集院《いじゅういん》　静《しずか》『ぼくのボールが君に届けば』より）

ア　少年がユニフォーム姿だったから。
イ　今はものを平気で捨てる時代だから。
ウ　届け物は、こわれていたから。
エ　届け物は、持ち主が捨てたものだから。
オ　少年の真剣さがおかしかったから。

〔　　〕・〔　　〕

4 内容の把握二

傍線部❸「少年がはじめて笑った」とありますが、それは警察官が人形についてどのように表現したからだと考えられますか。本文中の【　】で示した部分から七字で抜き出して書きなさい。

□□□□□□□

登場人物＝警察官と少年。
場面＝春、ポリスボックスの入口。
出来事＝拾った人形を少年が届けにきた。

具体的内容の把握

少年が持ってきたものは何か。

内容の把握

❸少年が届けたものの状態と、それについての警察官の思いはどのようなものか。

❹警察官の言葉のうち、思わず心がなごむものを考える。

8日目　読解2（小説）

基礎力確認テスト

解答→別冊解答9ページ

得点　／100点

■次の文章を読んで、あとの問いに答えなさい。〈栃木改〉

（東京から、瀬戸内《せとうち》のある町に引っ越《こ》してきた小学生のヒロシは、「トーキョー」とあだ名をつけられ、なかなかクラスになじめずにいた。ある夏の日、同級生の吉野《よしの》くんたちと海に行くが、泳げないことをからかわれ、かっとなって岩場から飛び込《こ》み、足にケガを負う。）

家に帰って母に布団《ふとん》を敷《し》いてもらう間もなく、吉野くんがおかあさんといっしょに訪ねてきた。おかあさんは玄関《げんかん》先でお見舞《みま》いのカステラを差しだして、父と母に謝《あやま》った。母はかえって申し訳なさそうに「ウチのが勝手にケガしただけですけん、もう、そげなことしてもろうたら、こっちが困りますが。」と頭を下げる。父やぼくとしゃべるときより、ずっとうまくこの町の言葉をつかっていた。

父は吉野くんに言った。

「ヒロシに、これからもいろんなこと教えたってくれえな。」

吉野くんは顔を真っ赤にしてうつむいた。❶こんなに照れくさそうにしているあいつを見るのは初めてだった。

「ヒロシ、吉野くんに部屋にあがってもらいんさい。」と母に言われ、そんなのいやだったけど、しかたなくうなずいた。吉野くんもおかあさんに肩《かた》をつつかれて、つまらなさそうに靴《くつ》を脱《ぬ》いだ。

部屋に入っても、しゃべることなんかない。ぼくは吉野くんが「トーキョー」のことを謝るまで黙《だま》っているつもりだったし、吉野くんもこどえちゃるけん。」と戸を閉める前に言った。

❸見送りには出なかった。母に呼ばれたけど、知らん顔をしたまま部屋にいた。

勉強机の椅子《いす》に座《すわ》って、しびれたままの右足を手で叩《たた》きながら、椅子を右に振ったり左に振ったりした。勢いがついたところで両足を浮《う》かせてコマみたいにぐるぐると回って、天井《てんじょう》を見上げた。あいつ、やっぱいばってるなあ、いやな奴だなあ、と首をひねりながら笑った。

（重松《しげまつ》　清《きよし》『半パン・デイズ』より）

1　傍線部《ぼうせんぶ》❶「こんなに照れくさそうに……見るのは初めてだった」とあるが、ここにはヒロシのどのような気持ちが表現されていますか。最も適切なものを次から選び、記号で答えなさい。〔20点〕

ア　吉野くんの意地悪が発覚し、いじめられずに済む安心感。

イ　吉野くんに反省の色が見られず、あてがはずれた失望感。

ウ　吉野くんの様子が普段《ふだん》とは違《ちが》い、意外に感じられた驚《おどろ》き。

エ　吉野くんに弱味を握《にぎ》られ、立場が逆転したことへのあせり。

〔　　〕

2　傍線部❷「舌打ちして言葉を切った」とあるが、それはなぜですか。二十五字以内で書きなさい。〔30点〕

もだけで海に行ったことがばれて、おかあさんにすごく叱《しか》られたらしいから、きっとぼくのことを怒《おこ》っているだろう。

吉野くんは本棚《ほんだな》のマンガを、なにがあるのか確かめるみたいに端《はし》から見ていった。「読みたいのあったら貸してやるよ。」なんて、ぼくは言わない。吉野くんも「貸してくれえや。」とは言わなかった。黙りこくって、目も合わさないまま、しばらくたつと玄関から吉野くんを呼ぶおかあさんの声が聞こえた。

吉野くんはやっと本棚から目を離《はな》し、ぼくを振《ふ》り向いた。

「そしたら、まあ……ヤザワ……。」

ぽつりと言いかけたけど、❷舌打ちして言葉を切った。蛍光灯《けいこうとう》からたれ下がった紐《ひも》の先のスイッチを指で一発はじいて、「ヤザワいうて、言いにくいのう。」と笑う。

「ヒロシでええよ。」ぼくも少しだけ笑って言った。「東京でも、そげん呼ばれとったから。」

言ったあと、「から」じゃなくて、「けん」だった、と気づいた。

引き戸に手をかけた吉野くんは、忘れ物を思いだしたみたいに、また振り向いた。

「ほんま、こんなん、すかした奴《やつ》じゃの。なんか好かんちゃ、わし。」

「わしも、ヨッさんのこと好かん。」

自分で口にして、初めて思った。「ヨッさん」なんて、オジサンみたいでヘンなあだ名だ。

「水泳、二学期までに泳げるようになっとけよ。」

「ケガが治ったらプールに行く、けん。」

「……へたじゃのう、おまえの言い方。なんな？　それ。」

吉野くんは戸を開けて、廊下《ろうか》に出た。「プールに来たら、クロール教

---

3 傍線部❸「見送りには出なかった」とあるが、それはなぜですか。最も適切なものを次から選び、記号で答えなさい。〔20点〕

ア　ヒロシは、部屋での会話に満足しながらも、吉野くんとの対等な関係を保ちたかったから。

イ　ヒロシは、二人で話している間にも足のケガの痛みに耐《た》えていて、歩くのがつらかったから。

ウ　ヒロシは、マンガを貸してやると言えなかった自分が、今になって恥《は》ずかしくなったから。

エ　ヒロシは、いつもいばっている吉野くんと、これ以上話をすることはこりごりだったから。

〔　　〕

4 本文の表現上の特徴《とくちょう》を説明したものとして最も適切なものを次から選び、記号で答えなさい。〔30点〕

ア　片仮名と漢字の表記を使い分けることで、登場人物の心情の変化が段階的に表現されている。

イ　同一の状況《じょうきょう》を複数の視点から述べることで、登場人物の考え方の違いが対比的に表現されている。

ウ　会話文に方言を巧《たく》みに使用することで、登場人物の心と心の触《ふ》れ合いが効果的に表現されている。

エ　地の文に比喩《ひゆ》を繰《く》り返し用いることで、登場人物の気持ちのすれ違いが暗示的に表現されている。

〔　　〕

読解3（詩・短歌・俳句）

学習日　　月　　日

基礎問題

■次の詩を読んで、あとの問いに答えなさい。

ぼくは川　　阪田《さかた》　寛夫《ひろお》

じわじわひろがり
背をのばし
土と砂とをうるおして
くねって　うねって　ほとばしり
とまれと言っても　もう［　］
ぼくは川
真赤《まっか》な月にのたうったり
沙漠《さばく》のなかに渇《かわ》いたり
それでも雲の影《かげ》うかべ
さかなのうろこを光らせて
あたらしい日へほとばしる
あたらしい日へほとばしる

解答➡別冊解答10ページ

1 詩の鑑賞《かんしょう》一

詩の中の［　］にあてはまる言葉として、最も適切なものを次の中から一つ選び、記号で答えなさい。

ア　はしらない　　イ　はなさない
ウ　のぼらない　　エ　とまらない

〔　　〕

2 詩の鑑賞二

この詩全体から読み取れる川の様子を表現したものとして、最も適切なものを次の中から一つ選び、記号で答えなさい。

ア　ゆったりと流れながら、大地を静かに進んでいく様子。
イ　たくさんの障害物にぶつかって、止まってしまう様子。
ウ　周りのものとは一切かかわらずに、まっすぐ突《つ》き進む様子。
エ　さまざまな状況《じょうきょう》に置かれながらも、前へ前へと進む様子。

〔　　〕

詩の鑑賞

知っトク　詩の形式

詩は、用語のうえから文語詩と口語詩に分けられ、形式のうえから定型詩・自由詩・散文詩などに分けられる。一《いっ》般《ぱん》的には「口語自由詩」「文語定型詩」などのようにいう。

知っトク　詩の表現技法

・対句《ついく》…調子の似た言葉を並べる。
・反復法…同じ言葉を重ねる。
・倒置《とうち》…言葉の順序をかえる。
・体言止め…体言で終止することで、余韻《よいん》を残す。

この詩では、人ではないものを人に見立てる擬人《ぎじん》法が用いられている。

また、作者の感動の中心を発見するには、題名や、比喩《ひゆ》表現のほか、同じ表現の繰《く》り返し（反復）などに着目するとよい。

■次の短歌を読んで、あとの問いに答えなさい。

A　瓶《かめ》にさす藤《ふぢ》の花ぶさみじかければ
　たゝ《た》みの上にとゞ《ど》かざりけり　　正岡子規《まさおかしき》

B　東海《とうかい》の小島の磯《いそ》の白砂《しらすな》に
　われ泣きぬれて蟹《かに》とたはむる　　石川啄木《いしかわたくぼく》

C　海恋《こひ》し潮《しほ》の遠鳴りかぞへては
　少女《をとめ》となりし父母《ちちはは》の家　　与謝野晶子《よさのあきこ》

D　街《まち》をゆき子どもの傍《そば》を通る時
　蜜柑《みかん》の香《か》せり冬がまた来る　　木下利玄《きのしたりげん》

E　信濃路《しなのぢ》はいつ春にならん夕づく日
　入りてしまらく黄なる空のいろ　　島木赤彦《しまきあかひこ》

■次の俳句を読んで、あとの問いに答えなさい。

A　叩《たた》かれて昼の蚊《か》を吐《は》く木魚《もくぎよ》かな　　夏目漱石《なつめそうせき》

B　夏山や一足《ひとあし》づゝ《つ》に海見ゆる　　小林一茶《こばやしいっさ》

C　春の海終日《ひねもす》のたり〳〵《のたり》哉《かな》　　与謝蕪村《よさぶそん》

D　名月や池をめぐりて夜もすがら　　松尾芭蕉《まつおばしょう》

E　鶯《うぐひす》の身を逆《さかさま》にはつねかな　　宝井其角《たからいきかく》

3 短歌の鑑賞一

自分が置かれた境遇《きょうぐう》やさまざまな苦悩《くのう》に満ちた自らの人生を見つめ、さびしい身の上への感傷を詠《よ》んだ短歌を一つ選び、記号で答えなさい。

〔　　〕

4 短歌の鑑賞二

体言止めが用いられている短歌を二つ選び、記号で答えなさい。

〔　　〕・〔　　〕

5 俳句の鑑賞一

初句切れの俳句を二つ選び、記号で答えなさい。

〔　　〕・〔　　〕

6 俳句の鑑賞二

これらの俳句に見られる「や」や「かな」は何と呼ばれるか。三字で答えなさい。

□□□

短歌の鑑賞

短歌は五・七・五・七・七の定型詩で、第一句（初句）～第三句を上《かみ》の句、第四句・五句（結句）を下《しも》の句という。文に直して「。（句点）」のつくところを句切れという。短歌を味わうときは、まず詠まれている対象や情景をとらえる。そのうえで、作者が何に感動し、どんな心情であるかを考える。

俳句の鑑賞

俳句は五・七・五の、最も短い定型詩。原則として季語が一つ詠み込《こ》まれる。俳句は「かな」「や」などのついた句に、作者の感動が凝縮《ぎょうしゅく》されていることが多い。

読解3（詩・短歌・俳句）

基礎力確認テスト

解答➡別冊解答10ページ

得点　／100点

1 次の詩を読んで、あとの問いに答えなさい。〈三重〉

＊飛《とび》込《こみ》 (一)　村野《むらの》 四郎《しろう》

花のように雲たちの衣裳《いしょう》が開く
水の反射が
あなたの裸体に縞《しま》をつける
あなたは遂《つい》に飛び出した
筋肉の翅《はね》で
日に焦《こ》げた小さい蜂《はち》よ
あなたは花に向《むか》って落ち
つき刺《さ》さるようにもぐりこんだ
軈《やが》て　あちらの花のかげから
あなたは出てくる
液体に濡《ぬ》れて
さも重たそうに

（注）＊飛込…水泳競技の一つ。飛び込《こ》みの技術と美しさを競う競技。

(1) この詩では、「あなた」を別のものに見立てて表現しているが、それは何か、最も適当なものを次の中から一つ選び、その記号を書きなさい。〔15点〕

ア 花　**イ** 雲　**ウ** 縞　**エ** 蜂　〔　　〕

(2) この詩全体をとおして表現されているものとして最も適当なものを次の中から一つ選び、その記号を書きなさい。〔15点〕

ア 夏の強い日ざしが反射するプールの横に咲《さ》く花を、飛び込み台の上から見つめている「あなた」の姿。
イ 入道雲が花のように映っているプールに、大きく響《ひび》きわたる飛び込みの音に対する「あなた」の驚《おどろ》き。
ウ 飛び込み台にいた「あなた」が、飛び出して落下し、水中に消えてから再び水面に現れるまでの様子。
エ 飛び込み台をけって、プールにつき刺さるように飛び込んでしまった「あなた」が見せる照れた笑顔。

〔　　〕

2 次の俳句の表現について説明したものとして最も適当なものはどれか。次の**ア**から**エ**までの中から一つ選び、その記号を記入しなさい。〈山梨〉〔10点〕

鈴おとのかすかにひびく日傘かな　飯田《いいだ》蛇笏《だこつ》

（『山廬集《さんろしゅう》』による。）

ア 季語を用いず心の動きを印象づけている。
イ 切れ字を用いて余韻を残している。
ウ 体言止めを用いて作者の感動を強調している。
エ 反復法を用いてリズムを生み出している。

〔　　〕

3 次の短歌を読んで、あとの問いに答えなさい。〈福島〉

A ＊1みんなみの海《うみ》のはてよりふき寄《よ》する春のあらしの音ぞと＊2よもす　太田《おおた》 水穂《みずほ》

B をとめらが泳ぎしあとの遠浅《とほあさ》に浮環《うきわ》のごとき月うかびいでぬ　落合《おちあい》 直文《なおぶみ》

C 夏はきぬ相模《さがみ》の海の南風《なんぷう》にわが瞳燃《も》ゆわがこころ燃ゆ　吉井《よしい》 勇《いさむ》

D しらしらと氷《こほり》かがやき千鳥《ちどり》なく釧路《くしろ》の海の冬《ふゆ》の月かな　石川《いしかわ》 啄木《たくぼく》

E きみに逢《あ》う以前のぼくに遭いたくて海へのバスに揺られていたり　永田《ながた》 和宏《かずひろ》

F 浪《なみ》の＊3秀《ほ》に裾《すそ》洗はせて大き月ゆらりゆらりと遊ぶがごとし　大岡《おおおか》 博《ひろし》

（注）＊1 みんなみ…南。　＊2 とよもす…鳴り響かせる。
＊3 秀…「穂」と同じ。ものの先端のこと。

(1) 水平線から出た月が、揺れる波によって動いているように見える様子を、人の姿に見立てて表現している短歌はどれか。A～Fの中から一つ選びなさい。〔15点〕

〔　　〕

(2) 今の自分とは異なる、思い出の中にいるかつての自分と向き合おうとする心情をうたった短歌はどれか。A～Fの中から一つ選びなさい。〔15点〕

〔　　〕

(3) 次の文章は、A～Fの中の二つの短歌の鑑賞文である。この鑑賞文を読んで、あとのⅠ、Ⅱの問いに答えなさい。

> この短歌は、自然の厳しさが作り出した風景を「 ア 」という言葉で視覚的に表現した後に、聴覚で感じ取った対象を詠《よ》み込み、歌全体として、月が照らし出す印象的な海の情景を表現している。
> また別の短歌は、新たな季節の訪れを実感し、潮風を身に受け、期待感に胸が躍るような心情をうたっている。「 イ 」という言葉が、前の句と対応して力強いリズムを生み出すとともに、心情の高まりを率直に表現している。

Ⅰ ア にあてはまる最も適当な言葉を、その短歌の中から十字でそのまま書き抜きなさい。〔15点〕

Ⅱ イ にあてはまる最も適当な言葉を、その短歌の中から七字でそのまま書き抜きなさい。〔15点〕

10日目 読解4（古文・漢文）

学習日　　月　　日

基礎問題

解答 ➡ 別冊解答11ページ

■次の文章を読んで、あとの問いに答えなさい。

今は昔、安陪仲麿《あべのなかまろ》と❶いふ人ありけり。遣唐使《けんとうし》として＊1物を習はしめむがために、＊2彼《か》の国に渡《わた》りけり。数《あま》たの年を経てえ返り来ざりけるに、また＊3此《こ》の国より＊4藤原清河《ふじわらきよかわ》といふ人、遣唐使として行きたりけるが、返り来けるに伴《ともな》ひて返りなむとて、＊5明州《めいしゅう》といふ所の海の辺《ほとり》にて、彼の国の人＊6餞《はなむけ》しけるに、夜になりて、❷月のいみじく明《あか》かりけるを見て、はかなき事に付けても、此の国のこと思ひ出《い》でられつつ、恋《こい》しく悲しく思ひければ、此の国の方をながめてかくなむ読みける。

❸天《あま》の原ふりさけ見れば　＊7春日《かすが》なる
＊8三笠《みかさ》の山に出でし　❹月かも

といひてなむ泣きける。

（『今昔物語集《こんじゃくものがたりしゅう》』より）

1 歴史的かな遣《づか》い

傍線部《ぼうせんぶ》❶「いふ」を現代かな遣いに直して、すべてひらがなで書きなさい。

〔　　　　〕

2 内容の把握《はあく》

傍線部❷の「月」と傍線部❹の「月」にはどのような違《ちが》いがあるか。最も適切なものを次の**ア**～**エ**の中から一つ選び、記号で答えなさい。

ア　❷の月はかつて日本で見た月で、❹の月は現在中国で見ている月。

イ　❷の月は大空に明るく輝《かがや》く月で、❹の月は雲におおわれている月。

ウ　❷の月は現在中国で見ている月で、❹の月はかつて日本で見た月。

エ　❷の月は空高く昇《のぼ》った月で、❹の月はまだ山の端《はし》にかくれている月。

〔　　　　〕

歴史的かな遣い

古文のかな遣い（歴史的かな遣い）と現代のかな遣いの違いには次のようなものがある。

くわしく　歴史的かな遣い

・ワ行の「ゐ・ゑ・を」は、「い・え・お」と読む。
・語頭にない「は・ひ・ふ・へ・ほ」は、「わ・い・う・え・お」と読む。
・「ぢ・づ」は「じ・ず」と読む。
・「アウ」「アフ」は「オー」、「イウ」「イフ」は「ユー」、「エウ」「エフ」は「ヨー」と読む。
・「くわ」は「か」、「ぐわ」は「が」と読む。

内容の把握

❷の「月」は、中国の明州で、今まさに見ている月である。

（注）＊1　物を習はしめむがために…帝《みかど》がさまざまなことを習わせようとして。＊2　彼の国…ここでは中国を指す。＊3　此の国…ここでは日本を指す。＊4　藤原清河…原文では欠落。＊5　明州…中国の地名。＊6　餞…送別の会。＊7　春日…現在の奈良《なら》市付近。＊8　三笠の山…奈良市にある山の名。

■次の漢詩と、その書き下し文を読んで、あとの問いに答えなさい。

春暁《しゅんぎょう》　孟浩然《もうこうねん》

春眠不レ覚エレ暁ヲ
処処ニ聞ク二啼《てい》鳥ヲ一
夜来風雨ノ声
花落ツルコト知ル多少ゾ

（書き下し文）
春眠暁《しゅんみんあかつき》を覚《おぼ》えず
処処《しょしょ》に［　　］
夜来風雨《やらいふうう》の声《こえ》
花《はな》落《お》つること知《し》る多少《たしょう》ぞ

3 現代語訳

傍線部❸「天の原ふりさけ見れば」の意味として最も適切なものを次の**ア**～**エ**の中から一つ選び、記号で答えなさい。

ア　大空に映して見ると　**イ**　大空だけを見てみると
ウ　大空から見下ろすと　**エ**　大空を遠く仰《あお》ぎ見ると

〔　　　〕

4 書き下し文

［　　］に、適切な書き下し文を入れて完成させなさい。

〔　　　〕

5 心情の把握

この詩に見られる作者の心情として、最も適切なものを次の**ア**～**エ**の中から一つ選び、記号で答えなさい。

ア　春の眠《ねむ》りは心地《ここち》よく、なおも、うとうととして、ゆったりした気分でいる。
イ　せっかくの眠りを、鳥の声や風の音にさまたげられたことを嘆《なげ》いている。
ウ　偶然《ぐうぜん》、鳥の鳴き声や風雨の音に目覚めて、寝《ね》過ごしてしまったと悔《く》いている。
エ　大切にしている花が、眠っている間に落ちてしまったことを残念に思っている。

〔　　　〕

現代語訳

「天の原」は、ここでは「大空」という意味である。

書き下し文

書き下し文とは、漢文を日本語の文法にしたがって読み直す（これを「訓読」という）ために、漢字かなまじりにした文章のことである。訓読するための「送りがな」と「返り点」を「訓点」という。

くわしく　返り点

・レ点…一字だけ上に返って読む場合に用いる。
・一・二点…二字以上返って読む場合に用いる。

心情の把握

夜が明けるのも気づかずに眠っていたことから考える。

読解4（古文・漢文）

基礎力確認テスト

解答➡別冊解答11ページ

得点　／100点

1 次の漢文と解説文を読んで、あとの問いに答えなさい。〈兵庫改〉

人主の患《うれひ》は、之《これ》に応ずるもの莫《な》きに在り。故《ゆゑ》に曰《い》はく、「一手独《ひと》り拍《う》つは、疾《と》しと雖《いへど》も声無し。」と。人臣《じんしん》の憂《うれ》ひは、一《いつ》を得《え》ざるに在り。故に曰はく、「右手に円を画《ゑが》き、左手に方《ほう》を画くは、両《ふた》つながらは成《な》す能《あた》はず。」と。

人主之《の》患ハ、在リレ莫キ二之ニ応ズルモノ一。故ニ曰ハク、「一手独リ拍ツハ、雖モレ疾シト無シトレ声。」人臣之憂ヒハ、❶在リ不ざルニ得一ヲ。故ニ曰ハク、「右手ニ画キレ円ヲ、左手ニ画クハレ方ヲ、不ずトレ能ハ二❷両シナガラ成ス一。」

（韓非《かんぴ》『韓非子《かんぴし》』より）

（解説文）君主が心配していることは、何かをやりかけても臣下がだれも応じてこないことである。だから「片手だけで拍手《はくしゅ》しようとすれば、どれだけ手を強く振《ふ》っても❸音など出ない。」と言われている。一方、臣下が心配していることは、君主が臣下に心を一致《いっち》させてくれないことである。だから「右手で円を描《えが》き、同時に左手で四角形を描けば、両方を完成することはできない。」と言われている。

(1) 書き下し文の読み方になるように、傍線部《ぼうせんぶ》❶に返り点をつけなさい。〔10点〕

〔在リ　不ざルニ　得　一ヲ。〕

(2) 傍線部❷は何と何を指しているか。漢文から抜《ぬ》き出して、それぞれ一字で答えなさい。〔10点〕

〔　　〕・〔　　〕

(3) 解説文にある傍線部❸にあたることばを、漢文から一字で抜き出して書きなさい。〔10点〕

〔　　〕

(4) 本文で表そうとしている内容として適切なものを、次の**ア**～**エ**から一つ選んで、その記号を書きなさい。〔20点〕

ア 国がうまく治まるためには、君主は臣下の心をつかもうとし、臣下は君主に心を合わせようとすることが必要である。

イ 国がうまく治まるためには、君主は臣下にすべてをまかせ、臣下は自分たちの考えに合うように君主の考えを変えさせる必要がある。

ウ 国がうまく治まるためには、君主は信頼《しんらい》する臣下の意見だけを聞き、臣下は君主に気に入られるようにふるまうことが必要である。

エ 国がうまく治まるためには、君主は自分の考えを貫《つらぬ》き通し、臣下は君主の考えが自分たちと合わない場合は反対する必要がある。

〔　　〕

2 次の文章を読んで、あとの問いに答えなさい。〈山形〉

飛脚《ひきゃく》（手紙などをとどける職業）、大津《おほつ》にて京までかごかりけり（人がかつぐ乗り物を走らせた）。随分随分急ひで弐百文《もん》にねをし（二百文の値段をつけて）て、いきなしに（一気に）くるはづなれども、さすがかごかいて（そうはいってもかごをかついでいるので）、そのやうにもならず。やうやうやつと茶屋まで①ゆきけり。飛脚云《い》ふやう、「をれは急ぐによつて、弐百文出して、かつて来たが、かやうにおそくてはならん。」と云ひ、❶しかりければ、かごかき（かごをかつぐ人）の云ふやうは、「❷随分は急ぎますれども、こなた（あなた）がおもいによつて。」と云ふ。「そんなら、からかごなら、走るか。」「なかなか（もちろん）。走りましやう。」と云ふ。「そんならおりよ。」と②云ひて、われも一緒に走りけるとかや。

評にいはく、❸急ぎにこころとられ、われがかごにのること、わすれけるもおかし。

（『軽口ひやう金房』より）

(1) 〰〰部「やうやう」を現代かなづかいに直し、すべてひらがなで書きなさい。〔10点〕

〔　　　　〕

(2) ══部①「ゆきけり」、②「云ひて」の主語の組み合わせとして最も適切なものを、次のア～エから一つ選び、記号で答えなさい。〔10点〕

ア ①飛脚とかごかき　②かごかき
イ ①飛脚とかごかき　②飛脚
ウ ①かごかき　②飛脚とかごかき
エ ①飛脚　②飛脚とかごかき

〔　　　　〕

(3) ━━部❶について、飛脚は、どのようなことをしかっていると考えられますか。現代語で十五字以内で書きなさい。〔10点〕

(4) ━━部❷を、次のような形でまとめたとき、［　］に入る適切な言葉を、現代語で書きなさい。〔10点〕

とても急いではいるが、［　　　　］ので、これ以上急ぐことができないということ。

(5) ━━部❸は、だれの、どのような行為ですか。その説明として最も適切なものを、次のア～エから一つ選び、記号で答えなさい。〔10点〕

ア かごかきの、一刻を争う事態に飛脚を乗せるのを忘れて走った行為。
イ かごかきの、飛脚との話に夢中になりかごを茶屋に置き忘れた行為。
ウ 飛脚の、あせるあまりにかごに乗らずかごかきと一緒に走った行為。
エ 飛脚の、かごかきの命令通りにかごからおりてかごをかついだ行為。

〔　　　　〕

第1回　総復習テスト

時間……30分　解答➡別冊解答12〜13ページ

得点　／100点

1　次の文章を読んで、あとの問いに答えなさい。　〈茨城改〉

三郷心《みさとしん》は、工業高校の生徒が技術を競うコンテストに出場するため、校内選考に向けて練習に励《はげ》んでいたが、あることが原因で気持ちが沈《しず》んでいた。次の場面は、そういう心に祖母が話しかけているところである。

「あたしはやっぱり気になったけどね。ほら、ばあちゃん、昔は職人に①マじって*1旋盤《せんばん》回しよったでしょ。男の職人にはどうしても勝てんところがあってねえ。心ちゃんも男の中でコンテストを目指すのはつらいところもあるやろう」

祖母は言う。

確かに工業高校で男子と同じように実習をやっていくのは、*2ハンディがある。体力がいるし、危険物を扱《あつか》ううえで度胸もいる。力も度胸もあるほうの心でも、男子ほどには備わってないと感じることが多い。でも。

「つらいっていうよりも……」

言わないでおこうと思っていたが、やっぱり口に出てしまったのは、仏壇《ぶつだん》の前だからだろうか。

「特別扱いされることのほうが、嫌《いや》なんよ」

男子との明確なちがいを気にする一方で、機械科に通う女子はたったひとりだという現実がある。希少価値の分だけ、自分へのあたりは柔《やわ》らかいと感じることもある。

持っていないというハンディと、もらうというハンディがあるけれど、もしかしたら、もらうハンディのほうが大きいんじゃないか。

本意とするところではなかったが、それに気づいた時には、もう心は旋盤に夢中になっていたのだ。硬《かた》い鋼《はがね》の形を自在に変える工作機械の魅力《みりょく》に取りつかれていた。あの*4あらがえないような鉄のパワーを受け止め、形に返す旋盤の魅力に。*3抜《ぬ》き差しならないところにきていた。

［　　］ことに、そんな心のがんばりが自然と周りに浸透《しんとう》していったのか、部活の中では特別な扱いを受けると感じることもない。けれど、外部の人にはやはりまだ女子は特別だという思いがあるようだ。

「コンテストには校内選考で勝たんと出られんのやけど、ほかの学科の先生から女子が出たほうが学校のPRになるから、私が選ばれるやろうって、言われた」

あたりまえだと言わんばかりの軽々しい口調だったので、余計にこたえた。自分のがんばりをせせら笑われたような気分だった。

思い出して、心はまた暗い顔になる。

「それは男のゼラシーやね」

「*5ジェラシー？」

「その男は女に負けるのが悔《くや》しいけん、そんな理由をつけるんやろ。気にせんでいい」

ちょっと意地悪な顔になって言う。Aふっと力が抜けて、笑ってしまった。祖母も少し笑ったけれど、すぐに真顔になった。

「心ちゃん、ものをつくるのに男も女もないよ。昔じいちゃんが言ってくれたんよ。あたしがへたくそで悩《なや》んどった時ね。『女には旋盤できんのやろか』ってきいたら、『ものをつくるのに男も女もあるか』っち怒《おこ》られたよ」
「そうよね」
　いくぶん軽くなった気がする首を動かして、心は仏壇に目を移す。遺《い》影《えい》の祖父は記憶《きおく》よりも少し❷ワカい。福岡《ふくおか》県の＊6卓越《たくえつ》技術者に選ばれた時に撮影《さつえい》された六十代半ばのものだ。どこか❸テれくさそうではあるものの、確固たる自信が感じられるよい笑顔だと心はいつも思う。

（まはら三桃《みと》『鉄のしぶきがはねる』より）

（注）＊1　旋盤…加工するものを回転させ、むらなく削《けず》ったりする工作機械。
＊2　ハンディ…ハンディキャップの略。不利な条件。実力差をうめるための条件設定。　＊3　抜き差しならない…どうにもならない。
＊4　あらがえない…抵抗《ていこう》できない。　＊5　ジェラシー…やきもち。
＊6　卓越技術者…優れた技術者に贈《おく》られる称号《しょうごう》。

(1) 文章中の傍線部《ぼうせんぶ》❶～❸のカタカナの部分を漢字で書きなさい。〔4点×3〕
❶〔　　〕　❷〔　　〕　❸〔　　〕

(2) 文章中の［　］に入る言葉を、次の**ア**～**エ**の中から一つ選んで、その記号を書きなさい。〔10点〕
ア　許せない　**イ**　気が重い
ウ　ありがたい　**エ**　情けない　〔　　〕

(3) Aふっと力が抜けて、笑ってしまった　とあるが、その理由として最も適切なものを、次の**ア**～**エ**の中から選んで、その記号を書きなさい。〔12点〕
ア　祖母の言葉に失望して、これ以上話しても仕方がないと思ったから。
イ　長い時間話していて、祖母に反論する体力が残っていなかったから。
ウ　祖母の表情によって、気負っていた気持ちが完全になくなったから。
エ　祖母の言葉や表情で、それまでこだわっていた気持ちが和《なご》んだから。〔　　〕

(4) 文章から読み取れる心情の説明として最も適切なものを、次の**ア**～**エ**の中から選んで、その記号を書きなさい。〔16点〕
ア　主人公を心配している祖母の気持ちを、敬語を多用した文体から読み取ることができる。
イ　少し気が晴れた主人公の気持ちを、体の感覚についての表現から読み取ることができる。
ウ　だんだんとすれ違《ちが》っていく祖母と主人公の気持ちを、会話文から読み取ることができる。
エ　すっかり明るくなった主人公の気持ちを、回想している部分から読み取ることができる。〔　　〕

2

次の詩と鑑賞《かんしょう》文を読んで、あとの問いに答えなさい。〈兵庫〉

小さな靴《くつ》　高田《たかだ》　敏子《としこ》

小さな靴が玄関《げんかん》においてある
満二歳になる英子の靴だ
忘れて行ったまま二ヵ月ほどが過ぎていて
❶英子の足にはもう合わない
❷子供はそうして次々に
新しい靴にはきかえてゆく

おとなの　疲《つか》れた靴《くつ》ばかりのならぶ玄関《げんかん》に
小さな靴は　おいてある
花を飾《かざ》るより　ずっと明るい

（鑑賞文《かんしょう》）英子は作者の孫であろうか。たまたま忘れていった「小さな靴」について、繰《く》り返し用いられている「 a 」というさりげない表現から、作者のこの靴への愛着が感じられる。おとなの世界を連想させる「 b 」と対比することで、作者は「小さな靴」から感じられる c を強調し、その存在感を鮮《あざ》やかに描《えが》きだしている。

(1) 傍線部《ぼうせんぶ》❶から読み取れる作者の心情として適切なものを、次のア～エから選んで、その記号を書きなさい。〔8点〕
ア　煩《わずら》わしい　イ　いとおしい
ウ　悲しい　エ　おもしろい
〔　　〕

(2) 傍線部❷の二行は、どのようなことを意味しているか。「子供が……こと。」となるように書きなさい。〔8点〕
子供が〔　　〕こと。

(3) 空欄《くうらん》 　 a～cに入る適切な言葉をそれぞれ書きなさい。ただし、a・bには詩の中の言葉を、cには次のア～エから選んでその記号を書きなさい。〔6点×3〕
ア　あでやかな花のような美しさ　イ　新しいものの清潔さ
ウ　役目を終えたものの落ち着き　エ　未来へ伸《の》びゆく生命
a〔　　〕　b〔　　〕　c〔　　〕

3 次の古文を読んで、あとの問いに答えなさい。〈山口〉

*1吾《われ》にしたがひて物まなばむともがら《学問をしようという諸君も》も、わが後に、又よきかむがへのいできたらむ《考えが出たとき》には、かならず《決して》わが説にななづみそ《こだわるな》。わがあしきゆゑをいひて、よき考へをひろめよ。すべておのが《私が》人をしふるは、*2道をあきらかにせむ《しよう》とならば、かにもかくにも《ともかくも》、道をあきらかにせむぞ、吾を用ふるには有《あり》ける《大切にすることであるよ》。道を思はで《考えずに》、いたづらに《むだに》われをたふとまん《尊重すること》は、わが心にあらざるぞかし。

（『玉勝間《たまかつま》』より）

（注）*1　吾…私。ここでは、筆者。　*2　道…真理。

(1) 「をしふる」を現代仮名遣いで書き直しなさい。〔6点〕
〔　　〕

(2) 「わがあしきゆゑをいひて、よき考へをひろめよ」の解釈として最も適切なものを、次のア～エから選び、記号で答えなさい。〔10点〕
ア　師である私の説をしっかりと理解することで、あなたの考えを深めていきなさい。
イ　師である私の説のよさを伝えていくと同時に、あなたの考えも伝えていきなさい。
ウ　師である私の説を無理に理解しようとせず、あくまでもあなたの考えにこだわりなさい。
エ　師である私の説がよくない理由を示し、あなたがよいとする考えを伝えていきなさい。
〔　　〕

第2回　総復習テスト

時間……30分　解答➡別冊解答14～15ページ

得点　　／100点

1　次の文章を読んで、あとの問いに答えなさい。〈滋賀〉

Ⅰ　色の好みは人それぞれだが、色の感じ方には共通するものがある。暖色や寒色という言葉があるように、色に温度を結びつけたり、ある感情を与《あた》える作用を認めたりする。どの文化でもたいがい赤は注意や警戒《けいかい》感を与えるし、青はその反対に［ a ］をもたらす。ふたつの色を混合して得られる紫《むらさき》は、日本でもヨーロッパでも昔は高貴な色として、特別な階級の人々の服装に使われた。

Ⅱ　その点、ネズミ色はあまりいい意味をもたされていない。「灰色の世界」と聞けば、明るく楽しい世界の反対がイメージされるし、「グレーゾーン」と言えば、曖昧《あいまい》でどっちつかずと怪《あや》しまれる。

Ⅲ　だが身のまわりに目を向けると、bわたしたちが生きる世界には意外に灰色が多い。舗装《ほそう》された道路、コンクリートの建物、さまざまな配管、電柱に電線……都市生活をとりまく環境の大部分はこの色で占《し》められている。公共空間だけでなく、オフィスや自宅でも多くの❶セイヒンにグレーが使われる。特別な意味をもたず、特別な感情にも結びつく必要がない場所では、グレーのほうがよい。

Ⅳ　つまり灰色は消極的だから役立っているわけだが、c人間は灰色をさらに評価することもできる。そのひとつが白黒写真である。d面白いことに人間は、彩《いろど》りのないさまざまな明るさの灰色だけで表現された風景を見て、それを美しいと感じることができる。それにはいろいろな理由が考えられる。

Ⅴ　そのひとつは色を差し引くせいで、わたしたちが光と影《かげ》に敏感《びんかん》になることだろう。たとえば新緑の木々から色を差し引いたとたんに、木の葉の重なりの微妙《びみょう》な影に気がつく。初夏の海をモノクローム*にすると、砂と波が❷オりなすパターンが見えてくる。

Ⅵ　人間の顔もそうである。モノクロームで表現された人間の顔にはまた違った趣《おもむき》がある。引き締《し》まった画面の❸陰影が、人柄《ひとがら》の深さを表すこともあるし、人生の時間を感じさせることもある。このように、わたしたちは灰色の無限の段階のなかに、光と影の戯《たわむ》れを見て楽しむことができる。

Ⅶ　こうした感覚は実は昔から存在していたものだろう。都市のなかでいえば、日本や韓国《かんこく》の屋根瓦《やねがわら》がそうだ。グレー一色の世界に見えるが、実はそうではない。同じグレーでも濃淡《のうたん》があるし、また天気によっても色が違って見える。雲の色を反映して、夏の盛りには強く照り、雨が降ればしっとりと落ち着く。世界の建物のなかでも、これほど豊かな灰色をもった屋根はあまり見当たらない。

Ⅷ　おそらく日本は灰色の美しさに目覚め、それを大切に育ててきた文化をもっている。派手な色彩《しきさい》を❹控え、微妙な明暗の変化を愛《め》でる。そのもっとも❺センレンされた芸術のひとつが、茶の湯にちがいない。

Ⅸ　ネズミ色の服を着た人が、小さな部屋で、灰色の茶碗《ちゃわん》を見つめている。日本の文化はそんな世界に、どんなカラフルな色にもまさる、最高の美を認めることもできるのである。

（港《みなと》　千尋《ちひろ》『芸術回帰論　イメージは世界をつなぐ』より）

（注）＊モノクローム＝着色しない、白と黒による表現。

(1) 傍線部《ぼうせんぶ》❶〜❺のカタカナの部分を漢字に、漢字の部分をひらがなに直して書きなさい。 〔2点×5〕

❶〔　　　〕　❷〔　　　〕

❸〔　　　〕　❹〔　　　〕

❺〔　　　〕

(2) [a] に入る最も適当な言葉を、次のア〜エから一つ選び、記号で答えなさい。 〔5点〕

ア 緊張《きんちょう》
イ 沈静《ちんせい》
ウ 高揚《こうよう》
エ 苦痛

〔　　　〕

(3) 傍線部bについて、「わたしたちが生きる世界には意外に灰色が多い」の理由にあたる部分を、「から。」につながるように本文中から四十字以内で抜《ぬ》き出し、そのはじめと終わりの五字ずつを書きなさい。 〔5点〕

□□□□□〜□□□□□から。

(4) 傍線部cについて、「人間は灰色をさらに評価することもできる」とあるが、その理由を筆者はどのように考えているか。灰色の特徴《とくちょう》を明らかにしながら、六十字以内で書きなさい。 〔15点〕

(5) 傍線部dの「面白いことに」は、どの言葉にかかるか。次のア〜エから一つ選び、記号で答えなさい。 〔5点〕

ア 表現された　イ 見て
ウ 美しい　エ 感じる

〔　　　〕

(6) 本文における段落の関係についての説明として最も適当なものを、次のア〜エから一つ選び、記号で答えなさい。 〔10点〕

ア Ⅱ段落では、Ⅰ段落とは対照的な事例を示すことにより、一般《いっぱん》的な考えを否定している。
イ Ⅲ段落では、Ⅱ段落で述べた内容に反論することで、筆者の主張が強く述べられている。
ウ Ⅵ段落は、Ⅴ段落で提示された例に加えて、別の具体例を示すことで論を補強している。
エ Ⅶ段落は、Ⅳ〜Ⅵ段落で示された筆者の主張の根拠《こんきょ》を提示し、論への批判に答えている。

〔　　　〕

2 次の短歌を読んで、あとの問いに答えなさい。 〈福島〉

A　朝あけて船より鳴れる太笛《ふとぶえ》のこだまはながし泣《な》*1みよろふ山　斎藤《さいとう》　茂吉《もきち》

B　立山《たてやま》*2が後《うしろ》*3立山に影《かげ》うつす夕日のときの大きしづかさ　川田《かわだ》　順《じゅん》

C　ゆ*4ゆしくも見ゆる霧《きり》かも倒《さかさま》に相馬《そうま》*5が嶽《たけ》ゆ揺《ゆ》りおろし来《き》ぬ　長塚《ながつか》　節《たかし》

D　槍《やり》*6ケ《が》嶽《たけ》のいただきに来て見放《さ》くるは陸*7測二十万図九枚の山山　中西《なかにし》　悟堂《ごどう》

E　山脈《やまなみ》は丘《おか》に低まる北の果て雪解《ゆきげ》の土の黒くうるおう　窪田《くぼた》　章一郎《しょういちろう》

F　ふるさとの尾《を》*8鈴《すず》の山のかなしさよ秋もかすみのたなびきて居《を》り　若山《わかやま》　牧水《ぼくすい》

（注）＊1　連なる。　＊2・3・6　いずれも中部地方の山の名前。
＊4　おそろしくも。　＊5　群馬《ぐんま》県にある山の名前。
＊7　二十万分の一の地図。　＊8　宮崎《みやざき》県にある山の名前。

(1) 山頂に立ち、四方に広がる壮大《そうだい》な風景を、大胆《だいたん》な表現と体言止めを使って印象深く表現している短歌はどれか。A～Fの中から一つ選びなさい。 [5点]

〔　　〕

(2) 遠く広がる荒涼《こうりょう》とした風景と、かすかに春の訪《おとず》れをうかがわせている近景をうたった短歌はどれか。A～Fの中から一つ選びなさい。 [5点]

〔　　〕

---

3 次の文章は、**2**のA～Fの中の二つの短歌の鑑賞《かんしょう》文である。この鑑賞文を読んで、あとの問いに答えなさい。

> 霧の風景を詠《よ》んでいても、作者の心情の違《ちが》いによって、全く異なった表現が生まれる。
> たとえば、山から吹《ふ》き下ろす霧に自然の驚《きょう》異《い》的な力を感じとっている短歌では、その霧の様子を「［Ⅰ］」という表現で表している。一方、故郷の風景をいとおしむ気持ちをうたっている短歌では、霧の様子を「［Ⅱ］」という静かなやわらかい表現で表している。

(1) ［Ⅰ］にあてはまる最も適当な言葉を、短歌の中から七字でそのまま書き抜きなさい。 [5点]

□□□□□□□

(2) ［Ⅱ］にあてはまる最も適当な言葉を、短歌の中から十一字でそのまま書き抜きなさい。 [5点]

□□□□□□□□□□□

4 次の漢文の書き下し文を読んで、あとの問いに答えなさい。〈山口〉

＊1魯《ろ》に長竿《ちやうかん》を執《と》りて《長いさおを持って》城門に入《い》らんとする《入ろう》者有り。初め竪《たて》にして之《これ》を執る《縦にしてこれを持ってみたが》に、入るべからず《入ることができないし》、横にして之を執るも、亦《ま》た入るべからず、計の出《い》づる所無し《方法がなくなってしまった》。俄《には》かに《間もなく》老父＊2の至る有りて曰《い》はく、吾は聖人＊3に非《あら》ず《ではないが》、但《た》だ事を見ること多し。何ぞ《どうして》鋸《きよ》＊4を以《もつ》て中截《ちゆうせつ》＊5して入らざる《入らないのか》、と。遂《つひ》に《そのまま》依《よ》りて之を截《き》る。

（『笑林《せうりん》』より）

（注）＊1　魯＝中国の地名。　＊2　老父＝老人。
＊3　聖人＝高い学識や人徳をもつ、理想的な人。
＊4　鋸＝のこぎり。　＊5　中截＝二つに切る。

(1) 「入るべからず」は、「不可入」を書き下し文に改めたものである。書き下し文を参考にして、「不《ず》　可《ベカラ》　入《ル》」に返り点を補いなさい。

〔　不《ず》　可《ベカラ》　入《ル》　〕　[5点]

(2) 次の会話は、前の漢文を学習した際の、AさんとBさんのやりとりである。[Ⅰ]、[Ⅱ]に入る適切な内容を、それぞれ現代語で答えなさい。なお、[Ⅰ]には十五字以内の表現を、[Ⅱ]には書き下し文中の表現以外の二字の熟語を答えること。[10点×2]

Aさん　これは「笑林」という中国の書物に収められている笑い話です。[Ⅰ]ことができないで困っていた人が、他の方法を十分に考えず、老人の助言に従って、さおの[Ⅱ]という安易な方法を実行してしまったことが、この話のおもしろさだと思いました。

Bさん　そうですね。この話は、自分で深く考えることなく、他人の言葉をうのみにすることへの戒めと言えるのではないでしょうか。

Ⅰ

Ⅱ

5 次の文章を読んで、あとの問いに答えなさい。〈富山改〉

「東京のお客さんに、しっかりアピールしてきてくれ。お父さんたちは責任をもって、すばらしいメロンをお送りするから」

（本田《ほんだ》有明《ありあけ》『最後の卒業生——夕張《ゆうばり》に生きる中学三年生たち』より）

(1) お送りする　とありますが、ここで使われている敬語と敬語の種類が同じものを次の**ア**～**エ**から一つ選び、記号で答えなさい。[5点]

ア　ご覧《らん》になる　**イ**　お見えになる
ウ　召《め》し上がる　**エ**　お知らせする

〔　　〕

中学1・2年の総復習 国語 三訂版

とりはずして使用できる！

別冊解答

実力チェック表

「基《き》礎《そ》力《りょく》確認《かくにん》テスト」「総復習テスト」の答え合わせをしたら，自分の得点をぬってみましょう。ニガテな単元がひとめでわかります。75点未満の単元は復習しましょう。復習後は，最終ページの「受験合格への道」で受験までにやることを確認しましょう。

	0　10　20　30　40　50　60　70　80　90　100(点)	復習日
1日目 漢字（漢字の読み書き・送りがな）		月　日
2日目 語彙《ごい》（対義語・類義語・ことわざ・慣用句）		月　日
3日目 文法1（文の組み立て・文節・係り受け）		月　日
4日目 文法2（自立語）		月　日
5日目 文法3（付属語）		月　日
6日目 敬語		月　日
7日目 読解1（論説文）		月　日
8日目 読解2（小説）		月　日
9日目 読解3（詩・短歌・俳句）		月　日
10日目 読解4（古文・漢文）		月　日
第1回 総復習テスト		月　日
第2回 総復習テスト		月　日

①50点未満だった単元

→理解が十分でないところがあります。教科書やワーク，参考書などのまとめのページをもう一度読み直してみましょう。何につまずいているのかを確認し，克服《こくふく》しておくことが大切です。

②50～74点だった単元

→基礎は身についているようです。理解していなかった言葉や間違《まちが》えた問題については，「基礎問題」のまとめのコーナーや解答解説をよく読み，正しく理解しておくようにしましょう。

③75～100点だった単元

→よく理解できています。さらに難しい問題や応用問題にも挑戦《ちょうせん》して，得意分野にしてしまいましょう。高校入試問題に挑戦してみるのもおすすめです。

1日目 漢字（漢字の読み書き・送りがな）

基礎問題 解答

問題2ページ

1 (1) ①ア ②エ ③イ ④オ ⑤ウ ⑥ア ⑦エ ⑧ウ
(2) ①いなか ②くだもの ③おとな ④たなばた ⑤えがお

2 (1) ①導く ②承る ③試みる ④快い ⑤著しい ⑥届ける
⑦訪れる ⑧営む ⑨再び ⑩疑い ⑪厳かな ⑫退く
⑬改める ⑭勢い

3 (1) ①確信 ②核心 ③点火 ④添加 ⑤課程 ⑥過程 ⑦意外
⑧以外 ⑨保証 ⑩保障 ⑪補償
(2) ①引 ②弾 ③図 ④測 ⑤就 ⑥着 ⑦収 ⑧納 ⑨治 ⑩修

4 (1) ①ア ②エ ③ウ ④イ (2) イ (3) 千

基礎力確認テスト 解答・解説

問題4ページ

1 ①ひろう ②きがん ③かか ④せば ⑤たくえつ
⑥祝辞 ⑦鉄則 ⑧標識 ⑨質素 ⑩正札

2 ①みが ②さいばい ③じゅんかん ④ゆ

3 ①閉幕 ②衛星 ③足る ④照れる

4 ア・ウ（順不同） **5** a 未 b 不 **6** イ **7** イ

8 (1) 和 (2) 服 **9** ウ **10** エ **11** イ **12** ア **13** オ

1 ①の「披露《ひろう》」は、広く大勢の人に発表すること。④の「狭」は、「せば（まる）」と読む。「狭い＝せまい」とは読み方が違《ちが》うことに注意しよう。⑩の「正札」は、**重箱読み（音読み＋訓読み）**の熟語。

2 ①の「磨」は、「摩」と形が似ているので注意しよう。②の「栽」は「裁」と形が似ているので注意。「裁」は「裁判」などの熟語をつくる。

3 ①の「閉幕」は、ものごとが終わることで、対義語は「開幕」。②は、「衛生」と混同しないように注意しよう。④の「照れる」は、はずかしがること。「照る」とすると、太陽などが光を放つという意味になる。

4 **湯桶《ゆとう》読み**は、**訓読み＋音読み**の熟語。音読みをカタカナ、訓読みをひらがなで表すと、**ア**は「あまグ」、**イ**は「バンぐみ」、**ウ**は「にモツ」、**エ**は「わかもの」、**オ**は「チャクリク」となる。

5 熟語の上につける打ち消しの語には、「不」「未」「非」「無」などがある。これらのように、他の語の上について、その語とともに一語となるものを**接頭語**という。

6 「**自分の都合のよいように言ったり、したりすること**」という意味をもつ四字熟語は**イ**の「**我田引水**」。

7 「**無我夢中**」は、「**あることに熱中して我を忘れること**」で、一つのことに心を集中し、他のことで心が乱れないことを表す「**一心不乱**」が最も近い意味になる。

8 (1) 「**和**」を入れると、「調和」「和紙」「和解」「柔和《にゅうわ》」という熟語ができる。
(2) 「**服**」を入れると、「克服《こくふく》」「服用」「服装」「敬服」という熟語ができる。

9 例文は「他人の権利を**侵**《おか》してはならない。」である。選択肢《せんたくし》の**ア**は「進行」、**イ**は「振興《しんこう》」、**ウ**は「侵攻《しんこう》」、**エ**は「親交」なので、**ウ**が正解。

10 「展開」は、**似た意味の字を重ねた熟語**で、組み立てが同じものは**エ**の「思想」。**ア**の「加減」は、反対の意味の字の組み合わせ、**イ**の「着席」は、下の字が上の字にかかる熟語、**ウ**の「短歌」は、上の字が下の字にかかる熟語。

11 「言語知」は「**言語＋知**」という組み立てになっている。**ア**は「旧＋街道」、**イ**は「文化＋財」、**ウ**は「真＋善＋美」、**エ**は「花＋吹雪《ふぶき》」という組み立て。

12 **イ**の「屈伸《くっしん》」は、反対の意味の字の組み合わせ、**ウ**の「学習」は、似た意味の字を重ねた熟語、**エ**の「帰郷」は、下の字が上の字にかかる熟語。

13 「文化的伝**統**」と書く。**ア**は「投資」、**イ**は「冬眠《とうみん》」、**ウ**は「討論」、**エ**は「読点」、**オ**は「統計」なので、**オ**が正解。

2日目 語《ご》彙《い》（対義語・類義語・ことわざ・慣用句）

基礎問題 解答

↓問題6ページ

1 (1)①善（好） ②険 ③加 ④退 ⑤非 ⑥不
(2)①必然 ②供給 ③消極 ④支出 ⑤寒冷 ⑥楽観 ⑦異常 ⑧有名

2 (1)①実 ②久 ③短 ④失 ⑤他 ⑥残（冷）
(2)①イ ②ア ③エ ④ウ

3 (1)①エ ②カ ③ウ ④ア ⑤オ ⑥イ
(2)①ウ ②イ ③ア ④エ ⑤オ

4 (1)①肩 ②舌 ③口 ④歯 ⑤足 ⑥目
(2)①ア ②エ ③ウ ④オ ⑤イ

基礎力確認テスト 解答・解説

↓問題8ページ

1 否定
2 ウ
3 ①対等 ②将来 ③原料 ④手段
4 例 縁の下の力持ちとして（10字）
5 一石二鳥
6 イ
7 イ
8 Ⅰ ウ Ⅱ 首

1 「**肯定**《こうてい》」は、「**言葉や存在をその通りだと認めること**」。対義語は、「事実に反するということで、言葉や存在を認めないこと」を表す「**否定**」である。

2 「**創造**」は、「**新しくものをつくりだすこと**」。対義語は、他のものをまねる意の「**模倣**《もほう》」である。**ア**「消極」の対義語は「積極」、**イ**「現実」の対義語は「理想」、**エ**「義務」の対義語は「権利」である。

3 ②の「未来」、③の「材料」は、あとの語群を見ると、「しょうらい」「げんりょう」とあるので熟語のうちの一字が共通であるものが予測できる。

4 傍線部《ぼうせんぶ》「人の気づかないところで苦労して」と同様の意味をもつことわざを選ぶ。「人に知られないところで、苦労や努力をすること（人）」を表す「**縁**《えん》**の下の力持ち**」が正解。「灯台もと暗し」は、「近くの物事はかえってわかりにくい」という意。「氷山の一角」は、「表面に現れた、全体のほんの一部分」という意。

5 ①は「二度あることは三度ある」、②は「千里の道も一歩から」、③は「石橋をたたいて渡《わた》る」、④は「立つ鳥あとをにごさず」。「一石二鳥」は、「一つの行為《こうい》によって同時に二つの利益を得ること」である。

6 すぐ前に「……といった表現は、新鮮《しんせん》で」とあるので、新鮮なものはどのようであるのかを考えよう。「よく目立つ」という意の「**目を引く**」があてはまる。

7 **ア・ウ・エ**の（　　）には「猫《ねこ》」という言葉が入り、**ア**は「猫も杓子《しゃくし》も」、**ウ**は「猫に小判」、**エ**は「猫の額」となる。**イ**の（　　）には、「虫」が入り、「虫がいい」となる。

8 **Ⅰ**は、前後の文脈から手紙を待っている状況《じょうきょう》を思い浮《う》かべ、「……の思い」と続く四字熟語を考える。「**一日千秋**」とは、「**一日が千年のように長く思われること**」。「一日千秋の思いで待っている」で、「（少しの時間が長く思われるほど）今か今かと待っている」という意味になる。同様の意味をもつ慣用句は、「**首を長くする**」である。

3日目 文法1（文の組み立て・文節・係り受け）

基礎問題 解答

→問題10ページ

1 (1)ウ　(2)①2　②4　③6
(3)イ

2 (1)①ウ　②ア　③エ　④イ　⑤オ　⑥カ
(2)①オ　②ウ　③ア　④エ
(3)①ありません　②仕事を
(4)①エ　②イ　③ア　④ウ　⑤オ

基礎力確認テスト 解答・解説

→問題12ページ

1 10
2 エ
3 ウ
4 ウ
5 花が
6 エ
7 私たちは
8 エ

1 単語の数を問われているので、文節の数と混同しないように注意しよう。単語は「その（連体詞）／たび（名詞）／に（助詞）／手（名詞）／の（助詞）／甲《こう》（名詞）／で（助詞）／涙《なみだ》（名詞）／を（助詞）／拭《ぬぐ》う（動詞）」と分けることができる。文節で分けた場合は、「その／たびに／手の／甲で／涙を／拭う」となる。

2 ここでの「きた」は、「こちらへ近づいた」という意味の「来た」ではなく、「～し続けた」という意味をそえている。このように上の文節に補助的な意味をそえるだけで、その言葉の本来の意味を失っている動詞を**補助動詞**といい、上の文節と補助動詞の文節の関係を**補助の関係**という。

3 「楽しく」と「元気に」は、対等に並ぶので、**並立《へいりつ》の関係**である。これらの語順を入れかえて「元気に楽しく」としても、意味が変わらないことから見分けることができる。これと同じ関係のものは**ウ**の「犬と猫《ねこ》を」。**ア**は修《しゅう》飾《しょく》・被《ひ》修飾の関係、**イ**は主語・述語の関係、**エ**は接続の関係。

4 **ウ**「友達も」の「も」は、「が」や「は」と同様に、主語を示すことがある。**ア**は「映画館に」が「行った」を修飾している修飾・被修飾の関係。**イ**は「飲み物と」と「食べ物を」が対等な関係なので並立の関係。**エ**は「パンフレットを」が「買った」を修飾している修飾・被修飾の関係。

5 「咲《さ》いている」のは、「何か」と考える。その上を見ると、「青い朝顔の花が」とある。一文節で答えるという条件なので、「**花が**」になる。「青い朝顔の」は「花」を修飾している。文節の分け方に注意して答えよう。

6 「佐藤《さとう》は……見ていないなあ」と話している話し手が主語であると考えられる。文に主語を補って、「佐藤はもうとっくに来ているけれど、（僕《ぼく》は、）鈴木《すずき》はまだ見ていないなあ」のように考えてみよう。

7 係り受けがあいまいで、二つの解釈《かいしゃく》ができる文は、意味を切りたいところに読点を打つとよい。この場合は、「私たちは」のあとに読点を打つと、「私たちは」と「一生懸命《けんめい》に」の意味が切れて、一生懸命なのは「選手」となる。「私たちは一生懸命に」のあとに読点を入れると、「一生懸命に」と「ボールを追う選手に」の意味が切れて、一生懸命なのは「私たち」となる。

8 「いまも→私たちは」「いまも→変化や工夫がある」「いまも→何気なく」「いまも→楽しんでいます」のように考えると、意味が最も自然につながるのは、「いまも→楽しんでいます」であることがわかる。

文法2（自立語）

基礎問題 解答

問題14ページ

1 (1)①感動詞 ②副詞 ③形容詞 ④名詞 ⑤動詞 ⑥連体詞
⑦形容動詞 ⑧接続詞 (2)エ

2 (1)①エ ②イ ③ウ ④ア ⑤オ (2)①エ ②イ
(3)①A ②B ③B ④A
(4)形容詞…小さく 活用形…連用形
形容動詞…おだやかな 活用形…連体形

3 (1)①ア ②ウ ③イ ④エ
(2)①じっと・ア ②もし・ウ ③かなり・イ
(3)イ・エ（順不同）

基礎力確認テスト 解答・解説

問題16ページ

1 ①なる ②くる ③はじける
2 ①ア ②b
3 イ
4 イ
5 イ
6 エ
7 a 独立 b 感動
8 イ

1 ①〜③とも**動詞**。いずれも**言い切りは「ウ段」の音《おん》**になることに注意する。①は五段活用の「なる」の連用形「なり」の促音便《そくおんびん》化したもの、②はカ行変格活用の「くる」の連用形、③は下一段活用の「はじける」の連用形。

2 ①の活用の種類は、「来る」（カ行変格活用）、「する」（サ行変格活用）以外は、「…ない」をつけて判断する。「ない」の直前が「ア段」の音ならば五段活用、「イ段」の音ならば上一段活用、「エ段」の音ならば下一段活用である。「言い」に「ない」をつけると、「言わ・ない」となり、「ない」の直前はア段の音なので、「言い」（言い切りの形は「言う」）は**五段活用**。②の活用形は、五段活用で、活用語尾《ごび》がイ段の音になっているので、**連用形**。「言います」のように、「…ます」に続けることができることからも判断できる。

3 **ア**は五段活用「読む」の未然形、**ウ**は五段活用「読む」の連体形、**エ**は五段活用「読む」の連用形だが、**イ**は下一段活用「読める」の未然形である。カ行変格活用・サ行変格活用以外の動詞の活用の種類は「…ない」をつけて判断すればよいが、**イ**は直後に「ない」が続いていて、「ない」の直前は「エ段」の音なので下一段活用。したがって**イ**。

4 「とても」は、すぐ下の「涼《すず》しかった」を修飾《しゅうしょく》しており、**程度の副詞**。**ア**の「たくさん」は、「飛び交《か》っていた」を修飾する副詞。**イ**は、「雲」を修飾する形容詞「高い」の連体形。**ウ**は、「冷たかった」を修飾する副詞、**エ**も「入っていて」を修飾する副詞。したがって、品詞が異なるのは**イ**である。また、**イ**の「高い」は活用するが、「とても」と**イ**以外の傍線部の語は活用しないこともあわせて考えるとよい。

5 「大きな」は、活用がなく、常に体言だけを修飾する**連体詞**である。**「な」はその一部**。同じものは**イ**の「いろんな」。連体詞は、「…の・…な・…る」の形をとるものが多い。**ア**は比況《ひきょう》（たとえ）を表す助動詞「ようだ」の連体形の一部、**ウ**は形容動詞「静かだ」の連体形の活用語尾、**エ**は禁止を表す終助詞。

6 「いわゆる」は、「一般《いっぱん》に言われている。人がよく口にする」という意味の**連体詞**である。

7 「うん」は、他の文節と直接係り受けの関係がなく、品詞は**感動詞**。

8 「常に」は、「どんなときでも」という意味の**副詞**である。

5日目 文法3（付属語）

基礎問題 解答

問題18ページ

1 (1)①**イ** ②**ア** ③**ウ** ④**エ** (2)**イ** (3)**イ**
(4)①**イ** ②**ア**

2 (1)①**は・けれど** ②**で・さえ・を** ③**を・な・の** ④**て・ながら**
(2)①**イ** ②**エ** ③**ウ** ④**ア**
(3)①**ながら** ②**ね** ③**へ** ④**まで**
(4)**イ**

基礎力確認テスト 解答・解説

問題20ページ

1 **ア**

2 **ウ**

3 **イ**

4 **ウ**

5 **オ**

6 **エ**

7 例 **「まんがは読まない」という言い方は、まんがではない本は読むことを表すけれど、「まんがも読まない」は、まんがも含めて、他にも読まない本があるときに使うよ。**

8 例 **この雨さえやめば、私たちは野球の試合を再開できる。**

1 「ほめられる」は、直前の「から」に着目すると**受け身の助動詞**とわかる。**イ**は可能、**ウ**は自発、**エ**は尊敬。

2 助動詞の「ようだ」には、推定・比況《ひきょう》（たとえ）・例示の用法がある。「どうやら」などの語を補って意味が通じれば推定、「まるで」を補って意味が通じれば比況、「例えば」を補って意味が通じれば例示、と見分けられる。もとになる文の「ようだ」は「どうやら〜行動パターンがあるようだ」といえるので、**推定**の用法。これと同じものは**ウ**。**ア**は比況で、**イ**は例示。**エ**は、願望を表す助動詞「ようだ」の連用形で、特別な用法である。

3 例文の「眠《ねむ》っているらしい人達」の「らしい」は、**推定の助動詞**。「らしい」には、助動詞のほかにも、形容詞をつくる接尾語がある。「らしい」を「〜と思われる。〜のようだ」などのおしはかる意味の言葉に言いかえられれば、助動詞の「らしい」であると判断できる。形容詞をつくる接尾語の場合は、「〜としてふさわしい」という意味に言いかえることができる。

4 「ない」は、「ぬ」と置きかえても意味が通じれば打ち消しの助動詞、置きかえることができなければ形容詞または、形容詞の一部である。**ア**の「ない」は「わからぬ」と置きかえても意味が通じるので打ち消しの助動詞。同様に**イ**の「ない」も「見えぬ」、**エ**の「ない」も「できぬ」と置きかえることができるので打ち消しの助動詞である。**ウ**の「ない」は「ぬ」と置きかえることができないので**形容詞の「ない」**である。

5 「欲望のかなうことを」と**オ**の「父の訪《おとず》れた」は、「の」を「が」に置きかえることができるので、主語を示す格助詞の「の」である。**ア**・**ウ**は「こと」や「のもの」に言いかえられるので、体言の代用、**イ**は連体修飾語《しゅうしょくご》をつくる格助詞。**エ**は質問の意味を表す終助詞である。

6 例文の「より」は**格助詞「より」の比較《ひかく》の用法**である。これと同じものは**エ**。**ア**・**イ**は名詞、**ウ**は動詞の一部である。

7 「は」と「も」はともに副助詞である。「は」は、一つのものを取り出して他と区別するときに使う。「は」にはほかに、強調や繰《く》り返しの用法などがある。「も」は、強調や並立《へいりつ》などの用法もあるが、ここでは他のものを暗示するはたらきをしていて、ほかにも同類のものがあることを示している。

8 「さえ」は**副助詞**で、類推・添加《てんか》・条件の限定などの用法がある。「線路さえ越《こ》えてしまえば」は、「さえ〜ば」の形をとる**条件の限定**を示している。

6 日目

敬語

基礎問題 解答

問題22ページ

1 (1) ①ア ②イ ③ウ ④ウ ⑤イ ⑥ア (2) エ

2 (1) ①召し上がって（お召し上がり） ②ご覧になって（ご覧） ③お書きになり ④ご負担なさった ⑤歩かれる

3 (1) ①拝見しました ②待っていただく（お待ちいただく） ③ご連絡する

4 (1) ①いたします ②おります ③存じます（存じ上げます） (2) ①イ ②ア

5 (1) ①大学生です ②出ます ③ございます（あります） ④お米

基礎力確認テスト 解答・解説

問題24ページ

1 エ

2 いただき

3 ①いただいた（ちょうだいした） ②伺いたい（お聞き申し上げたい・お聞きしたい）

4 例 いらっしゃいますか（9字）

5 イ

6 くださる

7 ウ

1 母は自分の身内なので、「いらっしゃいます」という尊敬表現を用いるのは誤り。**目上の人に自分の身内の動作について話すときは、謙譲語《けんじょうご》を用いる。**たとえば、先生に対して自分の母親のことを話す場合も、「母が伺《うかが》います」となり、「母がいらっしゃいます」は誤りとなる。

2 **「もらう」の謙譲語は「いただく」**である。ここでは、「〜ます」に続く形で答えなければならないので、連用形の「いただき」にしなければならない。よく注意しよう。

3 「もらった」は「**いただいた**」と謙譲語にする。「聞きたい」も、「**伺いたい**」と謙譲語にする。

4 田中《たなか》先生の「はい。私はここにいますよ。」という返答から、花子《はなこ》さんは職員室の中で、田中先生を探していたと考えられる。したがって、「いる」の尊敬語「**いらっしゃる**」を入れるが、あとに返答があることから、疑問形にしよう。

5 **イ**の「おいでください」は、先生の「来る」という動作に対する尊敬語。また、**イ**の「申しました」は、「言った」の謙譲表現。自分や自分の身内にかかわる動作や所有物については、へりくだった言い方を用いることにより、相手（この場合は話の聞き手である先生）に対して敬意を表す。**ア**は、「おっしゃいました」と、身内である母の動作に尊敬表現を用いているので誤り。**ウ**の「うかがって」は謙譲表現なので、目上の先生の動作には用いない。**エ**の「お言いになりました」はあまり使われない表現であり、身内である母の動作についての尊敬表現になるので誤り。

6 **「くれる」の尊敬語は「くださる」**。ここでは補助動詞として使われているので、**補助動詞を使った尊敬表現**となっている。

7 「お茶とコーヒーのどちらにいたしますか。」と尋《たず》ねたのは「北野さん」だが、お茶とコーヒーのどちらかを選ぶという行為をするのは「お客様」なので、①は「お客様」、「いたし（いたす）」は、「する」の謙譲語なので、②は「謙譲語」があてはまる。「お客様」には謙譲語は使わず、尊敬語を使うので、③は尊敬語があてはまる。「なさい（なさる）」は「する」の尊敬語。

読解1（論説文）

基礎問題 解答

➡問題26ページ

1 ア あつか イ ちゅうしゅつ ウ し エ 複雑

2 ①ウ ②イ

3 イ

4 バランスのとれた人

基礎力確認テスト 解答・解説

➡問題28ページ

1 イ

2 ある人が

3 例 自分を客観的に見て、苦しいことを笑いに転化することによって得られる、前向きのエネルギー。（44字）

4 ウ

1 傍線部《ぼうせんぶ》❶では「……ギャグ漫画《まんが》。」と、名詞（体言）で文を終える「**体言止め**」が用いられている。ここは筆者が少年時代を回想しているところで、「体言止め」を用いることで過去の思い出を想起している印象を強めている。正解は**イ**。

2 ⓐの段落における筆者の主張は、「笑いのためには、時には身を捨てることも必要である。」という冒頭《ぼうとう》の一文に端的《たんてき》に表れている。これと対照的な事例とは「ある人が、自分の欠点を懸命《けんめい》に隠《かく》そうとする」事例のこと。一文の冒頭の「**ある人が**」を抜《ぬ》き出す。

3 「支点」とは「てこや天びんなどを支える固定された点」のことである。「支点」の直前に「人生の階段を上るための」とあることとあわせて考えると、〝笑いが支点である〟というのは、「笑いは生きていく上での力を支えるもの」といった意味であると考えられる。「笑いによって得られるもの」は、傍線部❷の直前の段落にある「生きる上での前向きのエネルギー」である。これを得る方法は、同じ段落の冒頭にある「自分自身をメタ認知《にんち》して、苦しいことを笑いに転化すること」である。「**客観的**」という語を用いることが求められているので、「メタ認知」の語の（注）を参考に、「自分を客観的に見て」などと言いかえるとよい。

4 **2**で考えた「時には身を捨てる」や、**3**で考えた「自分を客観的に見て」などを満たさない「笑い」となっているものを選ぶ。**ア**は「朝うっかり小学校へ行こうとしてしまった」という自分の失敗を客観的に見て笑いに変えているので筆者の主張に沿っている。**イ**は「合唱大会まであと三日しかない」という状況《じょうきょう》を客観的に見て、〝時間がなくて焦《あせ》っている〟ということを「僕《ぼく》らの優勝まであと三日しかないってこと？」という言い方で笑いに変えている部分が筆者の主張に沿った具体例となっている。**ウ**は「半日がかりで清掃《せいそう》をすると見違《みちが》えるほどきれいになり、うれしくなって」という心地《ここち》よさからくる笑いであり筆者の主張の具体例になっていない。**エ**は、「跳《と》び箱で失敗してしまった」という状況を客観的に見て、「『これが跳び方の悪い例です。』」という言い方で笑いに変えている、筆者の主張に沿った具体例といえる。正解は**ウ**。

8日目

読解2（小説）

基礎問題 解答

問題30ページ

1 人形
2 イ・ウ（順不同）
3 イ・ウ（順不同）
4 昼寝をしていた

基礎力確認テスト 解答・解説

問題32ページ

1 ウ
2 例 どう呼んでいいかわからず、もどかしかったから。（23字）
3 ア
4 ウ

1 吉野《よしの》くんについて、ヒロシはいつも「いばってる」と感じている。ところが、おかあさんに連れられて、ヒロシにケガをさせたことを謝《あやま》りに来た吉野くんは「顔を真っ赤にしてうつむいた」。そんな吉野くんの様子を見るのは初めてであり、**意外な気持ちがしている**ことを読み取ろう。「初めてだった」に、普段《ふだん》とは違った態度であることが表現されている。**ア**の「いじめられずに済む安心感」、**イ**の「あてがはずれた失望感」は、いずれも「……見るのは初めてだった」という表現内容とつながらない。**エ**の「吉野くんに弱味を握《にぎ》られ」は本文に見られない。

2 「舌打ち」は、上あごにつけた舌を勢いよく離《はな》して音を立てることで、思い通りにならないときや、いまいましいときの動作。吉野くんたちは、ヒロシに「トーキョー」とあだ名をつけるが、そのあだ名をヒロシが気に入っていないことは、「ぼくは吉野くんが『トーキョー』のことを謝るまで黙《だま》っているつもりだった」とあることからわかる。それで、吉野くんは、「トーキョー」ではなく、「ヤザワ」と言いかけるが、それは「言いにくい」と感じて、言葉を切ったのである。この「舌打ち」には、ヒロシのことを**何と呼べばよいのかとまどっている**吉野くんの様子が描《えが》かれている。

3 吉野くんとヒロシが会話をすることで、それまでたがいに距離《きょり》を置いていた気持ちが、少し近づいたことを読み取る。それは、吉野くんが部屋の戸を閉める前に言った「プールに来たら、クロール教えちゃるけん。」によく表れている。吉野くんは、表向きは「ほんま、こんなん、すかした奴《やつ》じゃの。なんか好かんちゃ、わし。」と言いながら、内心では**少しヒロシに親しみを持ちはじめた**のである。しかし、ヒロシが吉野くんを見送ることをせずに知らん顔で部屋にいたことは、吉野くんを見送れば、吉野くんにこびることになるのではないか、そうはしたくないというヒロシのプライドの表れであると考えられる。**エ**がまぎらわしいが、「ケガが治ったらプールに行く、けん。」と言っていることや、「あいつ、やっぱりいばってるなあ、いやな奴だなあ」と思いながらも、その様子は「首をひねりながら笑った」と表現されているように、親しみをともなった気持ちに変化していることから、正解とはいえない。

4 本文では**方言を用いた会話文が多用されている**。そのことで登場人物がより生き生きと現実味をもって表現されている。**ア**は、「片仮名《かたかな》と漢字の表記を使い分け」ることによって「登場人物の心情の変化」を表現しているとはいえない。**イ**は、「同一の状況《じょうきょう》を複数の視点から」述べているわけではない。**エ**は、「地の文に比喩《ひゆ》を繰《く》り返し用いる」が誤りである。

読解3（詩・短歌・俳句）

基礎問題 解答

問題34ページ

1 エ
2 エ
3 B
4 C・E（順不同）
5 B・D（順不同）
6 切れ字

基礎力確認テスト 解答・解説

問題36ページ

1 (1) エ (2) ウ
2 イ
3 (1) F (2) E (3) Ⅰ しらしらと氷かがやき Ⅱ わがこころ燃ゆ

1 (1) 6～7行目の「日に焦《こ》げた小さい蜂《はち》よ／あなたは花に向《むか》って落ち」という呼びかけに着目する。

(2) 詩の主題を読み取る設問。この詩では「あなた」の飛び込《こ》みの一連の様子が描《えが》かれているので**ウ**が正解。**ア**は「プールの横に咲《さ》く花」が誤り。「花」は例えである。**イ**は「音」については描かれていないので誤り。**エ**は「照れた笑顔」の部分が誤り。

2 この俳句は、夏の暑い盛《さか》りに、日傘《ひがさ》を差して通り過ぎていく人からかすかに鈴《すず》の音が聞こえてくる情景を詠《よ》んでいる。句末に「**かな**」という**切れ字**が使われているので、**イ**が適切。**ア**は、「季語を用いず」とあるが、「日傘」が**夏の季語**なので誤り。**ウ**は、「体言止めを用いて」とあるが、句末は体言（名詞）で終わっていないので誤り。**エ**は、「反復法を用いて」とあるが、繰《く》り返している部分はないので誤り。

3 (1) 「水平線から出た月」「揺《ゆ》れる波によって動いているように見える」「人の姿に見立てて」などに着目してとらえる。**F**の短歌の「浪《なみ》の秀《ほ》に裾《すそ》洗はせて」は、月の下の部分が揺れる波に洗われているように見えるということである。つまり、月が水平線の近くにある情景を詠んでいる。また、「ゆらりゆらり」から、波によって月が動いて見える様子が表されており、その様子を「遊ぶがごとし」と人の姿に見立てている。

(2) 「今の自分とは異なる、思い出の中にいるかつての自分」の部分が、**E**の短歌の「きみに逢《あ》う以前のぼく」に合致《がっち》する。

(3) Ⅰ 文章の前半は、「自然の厳しさ」「聴覚《ちょうかく》」「月」という言葉から、千鳥《ちどり》が鳴いている凍《こお》った冬の海に月がかかっている情景を詠んだ**D**の短歌について述べているとわかる。「聴覚で感じ取った対象」にあたる「千鳥なく」の前の部分に注目して、「自然の厳しさが作り出した風景」を「視覚的」に表現している部分を探す。

Ⅱ 文章の後半は、「新たな季節の訪《おとず》れ」「潮風」「期待感に胸が躍《おど》る」という言葉から、夏の到来《とうらい》に心を躍らせて、海辺の南風に吹《ふ》かれている様子を詠んだ**C**の短歌について述べているとわかる。［イ］は、「前の句と対応して力強いリズムを生み出す」とあるので、同じリズムを繰り返している部分のあとの部分があてはまるとわかる。

読解4（古文・漢文）

基礎問題　解答

問題38ページ

1 いう
2 ウ
3 エ
4 啼鳥を聞く
5 ア

基礎力確認テスト　解答・解説

問題40ページ

1
(1) 在《リ》レ不《ざルニ》レ得レ一《ヲ》。
(2) 円・方（順不同）
(3) 声
(4) ア

2
(1) ようよう
(2) イ
(3) 例 かごが進むのが遅いこと。（12字）
(4) 例 飛脚が重い
(5) ウ

1
(1)「一《いつ》を得《え》ざるに在り」と、「一」から「在」まで、順に一字ずつ上へ返って読むので、「在」「不」「得」にそれぞれ「**レ点**」をつけるとよい。
(2)（解説文）の対応する箇所《かしょ》から「（右手で描《えが》く）円」と「（左手で描く）方（＝四角形）」のことであるとわかる。
(3)「声」には「音」「言葉」「評判」といった意味がある。
(4) 君主のみで政治を行うことは片手で拍手《はくしゅ》をするようなもので、君主と臣下の心を合わせることが大切だと主張している。

2 **現代語訳** 飛脚《ひきゃく》が、大津《おおつ》（現在の滋賀県）で、都までかご（人がかつぐ乗り物）を走らせた。随分《ずいぶん》随分急いで二百文の値段をつけて、一気に行くつもりだったけれども、そうはいってもかごをかついでいるので、そのようにもならない。少しずつ進んでやっとのことで茶屋まで行った。飛脚が言うことに、「おれは急いでいるので、二百文出して、急がせて来たが、このように遅《おそ》くてはいけない。」と言い、叱《しか》ったところ、かごをかつぐ人の言うことには、「とても急いではおりますけれど、あなたが重いので（これ以上は急ぐことができないのです）。」と言う。（飛脚は）「それなら、空のかごなら、（もっと早く）走るか。」（と言うと、かごをかつぐ人は）「もちろん。走りましょう。」と言う。（飛脚は）「それなら降りよう。」と言って、自分も一緒《いっしょ》に走ったということだ。

後の評判では、急ぐことばかりに心をとられ、自分がかごに乗ることを忘れたとは、ばかばかしいことだ。

(1)「アウ」は「オー」に直すので、「やう」は「よう」になる。
(2) ①は、茶屋まで行ったのは、かごに乗っている人（飛脚）と、かごをかつぐ人（かごかき）なので「飛脚とかごかき」、②は、「そんならおりよ。」と言ったのは、かごから降りてかごをかつぐ人と一緒に走った人なので「飛脚」である。
(3) ――部❶の直前に「『をれは急ぐによつて、弐百《にひゃくもん》文出して、かつて来たが、かやうにおそくてはならん。』と云《い》ひ」とあるので、かごが進むのが遅いことを叱っているのである。
(4) ――部❷に「こなたがおもいによつて」とあることに着目する。「こなた」とは、かごに乗っている飛脚のこと。
(5) ――部❸の前の段落の最後に、「『そんならおりよ。』と云ひて、われも一緒に走りけるとかや。」とある。楽に急いで都に行くためにかごを雇《やと》ったのに、一緒に走ってしまっては意味がないことを言っている。

第1回　総復習テスト

↓42ページ

解答

1 (1) **❶交　❷若　❸照**

(2) **ウ**

(3) **エ**

(4) **イ**

2 (1) **イ**

(2) 例 **（子供が）どんどん成長していく（こと。）**

(3) a **おいてある**

b **疲れた靴**

c **エ**

3 (1) **おしうる**

(2) **エ**

解説

1 (1) ❶「まじる」と書く漢字は「交じる」と「混じる」がある。どちらも「ある物の中に、他の物が少量入った状態」を表すが、「交じる」は「それぞれの物の性質が失われておらず、区別がつく状態」（例「漢字にかなが交じる」「鉛筆《えんぴつ》にボールペンが交じる」など）のときに用いる。一方「混じる」は「二種のものの区別が難しい状態」（例「砂糖と塩が混じる」）のときに用いる。ここでは女性であるばあちゃんが男性の職人に「まじる」という内容なので**「交（じる）」**が正解。❷「若（い）」と書く。「右」の部分は「ノ」の部分を最初に書くことに注意。❸「照（れ）」と書く。部首の「灬」を忘れないように注意。

(2)「特別扱《あつか》いされることのほうが、嫌《いや》なんよ」という発言からわかるとおり、心《しん》は機械科唯一《ゆいいつ》の女子生徒であることによる「希少価値」からくる、「もらうハンディ」による特別扱いを嫌がっている。そのような状況《じょうきょう》にあっても、心は旋盤《せんばん》の魅力《みりょく》に取りつかれ、旋盤に夢中になっていた。そんな心のがんばりが周囲に浸透《しんとう》した結果、「部活の中では特別な扱いを受けると感じること」はなくなってきた。これは心にとって「ありがたい」ことである。**ウ**が正解。

(3)「ふっと力が抜《ぬ》けて、笑ってしまった」のは、「『それは男のゼラシーやね』」「『その男は女に負けるのが悔《くや》しいけん、そんな理由をつけるんやろ。気にせんでいい』」といった祖母の発言を聞いたり、これらを言うときの祖母の「ちょっと意地悪な顔」を見たりした反応であることを踏《ふ》まえて考える。またここでの「力」とは、自分に対する特別扱いを拒《こば》みたいという心の強がりのようなものであることもあわせて考える。**ア**は「失望」「話しても仕方がない」が誤り。**イ**は「反論する体力が残っていなかった」が誤り。**ウ**は「気負っていた気持ちが完全になくなった」とまでは言えない。**エ**は「言葉」と「表情」の両方について述べており、「**それまでこだわっていた気持ちが和《なご》んだ**」という心情の変化の記述も的確である。これが正解。

(4) **ア**は「敬語を多用」が誤り。祖母が心に話しかける際に敬語は用いられていない。**イ**は「少し気が晴れた」という心の心情の変化についての記述は正しく、「体の感覚」についても、本文中に「いくぶん軽くなった気がする首」などの表現があり正しい。**ウ**は「だんだんとすれ違《ちが》っていく祖母と主人公の気持ち」が誤り。祖母との会話を通して心の気持ちは軽くなっている。**エ**は「回想している部分から読み取ることができる」が誤り。祖父の写真を見てはいるが、祖父のことを回想しているのではなく、写真から感じられる印象を述べている場面である。正解は**イ**。

2 (1)「もう合わない」は、**英子が成長していくことで、靴《くつ》が小さくなってしまった様子**を表現している。ここには、孫の成長を喜ぶ愛情の深さが表れているので、「かわいい」という意味の**イ**「いとおしい」が適切である。なお、「いとおしい」には、このほかに「かわいそうだ。ふびんだ」という意味もあるので注意しよう。

(2) 傍線部《ぼうせんぶ》❶もあわせて考えよう。満二歳《さい》の子供の成長はとても早くて、足もどんどん大きくなるので、それまでの靴は足に合わなくなって、「新しい靴にはきかえてゆく」のである。それまでの靴を汚《よご》したり、なくしたりして新しい靴ととりかえるのではないことに注意しよう。

(3) a は、直前に「『小さな靴』について」とあるので、その「小さな靴」がどうなっているのかを表す言葉を考える。「繰《く》り返し用いられている」とあるので、二度以上出てくる言葉であることがわかる。また、「さりげない」（ここでは、特別な工夫《くふう》を凝《こ》らした表現ではないという意味）表現であることもヒントにしよう。b は、小さな子供の靴ではなく、おとなの靴を連想させる言葉を考えよう。第二連に「おとなの　疲《つか》れた靴」とある。c は、この詩が、孫の成長を喜びたたえたものであることから考えよう。「小さな靴」が、「次々に／新しい靴」にかわっていくことに、作者は孫の生命力を感じとっているのである。

3

現代語訳 私に従って学問をしようという諸君も、私よりもあとに、さらによい考えが出たときには、決して私の説にこだわるな。（師である）私の説がよくない理由を示し、（あなたが）よいとする考えを伝えていきなさい。そもそも私が人を教えるのは、真理を明らかにしようとするからなので、ともかくも、真理を明らかにしようとすることこそが、私を大切にすることであるよ。真理を考えずに、むだに私を尊重することは、私の本意ではない。

(1)「を」は「お」に直す。助詞と語頭以外の「は・ひ・ふ・へ・ほ」は「わ・い・う・え・お」に直すので、「ふ」は「う」と書く。

(2)「あしき」は「よくない」、「ゆゑ」は「理由」という意味。前の部分で「又よきかむがへのいできたらむには、かならずわが説にななづみそ（＝さらによい考えが出たときには、決して私の説にこだわるな）」と述べているので、傍線部は、師である「私」の考えにはこだわらず、「私」の説のよくない理由を言って、自分のよい考えを広めよと言っていることがわかる。筆者は、あとの部分で、自分が人を教えるのは、真理を明らかにしようとするからなのでと述べており、真理を明らかにするためならば、自分の説にはこだわっていないのである。

第2回 総復習テスト

→45ページ

解答

1 (1) ❶製品 ❷織（りなす） ❸いんえい ❹ひか（え） ❺洗練（さ）
(2) イ
(3) 特別な意味～ほうがよい（から。）
(4) 例彩りのないさまざまな明るさによる表現である灰色が、人間を光と影に敏感にし、その無限の段階による表現に美を感じさせるから。（60字）
(5) エ
(6) ウ

2 (1) D
(2) E

3 (1) 揺りおろし来ぬ
(2) かすみのたなびきて居り

4 (1) 不《ず》レ可《ベカラ》レ入《ル》
(2) Ⅰ 例長いさおを持って城門に入る（13字）
Ⅱ 切断

5 (1) エ

解説

1 (1) ❶「製品」と書く。「製」を「制」としないように注意。❷「織（りなす）」と書く。「職」としないように注意。❸「いんえい」と読む。ここでは「色の微妙《びみょう》な変化」という意味。❹「ひか（え）」と読む。❺「洗練（さ）」と書く。「洗練する」とは「優雅《ゆうが》で品位の高いものにする」という意味。

(2) 空欄《くうらん》の直前に「青はその反対に」とあることに着目する。青と対照的に述べられている赤に対する感じ方は「注意や警戒感《けいかいかん》」だとあるので、これと「反対」になるものとして適切なのは、「落ち着いて静かなこと」という意味である**イ**の「沈静《ちんせい》」である。

(3) 傍線部《ぼうせんぶ》bの直後からはしばらく「灰色が多い」具体例が述べられている。そのあとで「特別な意味をもたず、特別な感情にも結びつく必要がない場所では」と「グレーのほうがよい」条件が述べられている。この「特別な意味～ほうがよい」の部分を抜《ぬ》き出す。

(4) 「人間は灰色をさらに評価することもできる」ことの具体例として「白黒写真」が挙げられているので、白黒写真のどのような点が評価できるものであると筆者が考えているのかがわかる箇所《かしょ》を探す。するとⅣ～Ⅵ段落に、

・人間は、彩《いろど》りのないさまざまな明るさの灰色だけで表現された風景を見て、それを美しいと感じることができる。（Ⅳ段落）
・わたしたちが光と影《かげ》に敏感《びんかん》になる。（Ⅴ段落）
・わたしたちは灰色の無限の段階のなかに、光と影の戯《たわむ》れを見て楽しむことができる。（Ⅵ段落）

という記述が見つかる。これらの表現を使って制限字数内にまとめるとよい。

(5) 「面白《おもしろ》いことに」が直接修飾《しゅうしょく》しているのは、**エ**の「感じる」である。

(6) **ア**は「対照的な事例を示すことにより、一般《いっぱん》的な考えを否定」が誤り。Ⅰ段落での「赤」「青」「紫《むらさき》」の事例に続いて、Ⅱ段落では、この文章の主題である「灰色（ネズミ色）」の事例を提示している。**イ**は「反論することで、筆者の主張が強く述べられている」が誤り。Ⅲ段落は、一般的なイメージに反して、灰色が多く用いられている具体例を挙げた段落である。**ウ**はⅤ段落で風景をモノクロームで表現した例に加えてⅥ段落で人間の顔をモノクロームで表現した例を示していることを述べており、このことで灰色が評価できるとする筆者の論を補強しているとする説明も適切である。**エ**は「論への批判に答えている」が誤り。本文の中で筆者の論への批判は述べられていない。

2 (1) 「山頂」が「いただき」、「四方に広がる」が「見放《さ》くる」にそれぞれ対応しており、「――山山」と体言止めも用いられていることから、**D**が正解。

(2)「荒涼《こうりょう》とした風景」を「北の果て」の「山脈《やまなみ》」から、「春の訪《おとず》れ」を「雪《ゆき》解《げ》の土」から読み取ることができるので、**E**が正解。

3 (1)の **I** は「山から吹《ふ》き下ろす霧《きり》」「驚異《きょうい》的な力」から**C**の歌について述べたものだとわかる。この歌で「霧の様子」を述べているのは「揺《ゆ》りおろし来《き》ぬ」の部分。(2)の **II** は、「故郷の風景」から**F**の歌について述べたものだとわかる。この歌の中で「霧の様子」を「静かなやわらかい表現」で表したのは「かすみのたなびきて居《を》り」の部分である。

現代語訳

A 夜が明けたころ、船の太い汽笛の音が、港の周りの山々にこだまして、長く響《ひび》き渡ってくる。何と静かな港町の朝だろう。

B 立山《たてやま》の黒い影が後《うしろ》立山に落ちている夕日のころの、雄大《ゆうだい》であり静寂《せいじゃく》な光景であることよ。

C おそろしくも見える霧であることよ。相馬岳《そうまだけ》の方から揺れるように降りてきたことだよ。

D 槍ヶ岳《やりがたけ》の頂上に立ちはるかに眺《なが》めるのは、二十万分の一の地図九枚分にもわたる山々の連なりである。

E 山脈が遠く丘《おか》のように低く見えるこの北の地で、足元の雪は解け土が黒く潤《うるお》った姿を見せているよ。

F 秋であるのに（春に立つ）霞《かすみ》がたなびいている、故郷の尾鈴山《おすずやま》がいとしく思えるよ。

4

現代語訳 魯《ろ》の国に長いさおを持って城門に入ろうとする者がいた。はじめは縦にしてこれを持ってみたが、入ることができないし、横にしてこれを持ってみても、また入ることができないので、方法がなくなってしまった。間もなく老人がやってきて言うことには、私は聖人ではないが、ただいろいろな事を見てきている。どうしてのこぎりで二つに切って入らないのか、と（言った）。（そこで城門に入ろうとする者は）そのまま（老人の助言に）従ってさおを切った。

(1) 書き下し文は「入るべからず」なので、「入」→「可」→「不」の順で読むことができるように返り点を補う。「不可入」を下から一字ずつ上に返って読むので、すぐ下の一字から返って読むときに使うレ点を補う。

(2) 空欄Ⅰは、直後に「ことができないで困っていた」とあるので「入るべからず（＝入ることができない）」の前の部分から、できなかったことをまとめる。空欄Ⅱは、直前に「老人の助言に従って、さおの」とあるので、「遂《つひ》に依《よ》りて（＝老人の助言に従って）之《これ》（＝さお）を截《き》る」に着目し、この「截る」の部分に置きかえることのできる二字の熟語を考える。

5 (1) 敬語は大まかに分類すると「尊敬語」「謙譲《けんじょう》語」「丁寧《ていねい》語」の三種類がある。「お送りする」は「お～する」という特別な形を使った謙譲語の表現。ここでは発言者（お父さん）の「東京のお客さん」に対する敬意を表している。**ア**は「ご覧《らん》になる」という特別な動詞を使った尊敬語。**イ**は「お～になる」という特別な形を使った尊敬語。**ウ**は「召《め》し上がる」という特別な動詞を使った尊敬語。**エ**は「お～する」という特別な形を使った謙譲語である。**エ**が正解。

受験合格への道

受験の時期までにやっておきたい項目《こうもく》を，
目安となる時期に沿って並べました。
まず，右下に，志望校や入試の日付などを書き込《こ》み，
受験勉強をスタートさせましょう！

受験勉強スタート！

春

中学1･2年生の内容を固める

まずは本書を使って中学１・２年生の内容の基礎《きそ》を固めましょう。**苦手だとわかったところは，教科書やワークを見直しておきましょう。**自分の苦手な範囲《はんい》を知って，基礎に戻《もど》って復習し，克《こく》服《ふく》しておくことが重要です。

中学３年生の内容を固める

中学３年生の内容は，**学校の進み具合に合わせて基礎を固めていくようにしましょう。**教科書やワーク，定期テストの問題を使って，わからないところ，理解していないところがないか，確認《かくにん》しましょう。

夏

応用力をつける

入試レベルの問題に積極的に取り組み，応用力をつけていきましょう。**いろいろなタイプの問題や新傾向《しんけいこう》問題を解いて，あらゆる種類の問題に慣れておくことが重要です。**夏休みから受験勉強を始める場合，あせらずまずは本書で基礎を固めましょう。

秋

志望校の対策を始める

実際に受ける学校の過去問を確認し，傾向などを知っておきましょう。過去問で何点とれたかよりも，出題形式や傾向，雰囲気《ふんいき》に慣れることが大事です。また，似たような問題が出題されたら，必ず得点できるよう，復習しておくことも重要です。

冬

最終チェック

付録の「要点まとめシート」などを使って，全体を見直し，理解が抜《ぬ》けているところがないか，確認しましょう。**入試では，基礎問題を確実に得点することが大切です。**

入試本番！

志望する学校や入試の日付などを書こう。